系統看護学講座

専門分野

運動器

成人看護学 10

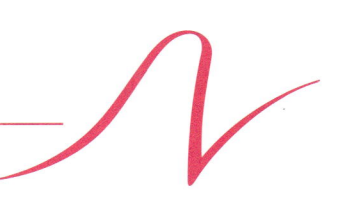

田中　　栄	東京大学大学院教授
横井　郁子	東邦大学教授
上原　亜希	グッドライフケア訪問看護ステーション
草刈由美子	大東文化大学准教授
熊木　晴美	長崎リハビリテーション病院臨床部部長
小林　優子	駒沢女子大学教授
藤野　秀美	東邦大学准教授

医学書院

発行履歴

1968 年 3 月25日	第 1 版第 1 刷	1992 年 1 月 6 日	第 8 版第 1 刷
1969 年 8 月15日	第 1 版第 3 刷	1994 年 2 月 1 日	第 8 版第 3 刷
1970 年 1 月 1 日	第 2 版第 1 刷	1995 年 1 月 6 日	第 9 版第 1 刷
1971 年 9 月 1 日	第 2 版第 4 刷	1998 年 2 月 1 日	第 9 版第 5 刷
1973 年 1 月15日	第 3 版第 1 刷	1999 年 1 月 6 日	第10版第 1 刷
1976 年 2 月 1 日	第 3 版第 4 刷	2002 年 8 月 1 日	第10版第 5 刷
1977 年 2 月 1 日	第 4 版第 1 刷	2003 年 1 月 6 日	第11版第 1 刷
1978 年 2 月 1 日	第 4 版第 3 刷	2006 年 2 月 1 日	第11版第 5 刷
1979 年 2 月 1 日	第 5 版第 1 刷	2007 年 2 月15日	第12版第 1 刷
1982 年 2 月 1 日	第 5 版第 5 刷	2011 年 2 月 1 日	第12版第 9 刷
1983 年 1 月 6 日	第 6 版第 1 刷	2012 年 1 月 6 日	第13版第 1 刷
1986 年 2 月 1 日	第 6 版第 4 刷	2015 年 2 月 1 日	第13版第 4 刷
1987 年 1 月 6 日	第 7 版第 1 刷	2016 年 1 月 6 日	第14版第 1 刷
1991 年 9 月 1 日	第 7 版第 6 刷	2018 年 2 月 1 日	第14版第 3 刷

系統看護学講座　専門分野

成人看護学[10]　運動器

発　　　行　2019 年 1 月 6 日　第 15 版第 1 刷ⓒ
　　　　　　2022 年 2 月 1 日　第 15 版第 4 刷

著者代表　　田中　栄

発 行 者　　株式会社　医学書院
　　　　　　代表取締役　金原　俊
　　　　　　〒 113-8719　東京都文京区本郷 1-28-23
　　　　　　電話　03-3817-5600(社内案内)
　　　　　　　　　03-3817-5781(編集部)
　　　　　　　　　03-3817-5657(販売部)

印刷・製本　横山印刷

本書の複製権・翻訳権・上映権・譲渡権・貸与権・公衆送信権(送信可能化権を含む)は株式会社医学書院が保有します.

ISBN978-4-260-03565-1

はしがき

発刊の趣旨 ▶ 1967年から1968年にかけて行われた看護学校教育課程の改正に伴って，新しく「成人看護学」という科目が設けられた。

本教科のねらいとするところは，「看護の基礎理論としての知識・技術・態度を理解し，これを応用することによって，病気をもつ人の世話あるいは健康の維持・増進を実践・指導し，看護の対象であるあらゆる人の，あらゆる状態に対応していくことができる」という，看護の基本的な理念を土台として，「成人」という枠組みの対象に対する看護を学ぶことにある。

したがって，看護を，従来のように診療における看護といった狭い立場からではなく，保健医療という幅広い視野のなかで健康の保持・増進という視点においてとらえ，一方，疾患をもった患者に対しては，それぞれの患者が最も必要としている援助を行うという看護本来のあり方に立脚して学習しなければならない。

本書「成人看護学」は，以上のような考え方を基礎として編集されたものである。

まず「成人看護学総論」においては，成人各期の特徴を学び，対象である成人が，どのような状態のもとで正常から異常へと移行していくのか，またそれを予防し健康を維持していくためには，いかなる方策が必要であるかを学習し，成人の全体像と成人看護の特質をつかむことをねらいとしている。

以下，「成人看護学」の各巻においては，成人というものの概念を把握したうえで，人間の各臓器に身体的あるいは精神的な障害がおこった場合に，その患者がいかなる状態におかれるかを理解し，そのときの患者のニードを満たすためにはどのようにすればよいかを，それぞれの系統にそって学習することをねらいとしている。

したがって，「成人看護学」の学習にあたっては，従来のように診療科別に疾病に関する知識を断片的に習得するのではなく，種々の障害をあわせ持つ可能性のある1人ひとりの人間，すなわち看護の対象としての人間のあらゆる変化に対応できる知識・技術・態度を学びとっていただきたい。

このような意味において，学習者は対象の健康生活上の目標達成のために，より有効な援助ができるような知識・技術を養い，つねに研鑽を続けていかなければならない。

以上の趣旨のもとに，金子光・小林冨美栄・大塚寛子によって編集された「成人看護学」であるが，日進月歩をとげる医療のなかで，本書が看護学の確立に向けて役だつことを期待するものである。

カリキュラムの改正 ▶ わが国の看護・医療を取り巻く環境は，急速な少子高齢化の進展や，慢性疾患の増加などの疾病構造の変化，医療技術の進歩，看護業務の複雑・多様化，医療安全に関する意識の向上など，大きく変化してきた。それに対応するために，看護教育のカリキュラムは，1967～1968 年の改正ののち，1989 年に全面的な改正が行われ，1996 年には 3 年課程，1998 年には 2 年課程が改正された。さらに 2008 年にも大きく改正され，看護基礎教育の充実がはかられるとともに，臨床実践能力の強化が盛り込まれている。

改訂の趣旨 ▶ 今回の「成人看護学」の改訂では，カリキュラム改正の意図を吟味するとともに，1999 年に発表され，直近では 2017 年に改定された「看護師国家試験出題基準」の内容をも視野に入れ，内容の刷新・強化をはかった。また，日々変化する実際の臨床に即し，各系統において統合的・発展的な学習がともに可能となるように配慮した。

　序章「この本で学ぶこと」では，事例を用いて，これから学ぶ疾患をかかえた患者の姿を示した。また，本書で扱われている内容およびそれぞれの項目どうしの関係性が一見して把握できるように，「本書の構成マップ」を設けている。

　第 1 章「運動器の看護を学ぶにあたって」では，系統別の医療の動向と看護を概観したあと，患者の身体的，心理・社会的特徴を明確にし，看護上の問題とその特質に基づいて，看護の目的と機能が具体的に示されている。

　第 2～5 章では，疾患とその医学的対応という視点から，看護の展開に必要とされる医学的な基礎知識が選択的に示されている。既習知識の統合化と臨床医学の系統的な学習のために，最新の知見に基づいて解説されている。

　第 6 章「患者の看護」では，第 1～5 章の学習に基づいて，経過別，症状別，検査および治療・処置別，疾患別に看護の実際が提示されている。これらを看護過程に基づいて展開することにより，患者の有する問題が論理的・総合的に理解できるように配慮されている。今改訂で新設した「A. 疾患をもつ患者の経過と看護」では，事例を用いて患者の姿と看護を経過別に示すとともに，関連する項目を明示し，経過ごとの看護と，疾患の看護などとの関係を整理した。

　第 7 章「事例による看護過程の展開」では，1～3 つの事例を取り上げ，看護過程に基づいて看護の実際を展開している。患者の有するさまざまな問題を提示し，看護の広がりと問題解決の過程を具体的に学習できるようにしている。

　また，巻末には適宜付録を設け，各系統別に必要となる知識を整理し，学習の利便性の向上をはかった。

　今回の改訂によって看護の学習がより効果的に行われ，看護実践能力の向上，ひいては看護の質的向上に資することをせつに望むものである。ご活用いただき，読者の皆さんの忌憚のないご意見をいただければ幸いである。

　2018 年 11 月

著者ら

目次

第3章 症状とその病態生理　　　田中栄

第4章 診断・検査と治療・処置　　　田中栄

第5章 疾患の理解

田中栄

Ⅰ 外傷性（外因性）の運動器疾患

第7章 事例による看護過程の展開

上原亜希・熊木晴美

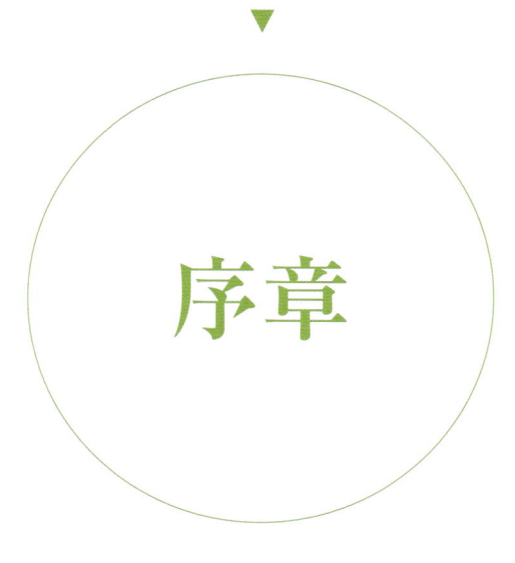

運動器

序章

この本で学ぶこと

運動器疾患をもつ患者の姿

　この本では，運動器に疾患をもち，その機能になんらかの問題がある人およびその家族に対する看護を学ぶ。運動器疾患は人にどのような影響を与えるのだろうか。2つの事例を通して考えてみよう。

　Aさんは出版社に勤務する47歳の男性。会社は異なるが同業者の妻(45歳)と中学1年生の息子との3人家族である。夫婦とも本が好きだったことから現在の職につき，子育てにおいては夫婦どちらかが仕事から離れるということもなく，お互い調整をしながら乗りこえてきた。

　「休日は文字を見ない」というのがAさんの習慣になっており，ほぼ毎週，日曜日の午前中は地域のテニスサークルに参加している。中学・高校の部活動から続けていて，「ボールを追っているときは頭が空っぽになる」とテニスが心身の健康維持に役だっており，健康診断ではいつもよい結果であった。

　その日はテニスの地区大会の準決勝だった。相手は過去何回か優勝している50歳を過ぎたベテラン。若さでは負けないとはりきってのぞんだ試合で，ボレーを決めようと前に走り出したときだった。バンッと後ろから足首をたたかれたように感じると，地面に倒れて立ち上がれなくなってしまった。応援にきていた妻と息子に抱きかかえられるようにしてタクシーに乗り，近くの救急病院へ向かった。

　整形外科医の診察の結果，アキレス腱断裂と診断された。医師からは，手術治療ではなく膝から下のギプス固定で対応していくこと，今後，何回かギプスの巻き直しがあることが説明された。また，しばらく体重をかけてはいけないことから，松葉杖の使用方法が指導された。息子に支えられながら「すまないな」「かっこわるいな」と口にしながらAさんは帰宅した。

　その後，外来通院で何度かギプスの巻き直しを行った。はじめはぎこちない松葉杖歩行だったが徐々に慣れ，経過は順調であった。一方で，休日の余暇活動におけるけがで職場や家族に迷惑をかけていることが「情けない」「恥ずかしい」「みっともない」と自分をせめる発言がときおりみられた。

　看護師が話を聞きながら，過去の患者さんたちの生活上での工夫を紹介すると，「自分ならこうする」とアイデアがわき，現状を前向きにとらえる姿も見られたが，松葉杖やギプス固定という外観のため「だいじょうぶですか」「たいへんですね」と声をかけられることがいまは負担のようだった。

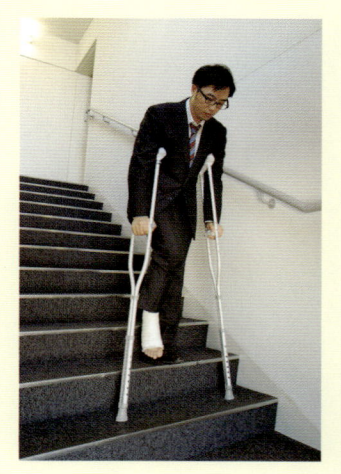

Bさんは39歳の女性で，結婚式のプランニングや新郎新婦へのアドバイスを行うウエディングプランナーとして働いている。Bさんのプランはアットホームであたたかく，とても好評だった。また，5歳と2歳の2児の母であることもあって，新郎新婦の先々の心配にも親身になってくれると口コミで広まり，指名されることも多く，Bさんのやりがいにもつながっていた。

あるとき，身体のだるい日が続き，疲れがたまっているのだろうと休暇をとっていた。休み中のある朝，手指がむくんだような違和感と動かしにくさを感じたため，どこか身体に問題があるのではないかと近くの内科医院を受診した。簡易検査では問題がみつからず，総合病院で詳細な検査を受けることになった。精密検査の結果，関節リウマチと診断され，整形外科の専門医が治療を担当することとなった。

病名を聞いたとき，Bさんの目からは思わず涙がこぼれた。気が動転していると判断した看護師は，医師の説明の間，ひとりで結果を聞きに来ているBさんのそばについていた。

医師から病気の説明を受けるうちに，Bさんは徐々に落ち着いてきたようだった。ここ20〜30年で薬の種類や使い方などが変化していること，また病気を治すだけでなく自分の身体と向き合い，休むべきところでは休むといった自己コントロールが大事だと説明され，Bさんは1つひとつうなずいて聞いていた。

Bさんにとって関節リウマチは「指が変形して痛みがあり，そして治らない病気」であった。そんな病気にかかったら仕事は続けられないし，家族に迷惑がかかる，友人たちと旅行に出かけることもできない。これから先，なにを楽しみに生きていけばいいのだろう。そんなことで頭がいっぱいになったと，あとになって看護師に話してくれた。

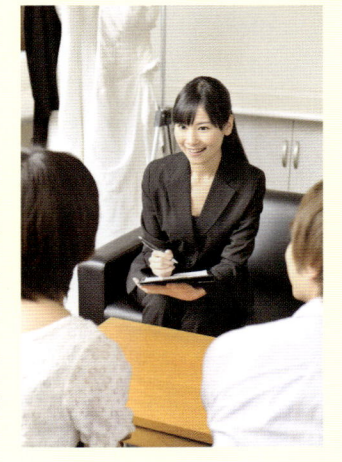

帰り際，看護師に関節リウマチについてわかりやすく説明されているパンフレットはないかとたずねてきた。「子どもはまだ抱っこやおんぶが必要な年齢であり，仕事は給与が減ったとしても続けたい。夫や職場の理解が得られるようにしていかないと」と不安はあるものの，これからのことを考えはじめている様子がうかがえた。次回の受診時には，夫が同席できるよう予約日時を調整していた。

Aさんの場合は，強く踏み込んだときに急激な力がかかってアキレス腱が損傷したスポーツ外傷であり，なにがおきたのか，また原因はなにかをおおよそ推測することができる。一方，Bさんの最初の症状は「だるい」という全身症状であり，原因究明のためにはさまざまな検査が必要となり，状態が明らかになるまでに時間もかかった。

外傷と非外傷，回復期を経て完治するものと長期の慢性期が続くもの，加齢に伴う退行性変化，障害に対する新たな能力の獲得，そして骨腫瘍といったように，運動器疾患の発生機序，患者の経過，治療方法はさまざまである。そして，治療の選択や治療への取り組み方には，対象者の職業や経済状況，家族といった社会的要因が大きく影響を及ぼす。このような運動器疾患をもった患者やその家族に対して，看護師はなにをすることができるだろうか。

● Aさんと家族に対して，看護師はなにをすることができるだろうか。

▶ Aさんとその家族が，疾患や治療について正しく理解できるよう援助する。
▶ 治療のために制限されている動きを補うための工夫（道具の活用を含む）ができるよう援助する。
▶ 職場や周囲の人から適切な支援を受けられるようにするため，他者に説明することができるよう援助する。

● Bさんと家族に対して，看護師はなにをすることができるだろうか。

▶ Bさんとその家族が，疾患や治療について正しく理解できるよう援助する。
▶ 職場や周囲の人から適切な支援を受けられるようにするため，疾患や治療について説明することができるよう援助する。
▶ 状態に合わせて生活様式を柔軟に変化させることができるよう援助する。
▶ 長期にわたる治療を継続できるよう援助する。

　発生機序も治療方法も異なるAさんとBさんであるが，今までひとりでできていたことが，一部であるにせよ他者の協力を求めなければならなくなること，そして身体の動きや形が他者と異なることで周囲の視線を負担に感じることなど，共通する点も見えてくる。
　運動器疾患がもたらす症状には，具体的に想像しやすいものも少なくない。たとえば，松葉杖をつきながら近所のスーパーマーケットで買い物をしてみる。すると，品物の取りにくさやレジでの支払いの困難さ，そして状況によっては順番を待つ他者からせかされるといった経験をするだろう。運動器が生活動作をつくりだしている器官であるからこそ，日々繰り返される生活をこまやかにアセスメントすることが生活者である対象者の苦悩や負担を知るきっかけとなり，問題を解決する突破口となる。皆さんが自分の身におきかえて考え，推測したことに根拠をもたせることで，それは単なる思いつきではなくなる。そのためには，知識と技術，考え方を身につけることが大切であり，そうすること

は適切な看護を実践する看護者の責務でもある。

● **A さんや B さんの看護を実践するために，なにを学ぶ必要があるだろうか。**

> **POINT**
>
> ▶運動器の解剖生理
>
> ▶生活における運動器の役割
>
> ▶運動器疾患によるおもな症状
>
> ▶運動器疾患に対して行われるおもな検査と治療
>
> ▶各運動器疾患の病態・診断・治療
>
> ▶看護実践のためのアセスメント
>
> ▶特徴的な看護実践方法

　運動器は，日々の生活動作をつくり出している。そのため，運動器疾患はその人の生活にただちに影響を及ぼす。疾患によって，その影響が一時的なものの場合もあれば，長期にわたることもある。外観の変化を伴うこともあり，その人にとって「運動」のみの問題ではすまされない。まさに全体，そして個をみて看護を行っていかなければならない。

　さらに，急性期医療，回復期リハビリテーション，そして在宅といったように，医療提供の場は多岐にわたる。看護がつながり，対象者とその家族に対して適切で切れ目ない看護を提供するためにも，専門的知識・技術が大切である。

　本書ではこのような運動器疾患をもつ人と家族の看護を学ぶために，次ページに示すような構成となっている。

　本書で学ぶ読者の皆さんには，A さんや B さんのような運動器疾患をもった人たちに対して，自分であればどのような看護を実践するかを考えながら学習を進めてほしい。

▶▶▶ 本書の構成マップ

第1章　運動器の看護を学ぶにあたって
A 医療の動向と看護　**B** 患者の特徴と看護の役割

第2章　運動器の構造と機能
A 骨
B 関節
C 神経と筋肉
D 腱と靱帯

第3章　症状とその病態生理
A 疼痛
B 形態の異常
C 関節運動の異常
D 神経の障害
E 跛行（異常歩行）
F 筋肉の障害
G その他の障害

第4章　診断・検査と治療・処置
A 診察・診断の流れ
B 検査
C 治療・処置

第5章　疾患の理解
Ⅰ 外傷性（外因性）の運動器疾患
A 骨折
B 脱臼
C 捻挫および打撲
D 神経の損傷
E 筋・腱・靱帯などの損傷
Ⅱ 内因性（非外傷性）の運動器疾患
A 先天性疾患
B 骨・関節の炎症性疾患
C 骨腫瘍および軟部腫瘍
D 代謝性骨疾患
E 腱の疾患
F 神経・筋疾患
G 上肢および上肢帯の疾患
H 脊椎の疾患
I 下肢および下肢帯の疾患
J ロコモティブシンドロームと運動器不安定症
K フレイル
L サルコペニア
M 廃用症候群

第6章　患者の看護

A 疾患をもつ患者の経過と看護

B 援助のためのおもな知識と技術
　①身体機能の評価
　②日常生活動作（ADL）の評価
　③基本肢位・良肢位と廃用症候群の予防
　④セルフケアを支える道具の活用
　⑤運動器リハビリテーション
　⑥運動器疾患と保健・医療・福祉制度

C 症状に対する看護
　①疼痛，循環・神経障害
　②骨折（外傷）がもたらす出血性ショック
　③運動器疾患と感染管理

D 検査・診断を受ける患者の看護
　①画像検査を受ける患者の看護
　②疾患の理解と治療の選択をたすける看護

E 保存療法を受ける患者の看護
　①ギプス固定を受ける患者の看護
　②副子固定を受ける患者の看護
　③牽引療法を受ける患者の看護

F 手術を受ける患者の看護
　①手術前の看護
　②手術後の看護
　③上肢（帯）の手術と看護
　④体幹（脊椎および脊髄）の手術と看護
　⑤下肢（帯）の手術と看護
　⑥四肢の切断術と看護

G 疾患をもつ患者の看護
　①大腿骨頸部骨折・大腿骨転子部骨折患者の看護
　②腰痛患者の看護
　③脊髄損傷患者の看護
　④骨腫瘍患者の看護
　⑤関節リウマチ患者の看護

第7章　事例による看護過程の展開
A 大腿骨頸部骨折による人工骨頭置換術後の患者の看護　**B** 脊髄損傷患者の退院支援・調整

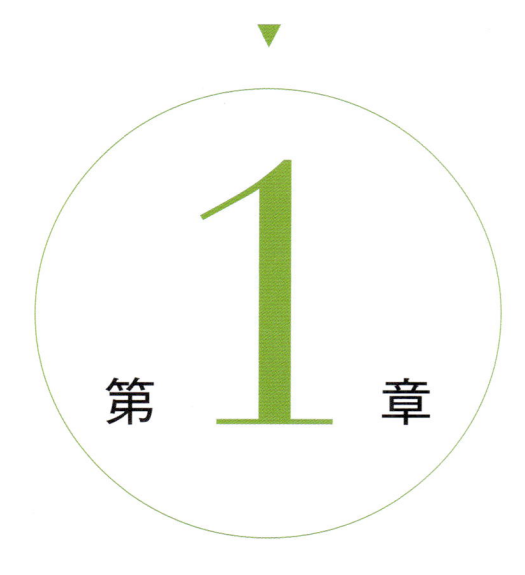

運動器

第 **1** 章

運動器の看護を学ぶにあたって

本章で学ぶこと	□運動器に関する医療の動向と看護について，疾病構造と医療提供体制の変化，看護の提供の場の広がりと連携などを学ぶ。
	□運動器疾患をもつ患者の特徴と看護の役割について，身体的な問題と心理・社会的な問題，およびそれらを支援するために必要とされる看護を学ぶ。
	□患者と自分の身体をともにまもるため，正しい姿勢やボディメカニクスを身につけ，姿勢・動作モデルとしての看護の役割を学ぶ。

A 医療の動向と看護

　整形外科学では，運動器(骨・関節・筋肉・神経)の病態生理の解明と治療法の開発を目的とするが，元来は子どもの身体の変形に対する矯正・治療を対象として出発した。今日では，わが国が超高齢社会を迎えたことから，国民が健康に長生きすること(健康長寿)を目ざして，整形外科にかかわる医療の対象と看護の内容は大きく変化してきている。

① 疾病構造・医療提供体制の変化

1 疾病構造の変化

　整形外科学で対象となる疾患は，骨折などの外傷性のもの，関節リウマチなどの非外傷性のもの，先天性の変形などさまざまである。

　乳幼児期の疾患である発育性股関節形成不全，先天性内反足，斜頸などは，治療や予防方法の進歩によって減少している。その一方で，学童・青年期，成人期のスポーツ外傷は増加傾向にある。また，65歳以上人口が全体の21%をこえた超高齢社会となった今日，加齢に伴う運動器疾患，たとえば骨粗鬆症による骨折や脊柱・関節の変性疾患などは増加の一途をたどっている。このような疾病構造の変化は，生活環境にも大きく影響されている。

2 医療提供体制の変化

　医療施設の基準などを定めた医療法は，疾病構造の変化や医療技術の進歩などに対応するよう適宜改正されており，病院・病床機能を分化・強化するべき方向性が示されることによって，わが国の医療提供体制は変化してきた。

　病院・病床機能の分化は，**チーム医療**のより一層の強化にもつながっている。チーム医療は，運動器疾患患者にかかわる医療職にとって特別なことではない。なぜなら，運動器疾患は手術や投薬のみで完結するものではないからである。

床上で行う訓練から実生活に即した訓練まで，患者それぞれの状態に合わせて機能訓練を行うことが重要であり，さまざまな治療に適した場に患者が移るということは当然のことである。

2000（平成12）年4月には，急性期を脱したのちの訓練の場として回復期リハビリテーション病棟が創設され，多くの運動器疾患がその対象となっている。「対象は社会生活を営む生活者である」という視点が，運動器疾患患者にかかわるすべての支援者に求められるようになり，看護の役割がますます重要となってきている。

3 国際障害分類から国際生活機能分類へ

運動器疾患では，上・下肢に解決困難な問題があり，装具や杖，車椅子を使用することで身体の運動を獲得している状況も少なくない。こうした状況は「障害がある」ととらえることが多く，運動器疾患は障害と密接にかかわっている。

こうした障害に対する考え方にも変化があった。2001年にWHOによって国際生活機能分類 international classification of functional, disability and health（ICF）が採択された。それまで用いられていた国際障害分類 international classification of impairment, disability, and handicap（ICIDH）では，身体の機能障害は日常生活を営む能力の障害となり，それは社会的不利をまねくものである，と障害を否定的にとらえていた。しかしICFでは障害のみの分類とせず，すべての人を対象として生活機能を分類するものとなり，健康と疾病が人々の生活に及ぼす影響を多面的に把握するものとして作成された。

ICFが示されたのとほぼ同じ時期に，わが国では回復期リハビリテーション病棟が創設されており，そこでの対象のとらえ方や，医療チームから多専門職種からなる医療ケアチームへと体制が拡大したことには，ICFの考え方が影響しているといえる。

② 看護提供の場の広がりと連携

1 運動器疾患患者を支える看護の連携

運動器疾患では，手術を中心とした集中的治療と生活機能回復のための支援が同時に開始される。医療処置と生活支援の割合は，疾患の回復状況に伴って変化する。患者は，外来（自宅），急性期病床，ときに回復期リハビリテーション病棟や地域包括ケア病棟，そして外来というように，自身の状態に合わせて機能分化した医療提供の場を移動していく。

発症から治療，そして社会復帰まで，患者のすべてを見届ける看護師はいない。しかし，看護師はそれらすべての場に存在している。患者とのかかわりが

たとえ点におけるものであっても，その点における看護の質を向上させ，それを切れ目なくつなげられれば，質の高い看護を提供しつづけることができるだろう。そのためにはすべての看護師が，疾患・治療が患者の生活に与える影響を推測し，将来的に必要となる生活・職場調整を予測できる力をもたなければならない。看護師が患者の全体像，疾患の治癒過程の全体像を描きながら連携をはかることが，患者中心の医療提供の基盤となるのである。

2 連携して支援を行う場

医療者が連携して支援を行う場の1つとして，**回復期リハビリテーション病棟**がある。回復期リハビリテーション病棟の対象疾患には，いくつかの運動器疾患が含まれている（▶表1-1）。入院できる疾患と期間が決められており，生活に即した機能訓練の集中的実践が重視されていることがわかる。さらには，理学療法士（PT）・作業療法士（OT）・言語聴覚士（ST），そして，社会福祉士などが病棟に配置され，すみやかなチームアプローチを可能にするなど，医療提供体制の機能分化・強化が明確である。運動器疾患にかかわる場としては，ほかにも地域包括ケア病棟や外傷センターなどがあり，いずれも患者の生活と社会復帰に重点をおいて設備・人材が配置されている。

どのような場においても，自分ができることとその限界を知り，最大限の看護を提供することが，次の場へ的確にバトンを渡すことになり，患者が生活者としてすみやかに回復していくことにつながる。また，それぞれの場で連携する相手を理解すること，自分の看護実践を客観視するために医療の動向に関心

▶表1-1　回復期リハビリテーション病棟の対象疾患

	疾患	病棟に入院できる期間
1	脳血管疾患，脊髄損傷，頭部外傷，くも膜下出血のシャント手術後，脳腫瘍，脳炎，急性脳症，脊髄炎，多発性神経炎，多発性硬化症，腕神経叢損傷等の発症後もしくは手術後の状態または義肢装着訓練を要する状態	150日
	高次脳機能障害を伴った重症脳血管障害，重度の頸髄損傷および頭部外傷を含む多部位外傷	180日
2	大腿骨，骨盤，脊椎，股関節もしくは膝関節の骨折または二肢以上の多発骨折の発症後または手術後の状態	90日
3	外科手術または肺炎等の治療時の安静により廃用症候群を有しており，手術後または発症後の状態	90日
4	大腿骨，骨盤，脊椎，股関節もしくは膝関節の神経，筋または靱帯損傷後の状態	60日
5	股関節または膝関節の置換術後の状態	90日

（基本診療科の施設基準等の一部を改正する件〔令和2年厚生労働省告示第58号〕，別表第九をもとに作成）

をもつことが重要である。

3 医療の標準化と看護

　2003（平成15）年度から，多くの急性期入院医療では**診断群分類** diagnosis procedure combination (DPC) に基づく医療費支払い方式が導入された。それまでの医療費は出来高払い方式であったが，DPC対象病院では包括評価が組み込まれ，それとともに**クリティカルパス**の導入が進んだ。クリティカルパスとは，患者の状態と診療行為の目標，および評価・記録を含む標準診療計画であり，運動器疾患の治療においてもクリティカルパスが運用されている。疾患によっては，**地域連携クリティカルパス**（急性期病院から回復期病院を経て早期に自宅に帰れるような診療計画）も作成されている。

　しかし，治療と看護を計画どおりに進めることは，簡単なことではない。患者側でも，計画を理解しているが思うように身体が動かない，気持ちが伴わない，という状況に陥ることは多いだろう。患者に最も近い場所にいる看護師には，そうした状況を予測し，準備し，はたらきかけるという点で，期待される役割が大きい。患者が自分の疾患にどのように向き合うかは，その後の治療への取り組みに大きな影響を与える。すでに生じている問題だけに目を向けるのではなく，患者の生活歴を含めた総合的なアセスメントを行い，隠れた問題にも気づくことができれば，リスクを回避することができるだろう。そのことはまた，医療費の削減にもつながるものである。

B 患者の特徴と看護の役割

　体幹・四肢を含む運動器の障害は，たとえ一時的なものであっても，身体だけでなく心理的・社会的にも影響をもたらす。運動器疾患の治癒過程において，患者自身の参加は必須である。治療の段階に応じて，日常生活のなかで疾患部位を含めた身体機能を患者自身が調整しながら動かしていくことも，治療・回復過程の一部である。ときには，残された機能を使い，新たな方法で日常生活・社会生活に復帰していくことも求められる。患者みずからが治療や生活を調整できる力を備え，自信をもって実践し，個人としての品位と誇りをもって運動器疾患を克服できるよう支援することが，看護の役割である。

① 身体的な問題とその援助

　運動器疾患をもつ患者に生じるおもな身体的な問題は，**痛み（疼痛），変形，機能障害**である（▶44ページ）。看護支援の方向性を決定するためには，どの部

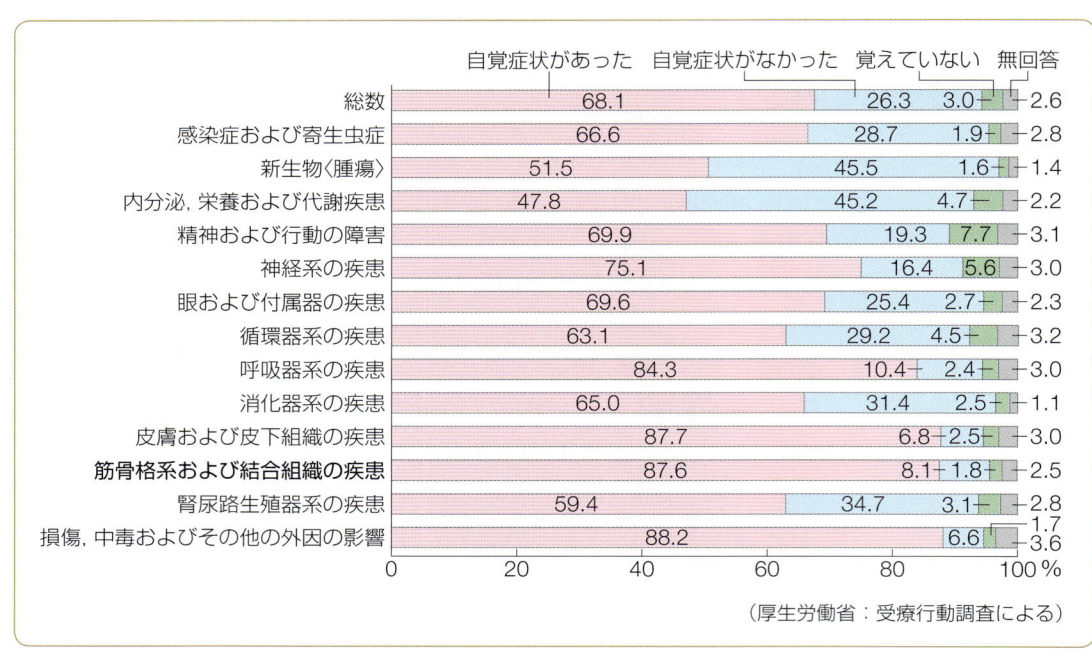

▶図1-1　おもな傷病分類別にみた外来患者の自覚症状の有無（2017年3月）

位に・どの程度の問題があるかの情報を得る必要がある。これらの情報は，それらの問題が日常生活と社会生活にどのような影響をもたらしているかという観点から収集しなければならない。

　図1-1は，外来患者の自覚症状の有無について示したものである。これによると，運動器疾患に関係する「筋骨格系および結合組織の疾患」では，「自覚症状があった」の割合が大きいことがわかる。運動器をみずからの意思で動かし，そのときに体験した動きの制限や痛みが，受療行動につながっていると予想することができる。運動器におきている身体的な問題に対して適切に対応することに加え，生活に及ぼす影響，さらにその影響が患者に与える心理的・社会的な問題に着目し，生活の質 quality of life（QOL）の維持をはからなければならない。

1　疼痛

　疼痛（痛み）は，運動器疾患に伴う代表的な自覚症状である。まずは痛みに関する訴えを看護師が注意深く聞き，身体に触れながらアセスメントすることが，患者の苦痛を取り除く第一歩となる。患者みずからが痛みを他者に伝えられるように表現できることが望ましいが，容易なことではない。「患者の訴えに耳を傾ける」という看護実践のなかには，患者が痛みの状況を具体的に表出できるような問いかけも含まれる。痛みを表出してもらうために行う問いかけの例を表1-2に示すので参考にしてほしい。

▶表 1-2　患者に痛みを表出してもらうために行う問いかけの例

	問いかけの例	表現のポイント
痛みの種類	・どのような痛みですか？ ・○○のような痛みですか？	痛みを表現する例としては，ズキンとする痛み，ヒリヒリする痛み，ビリビリする痛み，ジーンとする痛み，脈を打つような痛み，針で刺されるような痛み，電流が流れるような痛み，などがある
痛みの場所	・痛む場所はどこですか？ ・痛みはどこからどこまで広がっていますか？ ・表面的な痛みですか，それとも深い部分の痛みですか？	場所については，「腰」といった言葉だけでなく，具体的な部位を示してもらう
痛みの時間	・どのようなときに痛みますか？ ・どれくらい続きますか？	運動時や安静時など，疾患によって痛みのあらわれる時間帯に特徴がある（関節リウマチでみられる朝のこわばり，肩関節周囲炎でみられる夜の痛みなど）
痛みへの対処	・痛みが生じたとき，どのように対処していますか？	休息する（痛みがでたら動かさない，固定するなど），環境を調整する（衣類で調整する，あたためる，冷やすなど），薬物を使用する（鎮痛薬，パップ剤など）

2 変形

　体幹や四肢の欠損，短縮，萎縮（いしゅく）（わんきょく），彎曲，突出，膨隆，腫脹（しゅちょう）などの外観上の変化は，直接目で見て観察することができる。このとき，患者が自分自身の状態をどのように認識しているかが大切である。とくに後天性の欠損や変形の場合，患者がどう受けとめているか，また受けとめつつあるのかという心理的状態のアセスメントは，治療への取り組み，そしてすみやかな社会復帰のためにとても重要である。また，社会復帰したあとも，他者の視線を重く感じたり，社会参加への不安が強くなったりする場合もある。

　こうした患者の状態に対応するため，急性期での医療提供後の場，たとえば外来やリハビリテーション部門，生活の場において，看護に求められる役割は大きい。

3 機能障害

　上肢と下肢の機能は，「生活をつくり出す上肢」「行動範囲を拡大する下肢」とあらわされる[1]。ここでは身体を上肢・上肢帯，体幹，下肢・下肢帯に分け，「運動器は生活をつくり出している」という視点をもってそれぞれの機能とその障害について考えてみよう。

●生活をゆたかにする上肢・上肢帯

　ヒトの手は，手指の各関節が動き，母指とほかの指が対立できることによって，物をつまむ・つかむことができる。さらに，手関節の掌屈・背屈，肘関節

---

1) 薄井坦子：ナースが診る人体．p.106・122，講談社，1987.

の屈曲・伸展，肩関節の大きな可動域，そして，それぞれを動かすための神経と筋肉の活動があることによって，食べ物を口に運ぶ，水をすくって顔を洗う，文字を書く，パソコンを操作するといった細やかな動きが可能となっている。日々欠かすことのできない日常生活の営みから社会生活まで，生活全般をゆたかにしているのが上肢・上肢帯である。

また，上肢・上肢帯が左右両側に存在することの重要性も忘れてはならない。一見，利き手だけで行われている動作であっても，もう一方の上肢の動きがあることで主たる動作がたすけられて精度が上がり，それによって私たちの望む生活が営まれている。生活支援という役割を担う看護においては，疾患部位に注意が集中しすぎることで見失うものがあることに注意しなければならない。

●活動範囲を広げる下肢・下肢帯

下肢・下肢帯は，起立し，歩行するという移動機能を担っている。たとえば排泄行動であれば，ベッドから立ち上がりトイレまで歩行し，便座に座り排泄し，また立ち上がってベッドに戻るという動作が必要となる。もし起立・歩行が困難になると，ベッドサイドにポータブルトイレを設置する，または床上で排泄する，というように，トイレという場所が遠い存在になり，食事・休息の場が排泄の場と重なってしまう場合もある。

また，下肢・下肢帯の機能障害は，遠い店まで買物に出かけられない，歩行距離の問題や階段などの障害物の多さなどから通勤が大きな負担になるなど，活動範囲にも影響を与える。

起立・歩行に対する直接的な看護支援は当然重要であるが，移動手段に関する支援制度など，社会資源について情報を提供することも，患者が機能障害の回復過程にあっても社会から離れることなく活動を続けるためには重要である。さまざまな患者のニーズにこたえるためには，社会資源へ高い関心をもつこと，また適切な部門に相談ができる連携力が必要である。

●姿勢をつくり，支え，生活機能を調整する体幹

体幹は脊椎と筋肉によって支持され，上肢と頭部を支えている。脊椎にかかる重力は下方となるにしたがって増大するため，体幹の下部は大きな荷重を受ける。この部分のひずみが，腰痛などの原因となる場合がある。筋肉と脊椎に問題が生じると，自力での体位変換や起き上がりの動作に影響を及ぼし，起立・歩行する機会を奪われてしまう。その結果，下肢・下肢帯そのものには問題がなかったとしても，下肢の筋萎縮をきたして活動範囲に影響を与えてしまうこともある。

脊椎にまもられている脊髄は，上・下肢帯の運動と感覚をつかさどり，排泄機能・性機能の調整や横隔膜の動きを支配する筋群の調整を行っている。体幹は姿勢をつくり支えるだけでなく，生命維持のために重要な呼吸や，日常生活・社会生活の営みを調整する重要な役割を担う部位なのである。

機能障害の程度や治療過程は，障害が脊髄という中枢の問題から生じている

のか，それとも上・下肢帯の末梢の問題なのかで異なる。また，患者の生活背景によって機能障害が及ぼす心理・社会的な問題も異なり，疾患の治癒が，必ずしも生活者である患者にとってのゴールではないこともある。運動器疾患がもたらす看護問題には，一場面でかかわる看護師だけでは解決できないものが多くある。だからこそ，さまざまな場の看護の連携が重要なのである。

② 心理・社会的な問題とその援助

運動器の問題は日常生活と社会生活に影響を与えるが，それらが心理・社会的にどう影響するかは患者によってさまざまである。膝関節に問題が生じてテニスができないという状況に対して，テニスを趣味としている人とプロのテニス選手では，治療に期待することや，治療にかけられる時間と費用は異なるだろう。心理・社会的問題については，患者の背景，家庭や学校・会社での役割などを含めた広い視野でアセスメントしなければならない。

疾患によっては，治療を施しても罹患前の形態や機能に戻らないこともある。切断術により外観がかわったり，運動麻痺のために生活様式や職場を変更せざるをえなくなるなど，不可逆的な変化をしいられることも少なくない。

1 自立への支援を考えるための看護理論

生活をつくり出す運動器に問題が生じれば，生活において他者によるたすけが必要となる場合もある。看護師は，患者が自分ではできないことを援助しながらも，残された身体機能を使って患者が自立できる方法はないかを探り，自立を支援することが求められる。しかし，それは容易なことではない。「自分でやってみましょう」という言葉を，患者によっては「冷たい」「見捨てられた」と感じることもあり，そうした反応を目にした看護師が自分の役割に自信がもてなくなることもある。

自立支援の看護を支える看護理論としては，**オレム**の**セルフケア理論**が参考になる。オレムは，人間をセルフケアできる存在としてとらえ，自分（たち）でセルフケアできなくなったとき，あるいはそうなることが予測されるとき，ケアするのが看護であると説明している。診療報酬の算定において用いられる看護必要度の評価票においても，起き上がりや移乗，食事摂取などの支援において，「全介助」「一部介助」「見まもり・一部介助が必要」のように表現されており，こうした評価の方法はオレムの看護理論と合致している。

2 適応への支援を考えるための看護理論

交通事故などの外傷によって，突然に身体の変化が訪れる場合もあれば，徐々に変化していく場合もある。患者のさまざまな身体変化によって生じる心理的・社会的問題に関心を寄せ，困難をのりこえるための看護を実践する際に，

ロイの看護理論が参考になる。

　ロイは，人間を環境と相互作用する全体的適応システムとしてとらえた。このシステムにある刺激が加わると，対処するプロセスを経て，環境に見合った行動が出力される。その出力の様式は，①生理的-物理的様式，②自己概念-集団アイデンティティ様式，③役割機能様式，④相互依存様式という 4 つの適応様式に分けられる。

　下肢切断術を受けた患者が，原因となる事故を引きおこした自分の不注意を後悔し，「障害者」になった自分，いままでのような仕事ができなくなった自分，そして家計を支えることができない自分をせめ，自己価値を低下させてしまうことがある。切断創が問題なく治癒し，義足歩行訓練が計画どおりに進んでも，低下した自己価値が同じような早さで元に戻ることはむずかしい。ロイの看護理論は，このような患者が新たな自分の役割・価値を見いだし，生活を再建するという，人間の可能性を引き出す看護の役割を支えるものでもある。

C｜姿勢・動作モデルとしての看護の役割

　運動器に問題のある患者に対して看護を実践するみなさんには，自身の運動器についても理解し，誰よりも効率よく，過度な負担なく動かすことができるモデルであってほしい。なぜなら，自分自身の身体をまもり，機能を維持できることが，患者を支え，まもることにつながるからである。

① 正しい姿勢

　正しい姿勢は，次のようにあらわされる。

(1) 均整がとれていて，姿勢・動作が美しい。

(2) エネルギーの消費が少なく，疲れにくい。

(3) 機能的で，容易にほかの姿勢・動作に移ることができる。

(4) 重心線が正しい場所を通り，身体の各部分が正しい相互位置関係にあり，骨盤の地面に対する傾斜が約 30 度内外である（▶52 ページ，図 3-9）。

正しい姿勢▶
のための実践　脊椎（脊柱）を側面から見ると，頸椎が前彎，胸椎が後彎，腰椎が前彎し，ゆるやかな S 字型をしている（▶52 ページ，図 3-8）。

　後方から見ると，両肩と両腸骨稜とはそれぞれ同じ水平線上にある。

　側方から見た場合，耳孔から下ろした重心線は肩関節の軸上を通り，股関節

の軸上，膝関節の前方から足関節の前方（踵骨の前方で足の舟上骨付近）に落ちる。

　以上の形態機能学上の基準をふまえて，次の点に注意して，正しい姿勢を保てるように実践してみよう。

(1)腹部を締めて腹圧をかけ，肛門に力を入れて殿筋を収縮させる。

(2)息を吸って胸郭をふくらませ，背筋をのばし，胸をはらないで肩を自然に前方に落とす。

(3)顎を引いて，6m程度前方を見る。

(4)体重をやや前方に傾けて，母趾で立つ感覚をもつ。

(5)頭がアドバルーンのように空中に浮かんでいて，頭で脊柱を引っぱり上げるような感覚をもつ。

② ボディメカニクス

　身体の骨格や筋，内臓などの相互関係を力学的な視点でとらえ，合理的な姿勢や動作を追究することを**ボディメカニクス**（身体運動学，身体力学）という（▶図1-2）。

　運動器を構成している身体の各部分は多くの関節でつながっており，身体運動の多くは関節を軸としている。身体各部の軸の相互位置関係を**アライメント**alignment といい，ボディメカニクスの観点から，アライメントをつねに正しい力学的な位置にすることが，身体各部の効果的な使用や関節にかかる負担の軽減につながる。

身体動作時の▶
アライメント　身体動作を行うとき，重力をうまく利用したり，動作をしながら身体の一部分を休ませたり，あるいは重いものを持ち上げる際に腰を痛めないような姿勢をとったりするのは，正しいアライメントを応用しているのである。支持基底面と重心との関係を意識し，次の点に注意して身体動作を行うようにしよう。

(1)立位では，足を左右に半歩広げて一足を少し前方に出すと，支持基底面が広くなり安定する。

(2)特定の筋肉ばかりを使わず，全身の筋肉を均等に用いる。また，ときどき重心を移動させ，対象に近づいて重力を効率的に受けて，筋肉を休ませながら使用する。

(3)物を押したり引いたりするときは，上肢の力だけに頼るのではなく，体重も利用する。

(4)しゃがむときは，上体をまっすぐにしたまま股関節と膝関節を曲げる。

(5)重い物を持ち上げるときは，自分の重心にその物の重心を十分に近づけて持ち上げる。

(6)準備運動をして，ゆっくりと動作をする。

　バイタルサインを測定する際の上肢の動き，体位変換・移動・移送介助時の

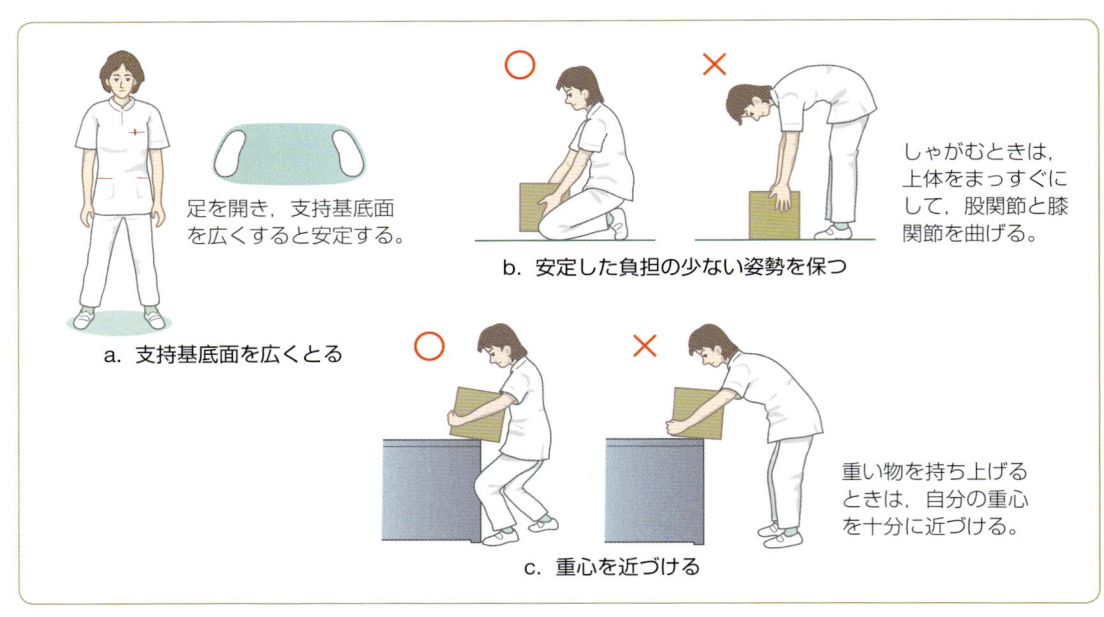

足を開き，支持基底面を広くすると安定する。

a. 支持基底面を広くとる

○ ×

しゃがむときは，上体をまっすぐにして，股関節と膝関節を曲げる。

b. 安定した負担の少ない姿勢を保つ

○ ×

重い物を持ち上げるときは，自分の重心を十分に近づける。

c. 重心を近づける

▶図 1-2　ボディメカニクスに基づいた姿勢と動作

　身体動作，座位でのデスクワークなど，看護に関係する多くの動作は，運動器の安定性と動きのなめらかさでなりたっている。

　2013（平成 25）年，厚生労働省は「職場における腰痛予防対策指針」を 19 年ぶりに改訂した。そのなかでは，看護・介護作業も注意すべき対象となっている。この指針で示された予防方法には前述の内容が含まれており，運動器疾患をもつ患者の看護に携わるものにとっては必須の内容である。姿勢・動作モデルとしての役割も担えるよう，運動器と日常生活との関係を学び，まずはみずからの姿勢・動作に反映してほしい。

ゼミナール
復習と課題

❶ 運動器の機能と生活・社会での役割について，自分の日々の生活をふり返りながら考えてみよう。

❷ 運動器疾患の特徴と看護の役割について説明してみよう。

❸ 運動器疾患をもつ患者の看護を行う場にはどのようなところがあるか調べてみよう。

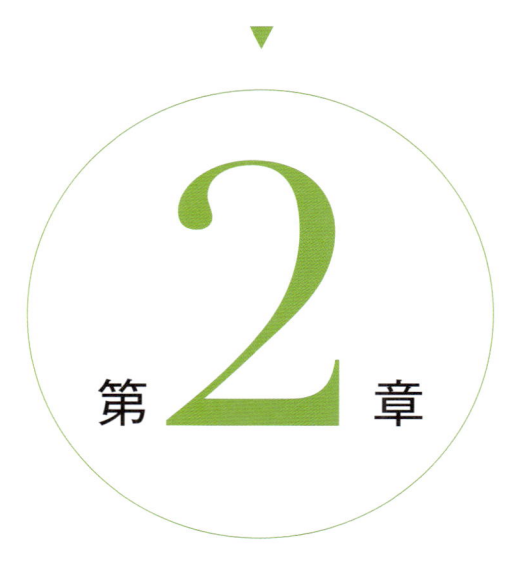

運動器

第2章

運動器の構造と機能

本章で学ぶこと	□「運動器」の中核である上肢・下肢および体幹(脊柱)を構成する骨組織の構造と組成，骨形成と骨吸収，再造形(リモデリング)，および形態・種類と機能について学ぶ。
	□運動をつかさどる関節の構造と機能，さらに関節と筋肉の動き(運動)について学ぶ。
	□運動器を動かす神経と筋の構造と機能について学ぶ。神経系では，中枢神経系と末梢神経系の伝達経路および神経支配のしくみ，筋肉では，筋のなりたち，筋線維の構成などを学ぶ。
	□腱と靱帯の構造と機能を学ぶ。
	□運動器を構成する各器官・組織の有機的な連携を理解する。

　運動器とは，動物にとって生命の根源にかかわる**運動**という機能を果たすために重要な臓器の総称であり，身体を支える骨，動きを与える関節，それを動かす筋・腱，関節を支える靱帯，筋の動きを制御する神経などから構成される。人間はこれらの器官のはたらきによって，一定の姿勢や肢位をとったり，動作や運動を行ったりすることができる。

　重要なのは，これらの組織が単独ではたらいているのではなく，相互に連携しながら運動という生体の高次機能を担っているということである。

　近年では，高齢者の運動機能低下を総合的に評価するために，運動器不安定症やロコモティブシンドロームという疾患概念が提唱されている。

A｜骨

① 骨の構造と組成

骨の構造▶　骨 bone は，一定の厚みをもった緻密な構造の**皮質骨** cortical bone (**緻密骨** compact bone) と，梁状の網目構造(**骨梁**)を示す**海綿骨** cancellous bone に分けられる(▶図2-1)。皮質骨は外力とくに長軸方向の力に耐えるための構造であり，海綿骨は衝撃力を吸収するための構造である。腸骨や肩甲骨のような扁平骨(▶23ページ)の内部は海綿骨によって占められているが，大腿骨などの四肢の長管骨(▶23ページ)では骨幹部は皮質骨，骨幹端部から骨端部は海綿骨が主体となっている。

　骨の表面は**外骨膜**でおおわれ，皮質骨の内面は**内骨膜**でおおわれている。

　皮質骨の構造単位は**オステオン**とよばれる。オステオンは血管が通っている**ハバース管**を中心として，骨細胞が放射状に配列している円柱であり，骨細胞の細胞突起は骨小管内で互いに接続している。骨は多数のオステオンが集まっ

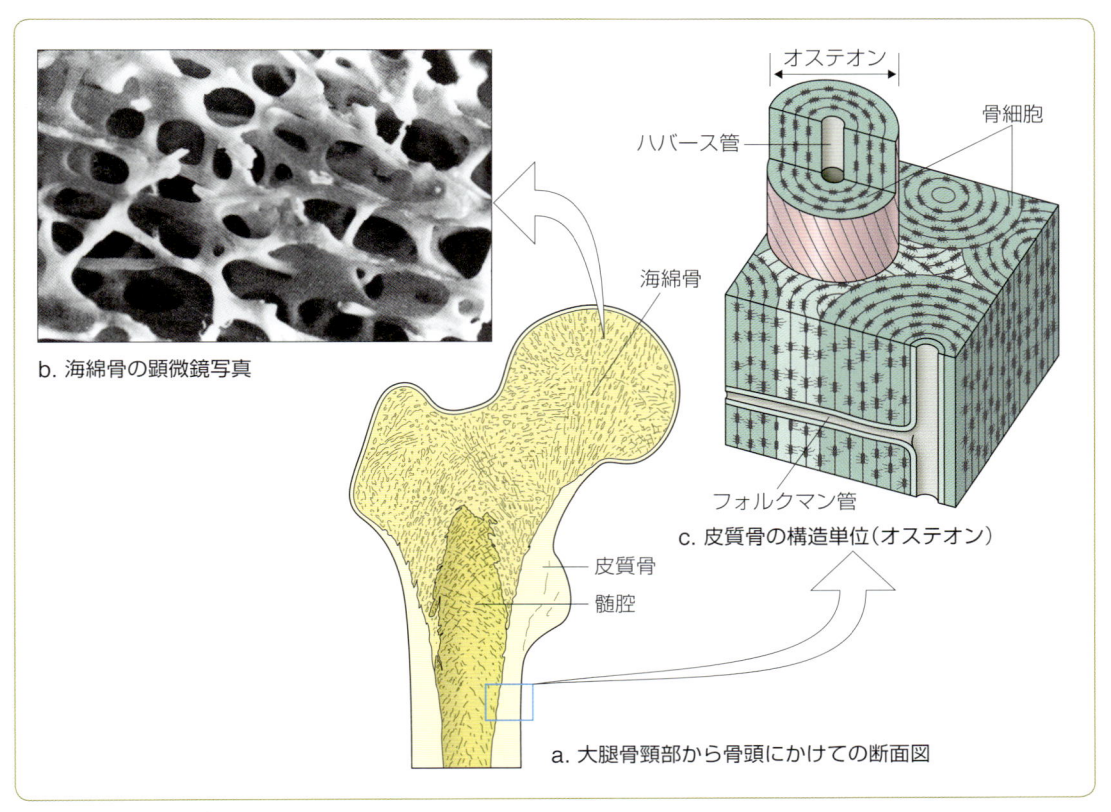

b. 海綿骨の顕微鏡写真

オステオン

ハバース管

骨細胞

海綿骨

皮質骨

髄腔

フォルクマン管

c. 皮質骨の構造単位（オステオン）

a. 大腿骨頸部から骨頭にかけての断面図

▶図 2-1　骨の構造

て形づくられている（▶図 2-1-c）。

　　皮質骨を横走または斜走する**フォルクマン管**は神経や血管の通路であり，骨膜とハバース管，およびハバース管どうしを連絡する。

骨の組成▶　骨組織は細胞成分と細胞外基質[1]からなる。おもな細胞成分は，未分化間葉系細胞から分化した**骨芽細胞** osteoblast，骨芽細胞が分化した**骨細胞** osteocyte，および造血系の単球が分化・融合して形成される**破骨細胞** osteoclast の 3 つである。これらの細胞以外に，骨髄腔には血球系細胞や脂肪細胞，血管などが存在する。

　　これらの細胞間隙を，細胞外基質である**骨基質**が埋めている。骨基質の構成成分は，有機成分と無機成分に大別される。有機成分はタンパク質である I 型コラーゲンが主成分であり，そのほかにオステオカルシンやオステオポンチンなどの非コラーゲン性タンパク質が存在する。I 型コラーゲンは分子量約 10万の細長いポリペプチド鎖 3 本がらせん状に配列した線維状のタンパク質で，

1）　一般に基質とは，生体の構造部分を埋める無構造の物質をいう。細胞間に存在し，マトリックスともいう。

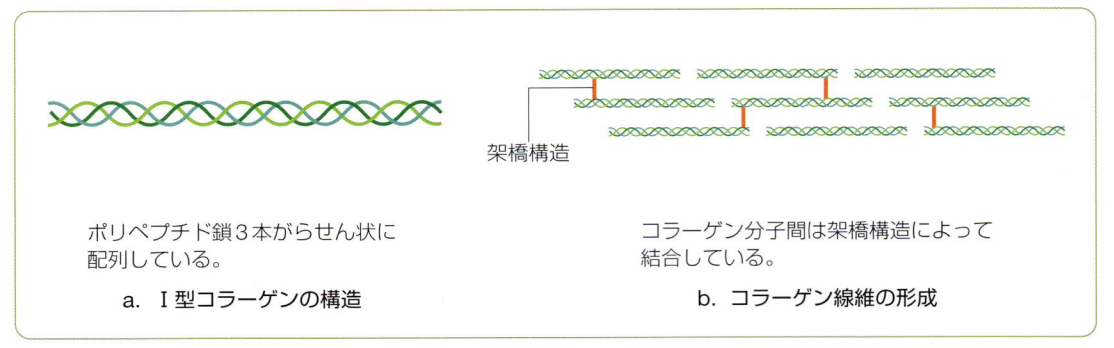

架橋構造

ポリペプチド鎖3本がらせん状に
配列している。

a．I型コラーゲンの構造

コラーゲン分子間は架橋構造によって
結合している。

b．コラーゲン線維の形成

▶図2-2　I型コラーゲンの構造

各分子間は架橋構造とよばれる共有結合で結合し，線維を形成している（▶図2-2）。無機成分の大部分はリン酸カルシウムであるヒドロキシアパタイト $Ca_{10}(PO_4)_6(OH)_2$ であり，体内のカルシウムの99% が骨に貯蔵されている。

② 骨の発育と再生

骨は2つの骨化様式で形成される。1つは**軟骨内骨化（内軟骨性骨化）**であり，まず軟骨細胞によって最終的な骨のミニチュア版である軟骨原型が形成され，これが石灰化したのちに骨組織に置換される骨化様式であり，四肢長管骨はこの様式で形成される（▶図2-3）。もう1つは**結合組織内骨化（膜性骨化）**であり，間葉系細胞が直接骨芽細胞に分化して骨が形成される骨化様式で，頭蓋骨や顔面の扁平骨，上顎骨，下顎骨（下顎体の部分）および鎖骨の形成はこの様式で行われる。

骨折の治癒過程で一般的にみられる軟骨性仮骨を経る骨癒合は軟骨内骨化によっておこり，プレート固定のように骨折部の固定強度が高いときにみられる骨癒合（一次骨癒合）は，結合組織内骨化によっておこると考えられている（▶89ページ）。

③ 骨形成と骨吸収，骨の再造形（リモデリング）

骨においては，一生を通じて**骨形成**と**骨吸収**が活発に行われており，これを**骨の再造形（リモデリング）**bone remodeling とよぶ。骨の再造形は骨組織の恒常性維持および正常なカルシウム代謝に重要な役割を果たしている。

骨芽細胞は骨基質を産生し，これに無機質（ミネラル）が沈着して骨となる。無機質が沈着する前の骨基質を**類骨** osteoid とよぶ。骨芽細胞はみずからがつくり出す骨基質に埋入して**骨細胞**となる。一方，骨梁表面には骨吸収が行われる場所があり，**ハウシップ窩**とよばれる。そこには**破骨細胞**が存在し，骨の吸

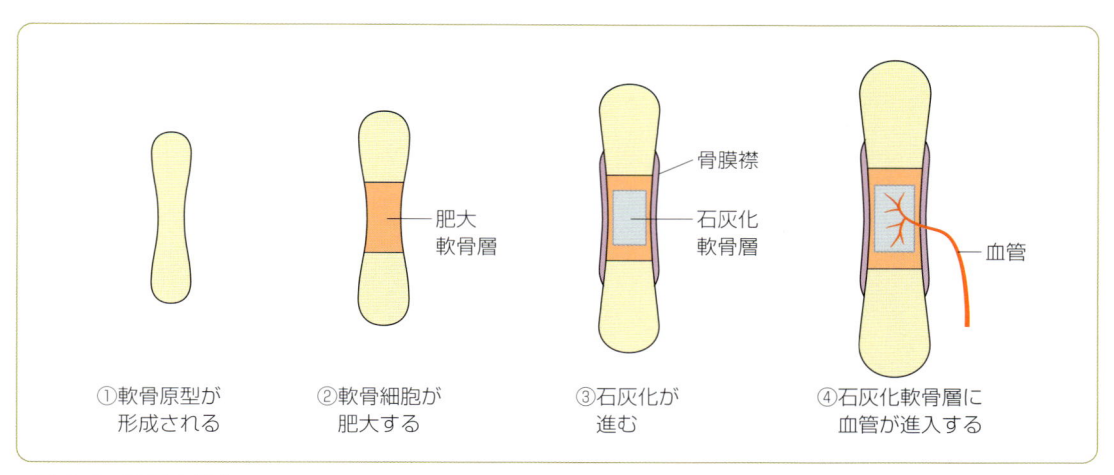

①軟骨原型が　　②軟骨細胞が　　③石灰化が　　④石灰化軟骨層に
　形成される　　　肥大する　　　進む　　　　　血管が進入する

肥大軟骨層

骨膜襟
石灰化軟骨層

血管

▶図2-3　軟骨内骨化

収を行っている。成人における骨形成と骨吸収はバランスを保って行われており，この過程には性ホルモン，副甲状腺ホルモン，カルシトニン，ビタミンDなどの因子が関与している。

　また，力学的負荷などの物理的因子も骨代謝に影響を与える。ウォルフWolffは，骨が力学的負荷に応じて骨形成・骨吸収を行い，その強度を維持するのに適した形態や量に変化することを報告した（ウォルフの応変則）。

　なんらかの原因によって骨吸収が骨形成を上まわると，**骨量（骨密度；▶69ページ）**の減少がおこって**骨粗鬆症**となり，逆に骨形成が骨吸収を上まわると**骨硬化**がおきる[1]。

④ 骨の形態・種類と機能

骨の機能▶　骨は運動器の重要な構成成分である。骨は身体の形を保ち，運動や姿勢に関与するとともに，脳や内臓器を保護している。また，骨髄内では赤血球・白血球・血小板などを産生する造血機能が営まれ，抗体もつくられている。さらにはカルシウムやリンなどの無機質の貯蔵庫としても機能し，これらの代謝に重要な役割を果たしている。

骨の形態・種類▶　骨はその形態によって，四肢を形づくる**長管（状）骨**，手根骨，足根骨などの**短骨**，頭蓋骨，肩甲骨，腸骨などの**扁平骨**，その他の不定形の骨などに分類される。図2-4に全身の骨格を示す。手部・足部の骨格は図2-11（▶32ページ）を参照してほしい。

1）破骨細胞機能の先天的異常によって骨吸収が抑制されると大理石骨病 osteopetrosis となり，骨は硬化して骨髄腔は消失する。

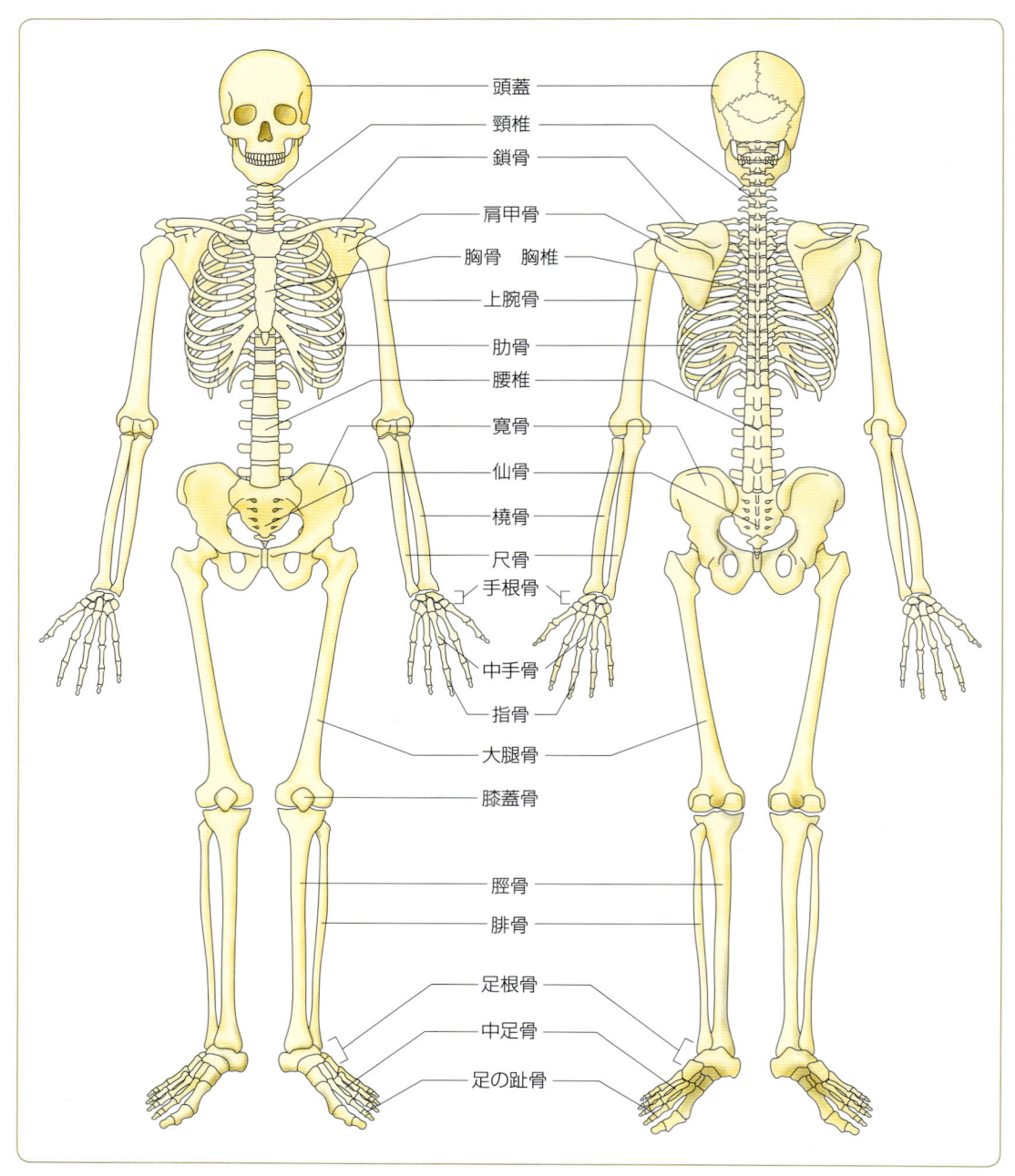

頭蓋
頸椎
鎖骨
肩甲骨
胸骨　胸椎
上腕骨
肋骨
腰椎
寛骨
仙骨
橈骨
尺骨
手根骨
中手骨
指骨
大腿骨
膝蓋骨
脛骨
腓骨
足根骨
中足骨
足の趾骨

▶図 2-4　全身の骨格

　　　長管骨は四肢を構成する棒状の骨であり，中央の**骨幹部**，辺縁の**骨端部**，両者の移行部でふくらんだ部分である**骨幹端部**の 3 部分からなる（▶図2-5）。成長期の長管骨の両端には**骨端線**とよばれる成長軟骨板が存在し，思春期になって骨端線が閉鎖すると骨の長径成長は停止する。

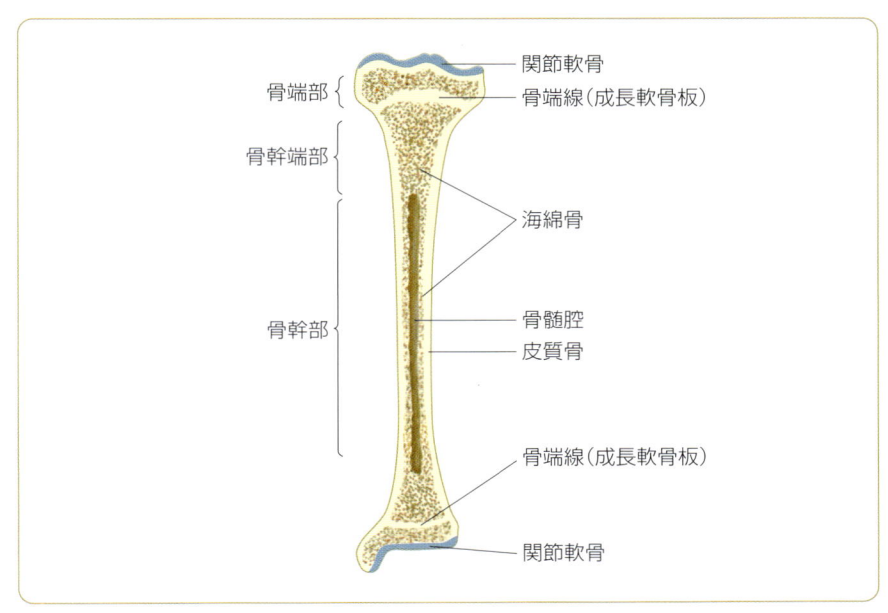

関節軟骨
骨端部 {
　　　　骨端線(成長軟骨板)

骨幹端部

　　　　　海綿骨

　　　　　骨髄腔
骨幹部　　皮質骨

　　　　　骨端線(成長軟骨板)

　　　　　関節軟骨

▶図 2-5　長管骨の構造(脛骨)

B 関節

① 関節の構造

関節の構造と組成 ▶ 　関節とは，2 つ以上の骨を連結している構造の総称である。2 つの骨の一方を**関節頭**あるいは**骨頭**といい，これを受ける骨を**関節窩**という。可動性の有無によって可動性関節と不動関節に分類される。

　　可動性関節は，その形とはたらきによって，**球関節**，**楕円関節**，**鞍関節**，**蝶番関節**，**車軸関節**などに分類される(▶図 2-6)。相対する骨の表面は**関節軟骨**でおおわれ，**関節包**で囲まれている。関節包の内面をおおう**滑膜** synovium は，粘稠な**滑液**を産生する。

　　不動関節は，相対する骨が線維軟骨結合(椎間板や恥骨結合など)や靱帯結合(遠位脛腓関節など)などで連結されているもので，ほとんど可動性をもたない。

関節軟骨 ▶ 　関節軟骨の組成は 60〜80％が水分であり，残りを**コラーゲン**(15％)と**プロテオグリカン**(9％)，その他の基質タンパク質(5％)，細胞成分(3〜5％)が占める。関節軟骨の基質は，Ⅱ型コラーゲンを主体とするコラーゲン線維のすき間を，アグリカンとよばれる巨大プロテオグリカン分子が埋める構造をしている(▶図 2-7)。プロテオグリカンは保水性に富み，スポンジのように水分の出し入れを行う。このため関節軟骨は荷重を受けて自在に変形することができるとともに，水分が関節面に圧出されて膜をつくり，高い潤滑性を維持している。

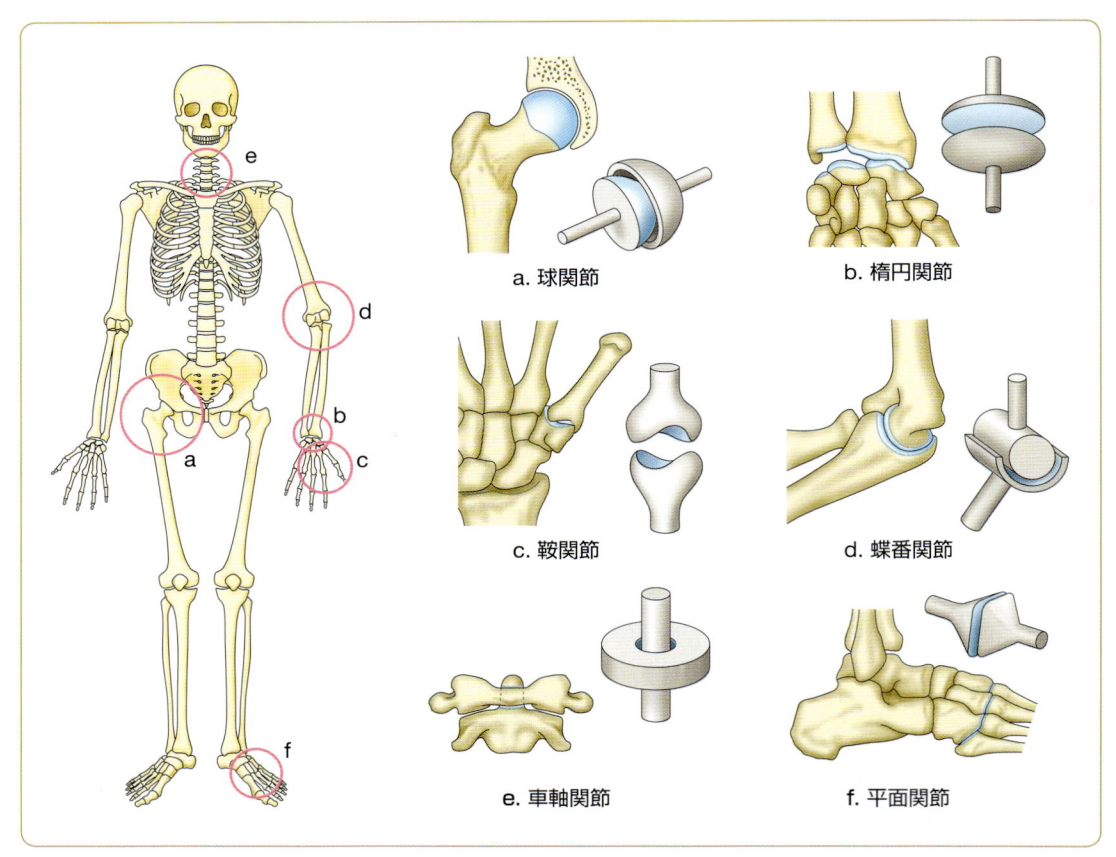

▶図2-6 関節の形状

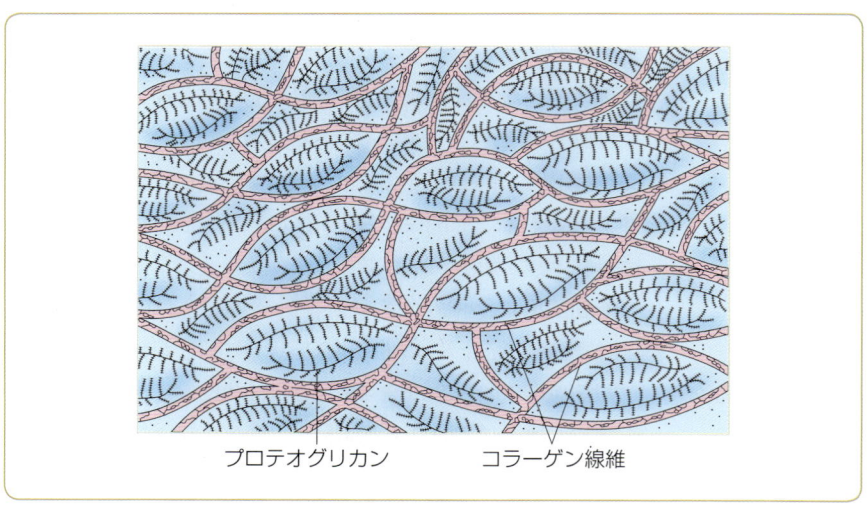

▶図2-7 関節軟骨基質の構造

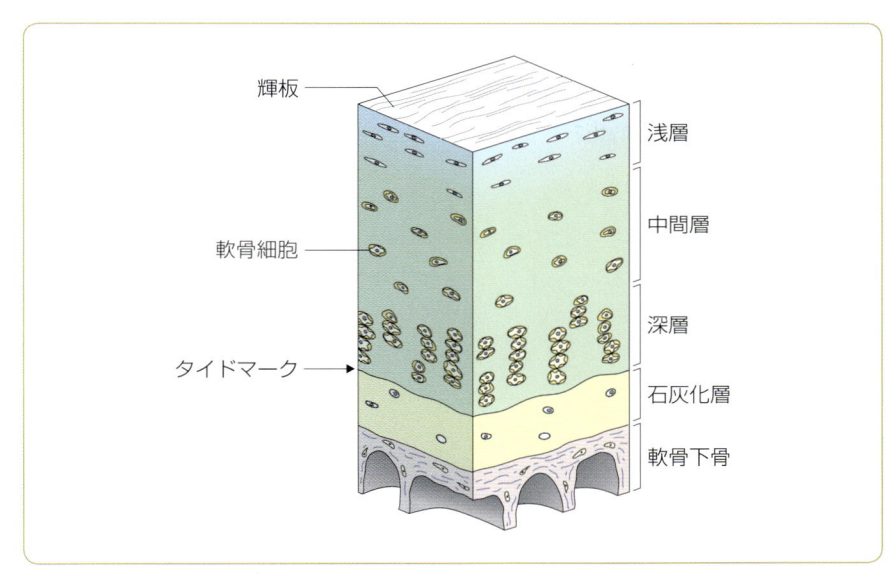

輝板
軟骨細胞
タイドマーク

浅層
中間層
深層
石灰化層
軟骨下骨

▶図2-8 関節軟骨の組織構造

　軟骨細胞は小腔内に独立して存在し，軟骨組織には血管もリンパ管も存在しないため（▶図2-8），軟骨細胞の生存や機能は，関節運動による**関節（滑）液**の浸透によって維持されている。このため，ギプス固定などによって関節運動が行われないと，軟骨は萎縮・変性する。ギプス固定を行った場合は，後述する等尺性運動だけでも行っておくと，軟骨の萎縮を予防することができる（▶39ページ）。また，軟骨組織は自己修復力がほとんどなく，ひとたび関節軟骨が損傷を受けると変性に陥る。

関節包・滑膜▶　通常，大部分の関節には**関節包**と，その内面をおおう**滑膜**があり，このため**滑膜関節**ともよばれる（▶図2-9）。滑膜は関節の潤滑性と栄養をつかさどる関節液を合成するとともに，関節内に生じた異物を除去するはたらきがある。

　関節液の主成分は，グリコサミノグリカンの一種である**ヒアルロン酸**[1]である。これは抗凝固薬であるヘパリンと同種の組成であるため，関節内に出血がおきても凝血塊は形成されない。

靭帯・半月板▶　関節周囲には**靭帯 ligament** というひも状の組織があり，骨と骨とをかたく結びつけて関節に安定性を与えている（▶図2-9）。これは**関節外靭帯**とよばれ，ほとんどすべての関節に存在する。膝関節の前・後十字靭帯のように，関節内に存在して関節の動きを制御している**関節内靭帯**もある。

　このほか，関節面のかみ合わせ（適合性）をよくするために，関節のすきま

---

1) グリコサミノグリカンはムコ多糖ともよばれ，プロテオグリカン（結合組織の細胞外基質をなす糖-タンパク質複合体）の多糖部分をさす。ヒアルロン酸はコンドロイチン硫酸などとともに，グリコサミノグリカンの1つである。

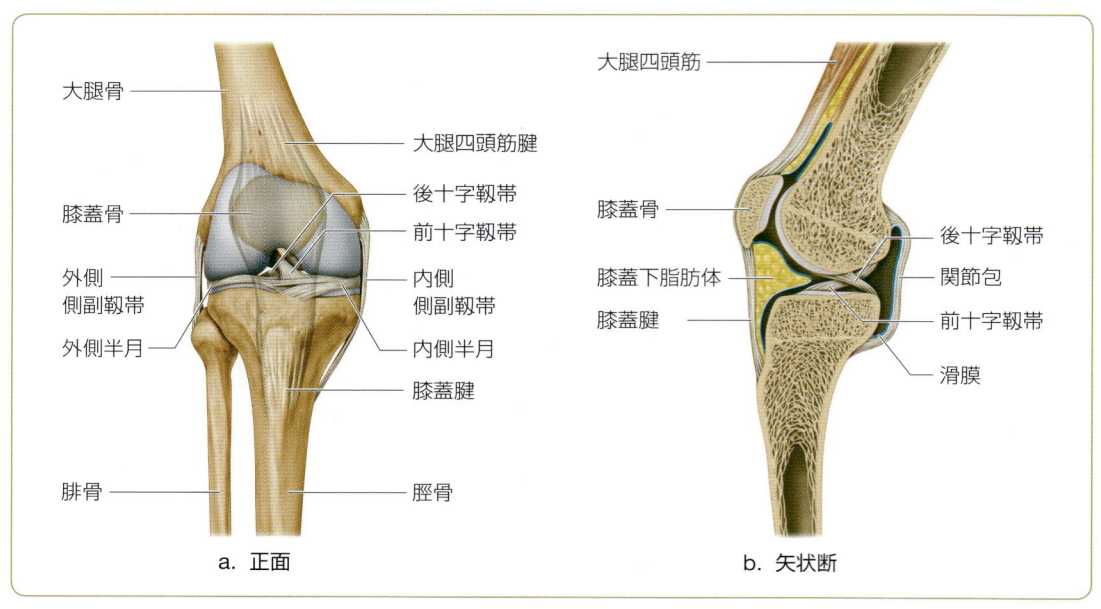

a. 正面 b. 矢状断

▶図2-9 膝関節の構造（右膝）

（関節裂隙）に線維軟骨の板（半月〔板〕meniscus や胸鎖関節および顎関節の**関節円板** disc など）が存在する場合がある（▶図2-9）。

② 関節の機能

関節は，その種類によって運動の方向や正常な可動範囲が定まっており，関節運動はその方向によって決まった名称でよばれる。

1 関節可動域

各関節は，その構造から特有の運動の方向・機能と可動域をもっている。関節運動の方向には下記のような種類がある。なお，**関節可動域** range of motion（ROM）は，年齢・性別，ときには職業によっても異なる（▶30ページ, 図2-10）。

屈曲 flexion	⟷	伸展 extension
外転 abduction	⟷	内転 adduction
外旋 external rotation	⟷	内旋 internal rotation
回内 pronation	⟷	回外 supination（前腕）
掌屈 palmar flexion	⟷	背屈 dorsiflexion（手関節）
底屈 plantar flexion	⟷	背屈 dorsiflexion（足関節）
内返し inversion	⟷	外返し eversion（足のみ）

2　関節の種類による可動部位と機能

関節はそれぞれの部位によって，特定の機能を担っている。

①**体幹**　頸部は，環椎(第1頸椎)と軸椎(第2頸椎)の間においておもに回旋運動を行い，第3〜7頸椎において前屈・後屈および側屈運動を行っている。

腰椎は，頸椎についで体幹におけるおもな可動部位である。

②**肩関節**　肩関節は，肩甲骨と上腕骨の間にある多軸性の関節であり，解剖学的には球関節である。これによって，どの方向にも自由に動き，可動範囲はきわめて大きい。また，その運動性は，肩甲骨が胸郭上を移動することによって補助される。関節窩は骨頭と比較して小さく，かつ浅く，上腕骨頭の可動範囲を大きくしているが，その反面，脱臼しやすいという特徴がある。

③**肘関節と前腕**　肘関節は，解剖学的に上腕骨，尺骨および橈骨の間の上腕尺骨-上腕橈骨-近位橈尺関節からなる。上腕骨と尺骨との間では蝶番関節，上腕骨と橈骨との間では球状関節を形成して，肘関節の屈伸運動がみられ，尺骨と橈骨の間では車軸関節を形成し，前腕の回内・回外運動がみられる。

④**手関節**　手関節は橈骨手根骨関節，手根間関節，豆状三角骨間関節からなる(▶32ページ，図2-11-a)。橈骨遠位端は広い関節面をもち，手根骨部との間に手関節を形成している。この関節は楕円関節である。尺骨と手根骨間には三角線維軟骨複合体 triangular fibrocartilarge complex(TFCC)が介在する。

⑤**手指**　手指には，手根中手関節(CM関節)，中手指節関節(MP関節)，指節間関節(IP関節〔母指のみ〕)，近位指節間関節(PIP関節)，遠位指節間関節(DIP関節)などのように複雑な解剖学的構成がみられ，巧妙な機能を営んでいる(▶32ページ，図2-11-a)。

第1中手骨(母指)はほかの中手骨から独立して，大菱形骨との間に鞍関節を形成し，直角に交わる2つの運動方向がみられる(橈側外転0〜60度，掌側外転0〜90度)。さらに母指は，ほかの指との間に**対立運動**(指の掌側面を向かい合わせに接触させる運動)が可能である。

中手指節間関節はゆるやかな関節包をもち，屈曲・伸展・外転・内転の運動がみられる。

指節間関節はすべて蝶番関節で，屈曲・伸展の運動を行う。

⑥**股関節**　股関節は，肩関節についで広い可動域をもっている。これは，寛骨臼面が半凹球面を形成し，これに対する大腿骨頭面がほぼ完全な球形をなしていることによる。解剖学的には臼状関節である。90度屈曲位での外転運動を**開排**といい，発育性股関節形成不全では制限がみられる。

⑦**膝関節**　人体で最大の関節でもあると同時に，損傷を受けやすい関節でもある(▶28ページ，図2-9)。解剖学的には蝶番関節に分類されるが，膝関節の屈伸は，脛骨関節面の上を大腿骨顆部が滑りながら回転する特有なもので，単純な蝶番運動ではない。内側・外則の脛骨関節面は半月板でおおわれている。

a. 上肢

関節名 (部位名)	運動の方向	参考可動域の範囲	備考
肩甲帯	屈曲	0〜20度	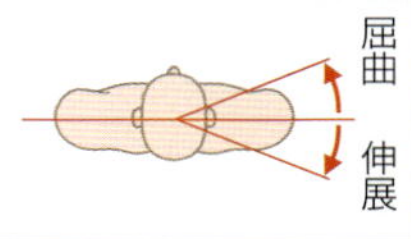 屈曲／伸展
肩甲帯	伸展	0〜20	
肩甲帯	挙上	0〜20	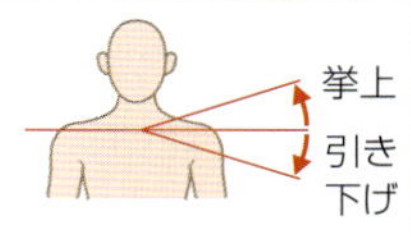 挙上／引き下げ
肩甲帯	引き下げ	0〜10	
肩（肩甲骨の動きも含む）	屈曲（前方挙上）	0〜180	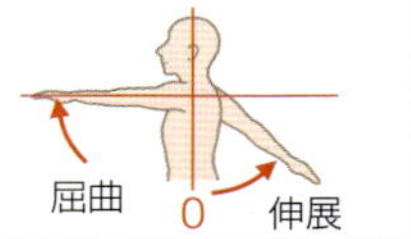 屈曲 0 伸展
肩（肩甲骨の動きも含む）	伸展（後方挙上）	0〜50	
肩（肩甲骨の動きも含む）	外転（側方挙上）	0〜180	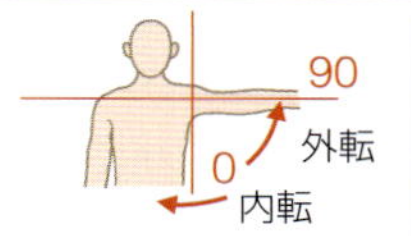 90 外転 0 内転
肩（肩甲骨の動きも含む）	内転	0	
肩（肩甲骨の動きも含む）	外旋	0〜90	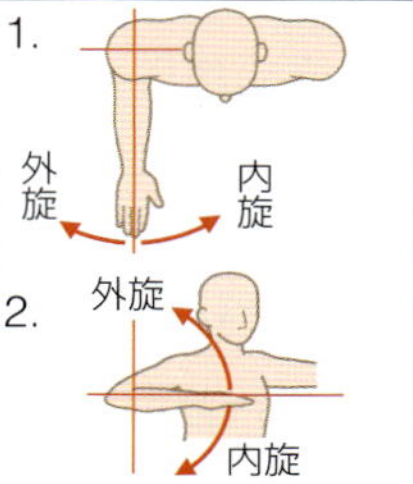 1. 外旋／内旋
肩（肩甲骨の動きも含む）	内旋	0〜90	2. 外旋／内旋
肩（肩甲骨の動きも含む）	水平屈曲	0〜135	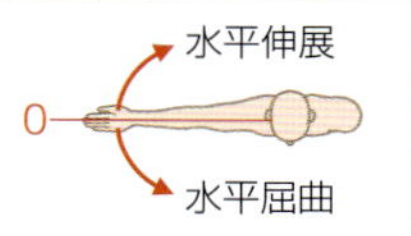 水平伸展 0 水平屈曲
肩（肩甲骨の動きも含む）	水平伸展	0〜30	
肘	屈曲	0〜145	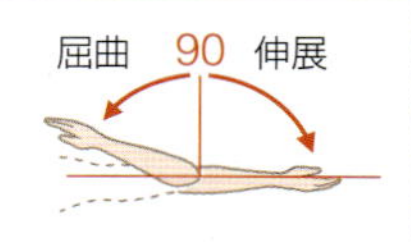 屈曲 90 伸展
肘	伸展	0〜5	
前腕	回内	0〜90	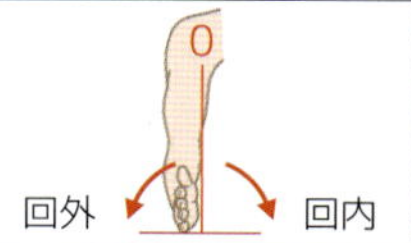 0 回外／回内
前腕	回外	0〜90	
手	背屈	0〜70	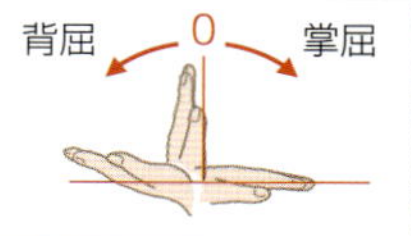 背屈 0 掌屈
手	掌屈	0〜90	
手	橈屈	0〜25	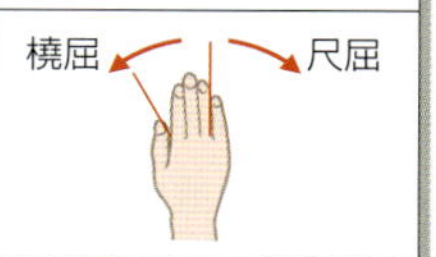 橈屈 尺屈
手	尺屈	0〜55	

b. 手指

関節名 (部位名)	運動の方向	参考可動域の範囲	備考
母指	橈側外転	0〜60度	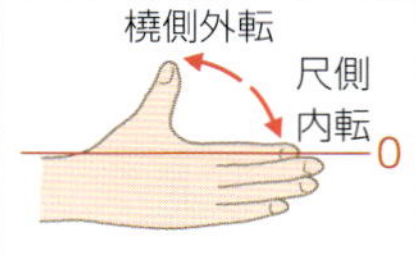 橈側外転／尺側内転
母指	尺側内転	0	
母指	掌側外転	0〜90	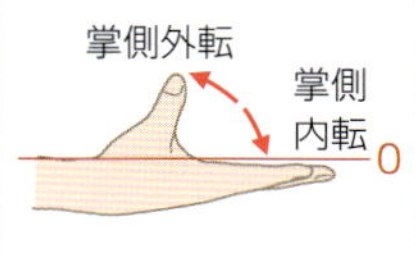 掌側外転／掌側内転
母指	掌側内転	0	
母指	屈曲（MP）	0〜60	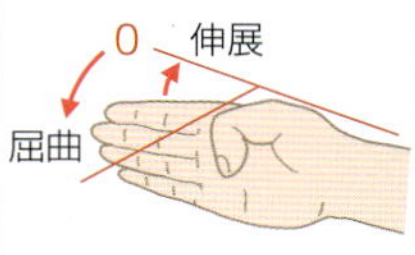 0 伸展／屈曲
母指	伸展（MP）	0〜10	
母指	屈曲（IP）	0〜80	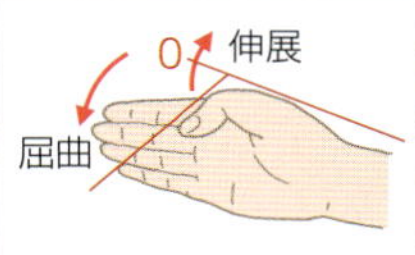 0 伸展／屈曲
母指	伸展（IP）	0〜10	
母指	対立		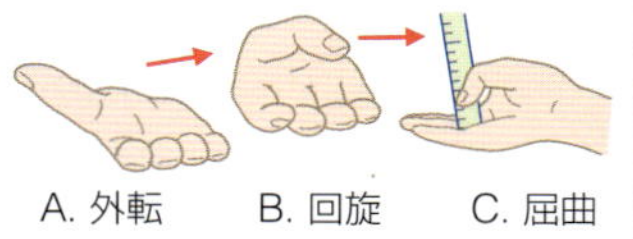 A. 外転　B. 回旋　C. 屈曲 上図のように母指先端と小指MP間の距離で表示。この運動は外転・回旋・屈曲の3要素の合成で軸心も一点でないので角度を計測することは困難。
指	屈曲（MP）	0〜90	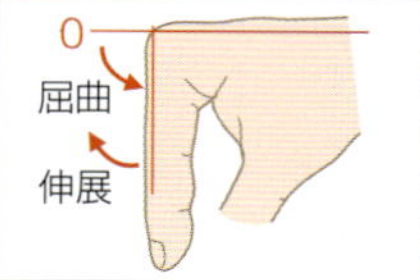 0 屈曲／伸展
指	伸展（MP）	0〜45	
指	屈曲（PIP）	0〜100	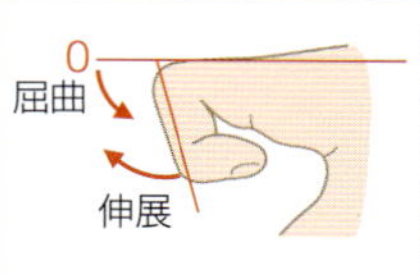 0 屈曲／伸展
指	伸展（PIP）	0	
指	屈曲（DIP）	0〜80	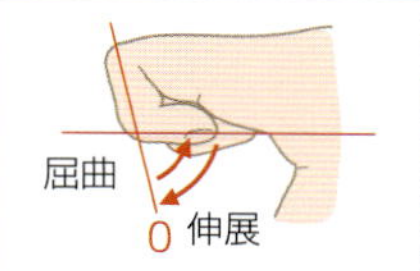 屈曲 0 伸展
指	伸展（DIP）	0	
指	外転		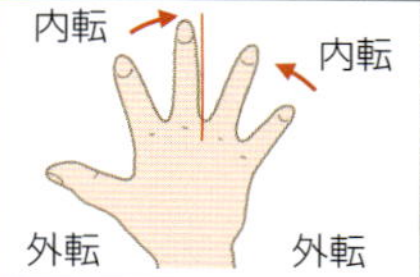 内転／内転　外転／外転
指	内転		

▶図2-10　関節可動域

c. 下肢

関節名(部位名)	運動の方向	参考可動域の範囲	備考
股	屈曲	0〜90度 0〜125 (膝屈曲のとき)	骨盤を固定する
	伸展	0〜15	
	外転	0〜45	
	内転	0〜20	
	外旋	0〜45	
	内旋	0〜45	
膝	屈曲	0〜130	
	伸展	0	
下腿	外旋	0〜20	
	内旋	0〜10	

関節名(部位名)	運動の方向	参考可動域の範囲	備考
足(関節)	背屈(伸展)	0〜20度	
	底屈(屈曲)	0〜45	
足部	外返し	0〜20	
	内返し	0〜30	
	外転	0〜10	
	内転	0〜20	
母指(趾)	屈曲(MP)	0〜35	
	伸展(MP)	0〜60	
	屈曲(IP)	0〜60	
	伸展(IP)	0	
足指(趾)	屈曲(MP)	0〜35	
	伸展(MP)	0〜40	
	屈曲(PIP)	0〜35	
	伸展(PIP)	0	
	屈曲(DIP)	0〜50	
	伸展(DIP)	0	

d. 体幹

部位名	運動方向	参考可動域の範囲	備考
頸部	前屈(屈曲)	0〜60度	
	後屈(伸展)	0〜50	
	回旋(捻転) 左旋	0〜70	
	右旋	0〜70	
	側屈 左屈	0〜50	
	右屈	0〜50	

部位名	運動方向	参考可動域の範囲	備考
胸腰部	前屈(屈曲)	0〜45度	
	後屈(伸展)	0〜30	
	回旋(捻転) 左旋	0〜40	
	右旋	0〜40	
	側屈 左屈	0〜50	
	右屈	0〜50	

▲ 図2-10 つづき

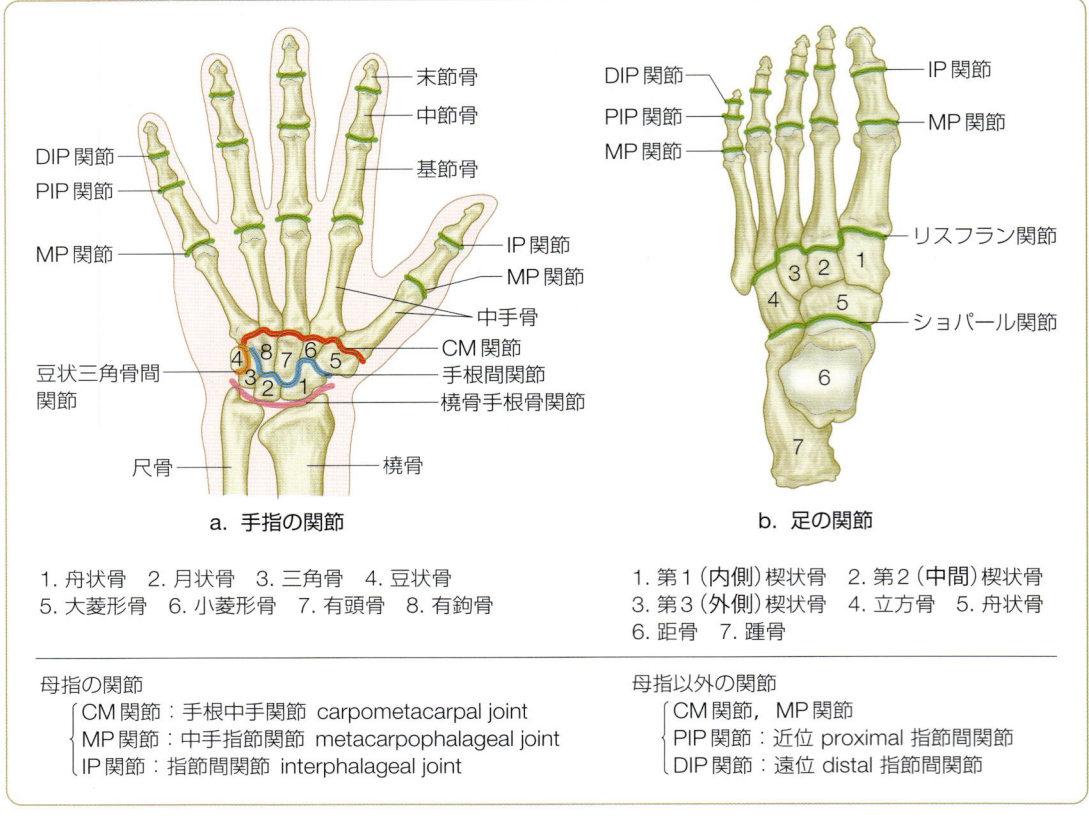

図中ラベル（左図）：
末節骨／中節骨／基節骨
DIP 関節／PIP 関節／MP 関節
豆状三角骨間関節
尺骨／橈骨
IP 関節／MP 関節／中手骨／CM 関節／手根間関節／橈骨手根骨関節
a. 手指の関節

図中ラベル（右図）：
DIP 関節／PIP 関節／MP 関節
IP 関節／MP 関節／リスフラン関節／ショパール関節
b. 足の関節

1. 舟状骨　2. 月状骨　3. 三角骨　4. 豆状骨
5. 大菱形骨　6. 小菱形骨　7. 有頭骨　8. 有鉤骨

1. 第1（内側）楔状骨　2. 第2（中間）楔状骨
3. 第3（外側）楔状骨　4. 立方骨　5. 舟状骨
6. 距骨　7. 踵骨

母指の関節
　CM 関節：手根中手関節 carpometacarpal joint
　MP 関節：中手指節関節 metacarpophalageal joint
　IP 関節：指節間関節 interphalageal joint

母指以外の関節
　CM 関節，MP 関節
　PIP 関節：近位 proximal 指節間関節
　DIP 関節：遠位 distal 指節間関節

▶図 2-11　手足の関節

　⑧足関節と足部　足関節は，脛骨と距骨の間の距腿関節のことをさす。距腿関節で背屈・底屈を，距骨下関節で回内（外返し）・回外（内返し）をおもに行っている。

　そのほか，足部には距骨と舟状骨の間に距舟関節，踵骨と立方骨の間に踵立方関節があり，この2関節からなるショパール Chopart 関節（横足根関節），中足骨・立方骨・楔状骨の間にリスフラン Lisfranc 関節がある（▶図 2-11-b）。足部では，すべての関節を総括した複合運動がみられる。

C｜神経と筋肉

① 神経の構造と機能

1　神経の構造

　神経 nerve は中枢神経系と末梢神経系に大きく分けられる。また，はたらき

のうえからは**運動神経**と**感覚神経**に大別される。中枢神経系は脳と脊髄に，末梢神経系は**体性神経系**（脳神経および脊髄神経）と**自律神経系**に分けられる。

　筋肉は一定の運動神経によって支配されており（▶図2-12），皮膚感覚領域（皮膚分節）はおおよそ**図2-13**に示すようになっている。これは神経病変部位の診断においても重要である。

脊髄神経 ▶　脊髄は頭蓋内の延髄に続いて脊柱管内を下降し，通常は第1腰椎と第2腰椎の間付近で終わる（その部位を**脊髄円錐**という）。脊髄円錐部からすべて末梢神経となり，その形状から**馬尾**とよばれる（▶図2-12）。

　脊髄神経は，その特徴として竹の節のように節状に分かれている（**分節状**）。脊髄から出た脊髄神経は，前後の2方向（**前根**と**後根**）に分かれる。前根は運動神経，後根は感覚神経で，前根と後根が合わさって脊髄神経がつくられる（▶図2-14）。頸髄から8対，胸髄から12対，腰髄から5対，仙髄から5対，

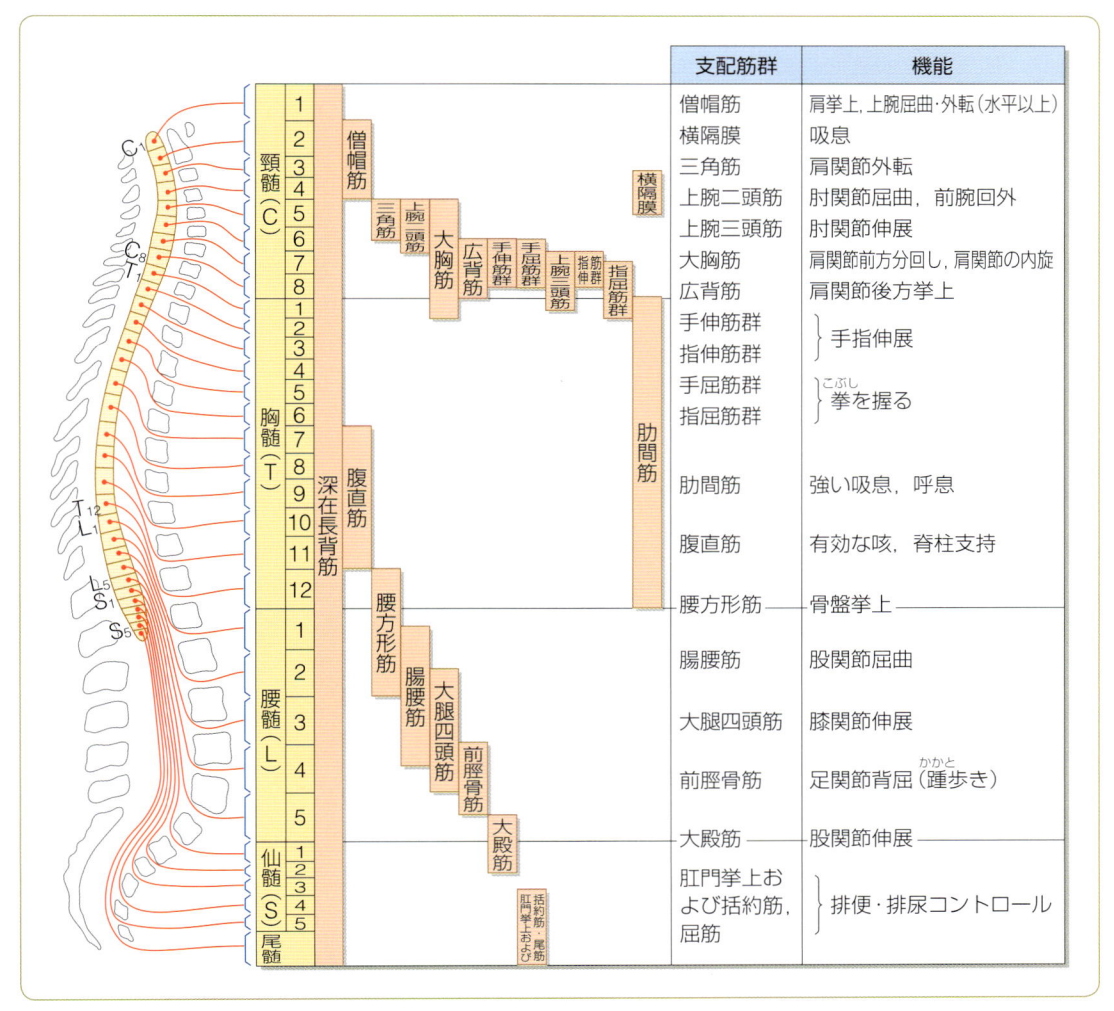

▶図2-12　脊髄神経の筋支配と日常生活動作の機能

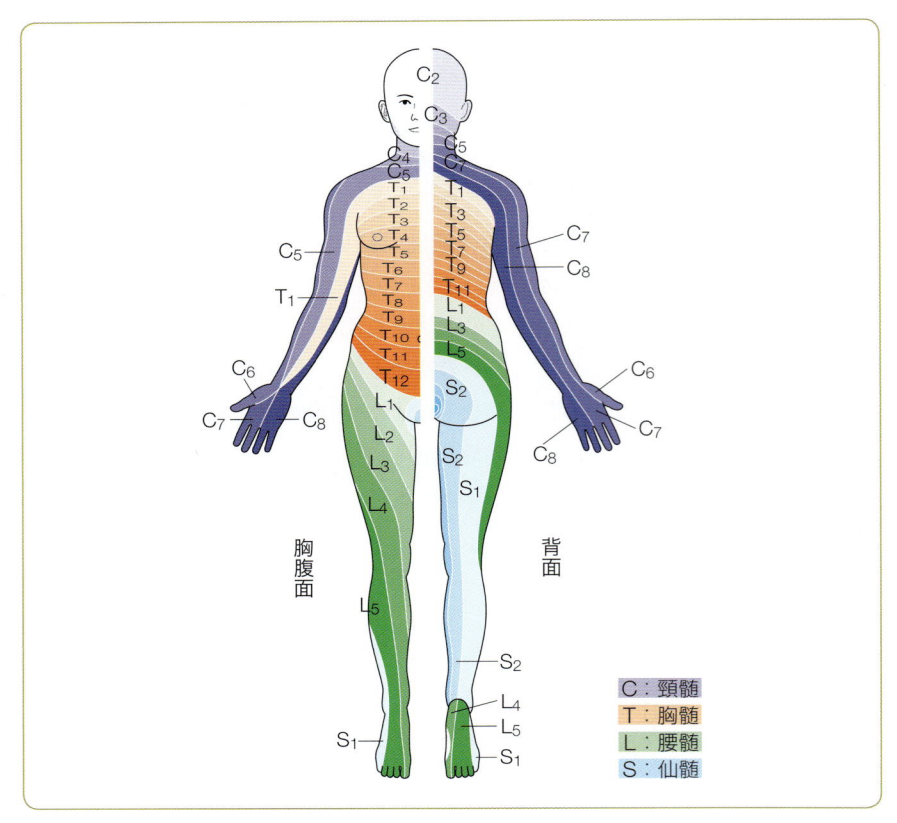

▶図 2-13　感覚支配

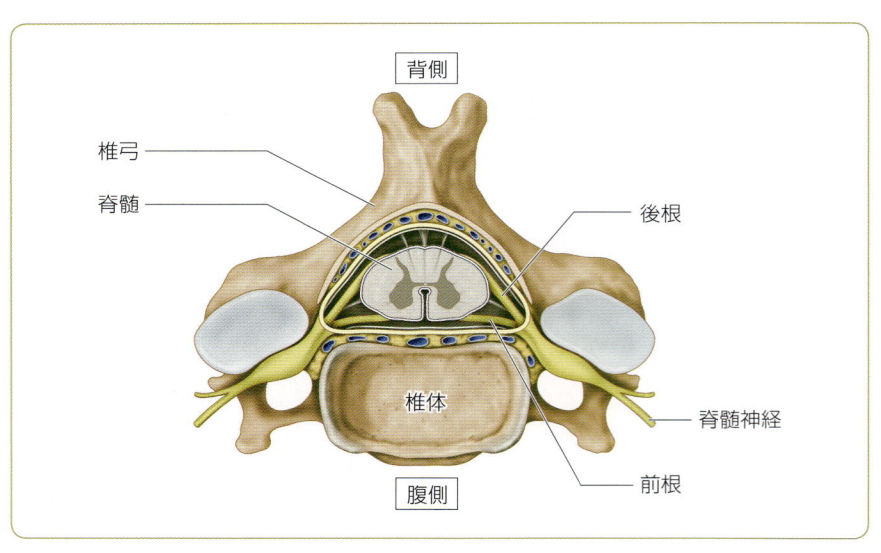

▶図 2-14　脊椎・脊髄・脊髄神経

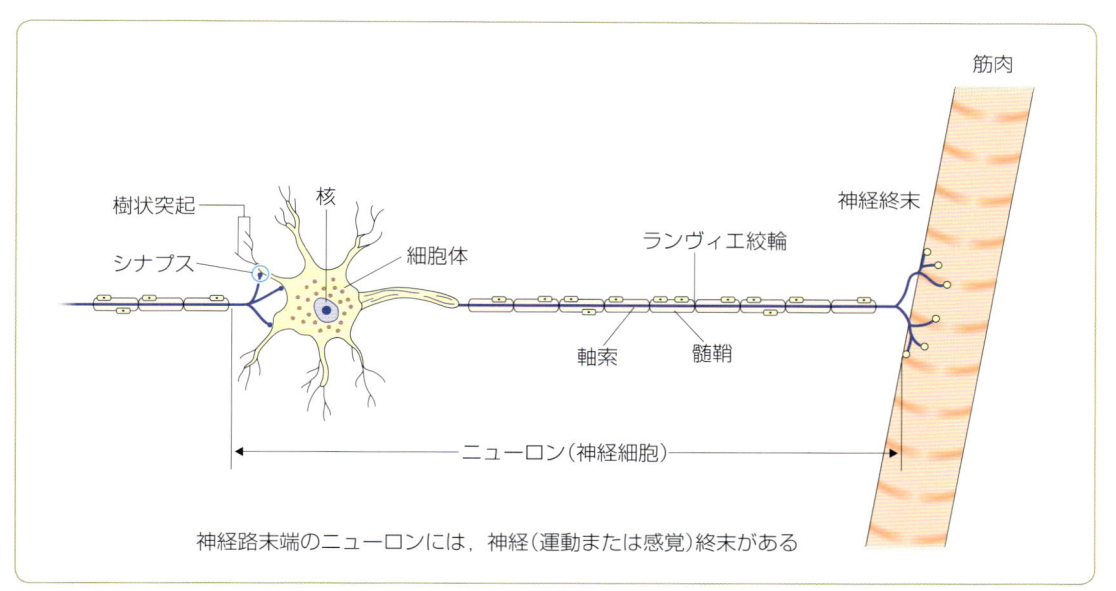

筋肉

樹状突起
核
シナプス
細胞体
神経終末
ランヴィエ絞輪
軸索
髄鞘

ニューロン(神経細胞)

神経路末端のニューロンには, 神経(運動または感覚)終末がある

▶図2-15 ニューロンの基本構造

尾髄から1対の, 合計31対の神経根が分岐している。

　この脊髄神経がいくつか集まって, **神経叢**を形成する。上肢には頸部鎖骨付近にある**腕神経叢**が, 下肢には**腰仙神経叢**があり, これらから出た末梢神経が身体各部に分布している。いくつかのレベルの異なった脊髄分節から線維を受けてできている末梢神経は, もはや分節状を示さない。

神経の構成単位▶　神経の基本的な構成単位は, **神経細胞**である。臨床的には**ニューロン**とよばれ, 1つの**細胞体**と**神経線維**からなっている(▶図2-15)。神経路は, ニューロンが多数連絡し合ってできている。ニューロンの一端には**シナプス**があり, ニューロン間の神経伝達を仲介する。有髄神経線維では, 神経細胞の突起である軸索を**シュワン Schwann 細胞**などからなる**髄鞘**(ミエリン鞘)が取り囲む構造をしている(▶37ページ, 図2-17)。

　刺激を中枢から末梢へ伝達する線維を**遠心性線維**, 末梢から中枢へ伝達する線維を**求心性線維**という。

運動神経路▶　運動をつかさどる運動神経路は, 大脳から脳神経や脊髄前角細胞までの**上位運動ニューロン**と, これらの細胞から発し直接筋を支配する**下位運動ニューロン**に分けられる。

　上位運動ニューロンは, ①意識的な動きに関係し, 障害を受けると痙性麻痺をおこす**錐体路**(皮質脊髄路), ②筋の緊張や運動の調節に関与し, 障害を受けると不随意運動をおこす**錐体外路**, ③種々の筋の動きを協調させ, 障害を受けると協調運動が円滑に行われなくなる**小脳経路**の3つに大きく分けられる(▶36ページ, 図2-16)。

　下位運動ニューロンが障害を受けると, 筋緊張が低下して弛緩性麻痺となる

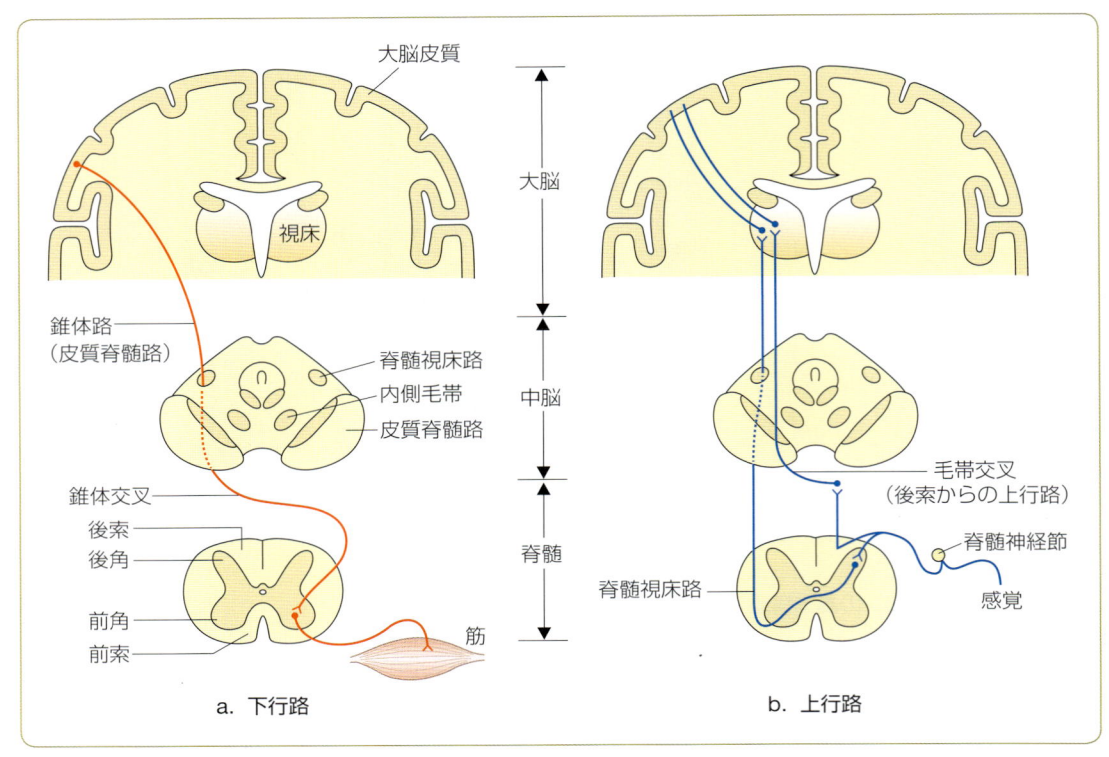

大脳皮質

視床

錐体路
（皮質脊髄路）

脊髄視床路
内側毛帯
皮質脊髄路

錐体交叉
後索
後角
前角
前索

筋

大脳

中脳

脊髄

毛帯交叉
（後索からの上行路）

脊髄神経節

感覚

脊髄視床路

a. 下行路　　　　　　　　　　　　　b. 上行路

▶図 2-16　脊髄の主要な伝導路

（▶55 ページ）。

感覚神経路▶　脊髄損傷において，脊髄のどの高さで損傷を受けたか（**高位診断**）は，体幹の感覚検査によってわかる。臨床的に重要な感覚レベルとして，乳頭の部分がT_4（第4胸髄），剣状突起部がT_7（第7胸髄），臍部がT_{10}（第10胸髄），鼠径部がL_1（第1腰髄）となっている（▶34ページ，図 2-13）。

脊髄の構造▶　脊髄を横断面でみると，中央にH字形の**灰白質**がある。灰白質は，筋へ直結する運動神経細胞のある**前角**と，感覚神経の神経細胞のある**後角**に分けられる。灰白質の周囲は白質で，おもに縦の方向に上行する感覚神経と下行する運動神経の神経線維束からなっている。

　錐体路の大部分は，延髄で交差（錐体交叉）して外側皮質脊髄路として下行し，一部は交差しないで前皮質脊髄路として下行する。触覚や深部感覚は同側の脊髄後索を上行し，延髄で交差して上行し，大脳に達する。温度覚・痛覚は後角でニューロンをかえ，反対側の外側脊髄視床路として上行する（▶図 2-16）。このため，脊髄の半分が損傷を受けると，損傷部と同じ側に運動障害と触覚・深部感覚障害がおこり，反対側には温痛覚障害がおこる。これをブラウン–セカール Brown-Séquard 症候群（脊髄半側切断症候群）という（▶111 ページ）。

　また，脊髄の中では上肢を支配する線維が中心部に存在するため，高齢者に

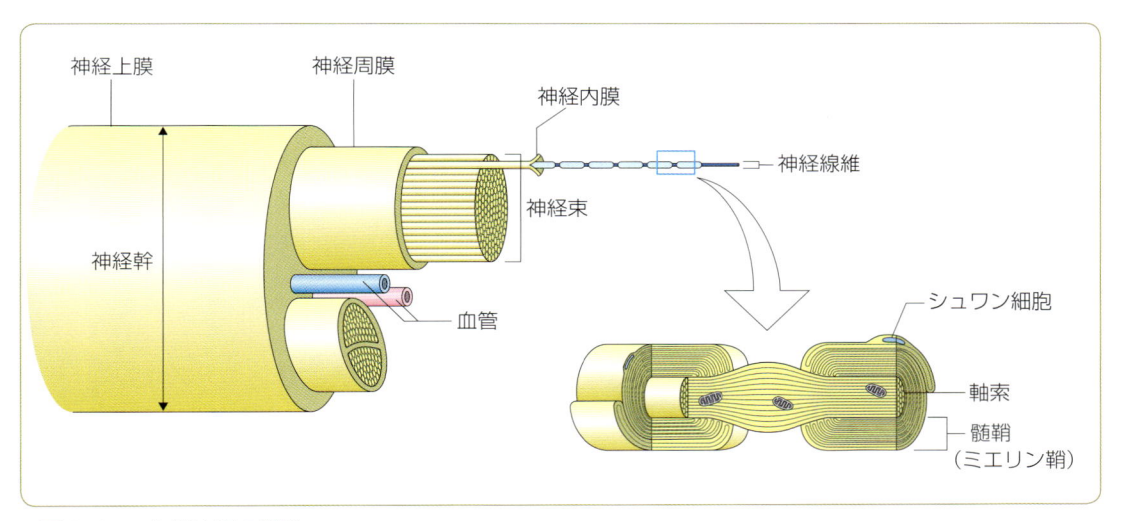

神経上膜　神経周膜　神経内膜　神経束　神経線維　血管　神経幹　シュワン細胞　軸索　髄鞘（ミエリン鞘）

▶図2-17　末梢神経の構造

多い軽微な外傷で発生する中心性脊髄損傷においては，血行回復の良好な脊髄外側に存在する下肢の運動のほうがよりよく回復する。

末梢神経の構造▶　前述したように，末梢神経の神経線維は，神経細胞の突起である軸索を中心にして，その周囲を髄鞘(ミエリン鞘)とシュワン細胞がおおっている。この周囲には結合組織膜があり，これを**神経内膜**という。神経線維は，髄鞘の有無によって，**有髄神経線維**と**無髄神経線維**に分けられる。いくつかの神経線維が集まって束(**神経束**)を形成し，これを**神経周膜**という結合組織膜が取り囲んでいる。さらにその神経束が集まって，**神経幹**をつくっている。この周囲を取り巻く結合組織を**神経上膜**という(▶図2-17)。

末梢運動神経▶　末梢神経の先端は，枝分かれして筋線維で終板(**神経終末**)となって終わり，中枢からの刺激を筋線維に伝える。この脊髄の前角細胞から出た運動神経線維は末梢で筋線維にいたって終わるが，これらの神経と筋を含めたものは**神経・筋単位 neuromuscular unit(NMU)**とよばれ，運動の基本となっている。

末梢感覚神経▶　筋肉や腱の中には感覚をつかさどる神経があり，また筋の運動や緊張の受容器として**筋紡錘**や**腱受容器**(腱紡錘)という特殊な装置がある。

　筋が収縮するときには，筋紡錘を介して，それを取り巻く感覚神経がその筋の収縮に応じて刺激され，その刺激が脊髄の中枢に送られる。膝蓋腱反射やアキレス腱反射などは，打腱器で叩打して刺激を与えると腱の緊張が増し，それを腱受容器によって感じ取り，感覚神経刺激を経て脊髄の運動神経に刺激が送られ，脊髄前角の運動神経が刺激されて筋の収縮を生じることによっておこる。すなわち，腱受容器または筋紡錘の刺激→感覚神経の刺激→運動中枢の刺激→運動神経の刺激→筋収縮という順序で筋の運動がおこる。

　また，皮膚にも多くの感覚受容器がある。

2 神経の機能

　　神経は，中枢からの運動指令情報を末梢に伝えるとともに，末梢からの感覚情報を中枢に伝えるはたらきをしている。情報伝達は電気的インパルスの発生と伝播によって行われ，インパルスは神経活動電位としてとらえられる。

② 筋肉の構造と機能

1 筋肉の構造

　　筋肉 muscle の構造の概略を図2-18に示す。図中のAは骨格筋であり，Bは筋線維の束（筋肉束）である。Cの筋線維は筋細胞のことであり，多核で1個の細胞の長さが10 cm ほどになるものもある。筋細胞内の微細構造が，Dで示す筋原線維である。1個の筋肉または筋群は，結合組織性の筋膜でおおわれている。

　　1個の神経・筋単位がもつ筋線維は，500〜600個に及ぶ。筋線維には2種類ある。I型筋線維は，エネルギーを産生するミトコンドリアや，酸素をたくわえるためのタンパク質ミオグロビンを多量に含むために赤黒く見えるので，赤筋とよばれる。赤筋は，ゆっくりとして持続的な（slow and tonic）収縮を行っている。IIb型筋線維はミトコンドリアやミオグロビンが少なく白っぽく

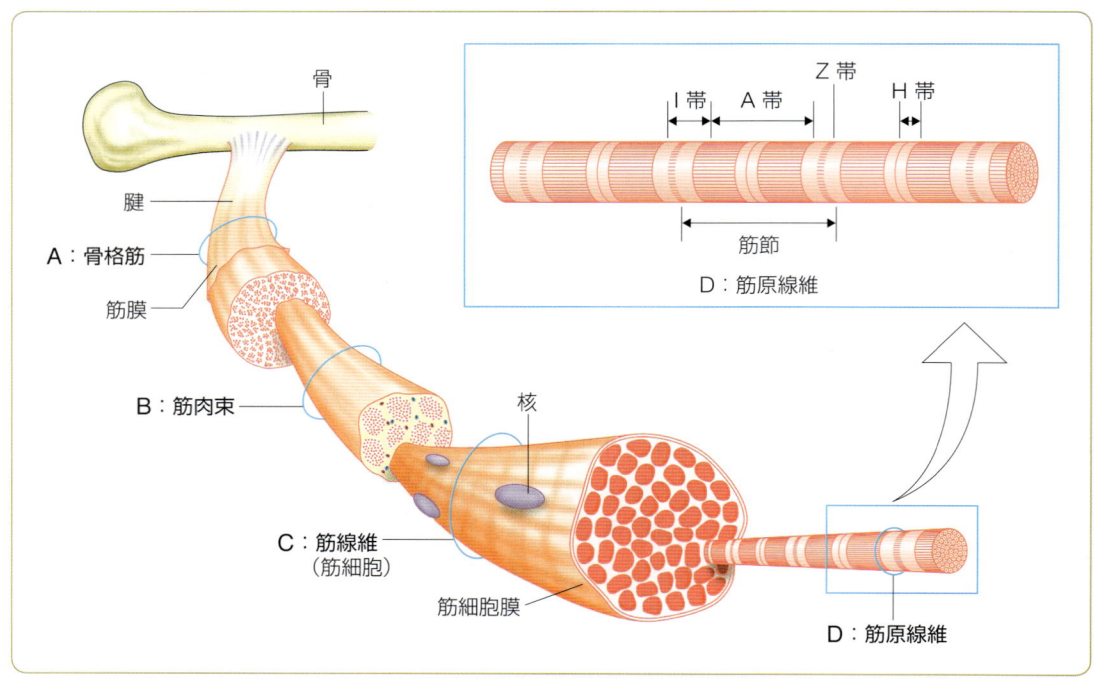

▶図2-18　骨格筋の構造

見えるため，**白筋**とよばれ，速くて相動的な(fast and phasic)収縮を行う。

2 筋肉の機能

筋の収縮と運動 ▶ 筋肉には収縮する特性があり，休息しているときも一定の弾性をもって緊張している。これを**筋の緊張(トーヌス tonus)** という。

関節の運動に携わる筋肉は，関節をまたいだ2点で骨に付着している。身体の中心に近く動きが少ないほうを**起始 origin**，末端に近く動きが大きいほうを**停止 insertion** といい，筋肉が収縮すると，この2点間が近づくことで関節に運動がおこる。

筋収縮の様式は，大きく2つに分けられる。物を持ち上げるときのように，一定の張力を発生させながら短縮する収縮を**等張性収縮 isotonic contraction** といい，通常の関節運動はこの様式で行われる(▶図2-19-a)。もう1つは，筋の長さは一定のままで力を発生する収縮で，**等尺性収縮 isometric contraction** という(▶図2-19-b)。動かせない壁を押したり，力こぶをつくったりする筋収縮がこれにあたる。等尺性収縮は，関節に安定性を与える役目を果たしている。

このように筋肉は，①関節を動かす役目と，②関節がぐらつかないように安定性を与える役目を担っている。筋肉は，筋膜に包まれた筋群がグループとして作用することが多いが，運動学上は次の4つの筋群に分けられる。

(1) 主動筋：おもに力を発揮するもの
(2) 協力筋：主動筋を補助するもの

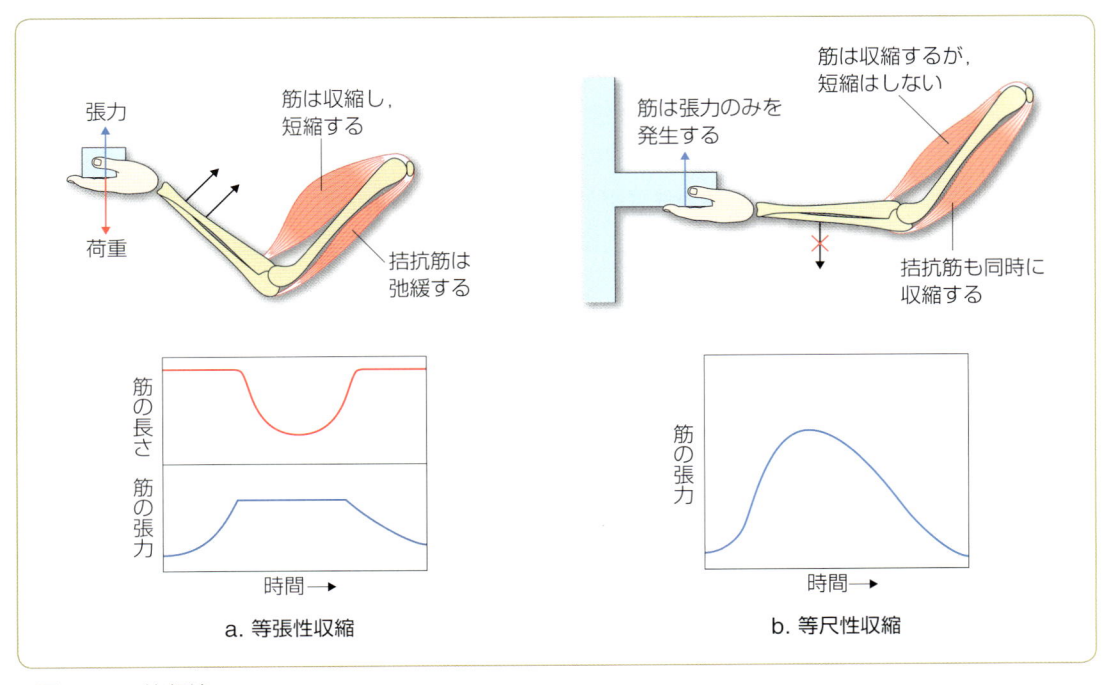

張力

荷重

筋は収縮し，短縮する

拮抗筋は弛緩する

筋は張力のみを発生する

筋は収縮するが，短縮はしない

拮抗筋も同時に収縮する

筋の長さ

筋の張力

時間 →

a. 等張性収縮

筋の張力

時間 →

b. 等尺性収縮

▶図2-19 筋収縮

（3）拮抗筋：主動筋と反対の作用をもつもの

（4）固定筋

　訓練によって筋力が増すのは，①同時にはたらく神経・筋単位の数が増えること，②1本1本の筋線維が太くなること（肥大）の2つの理由による。

D｜腱と靱帯

　腱 tendon は筋肉の動きを効果的に伝達し，靱帯 ligament は関節の動きを制動する。

① 腱の構造と機能

腱の構造▶　腱は，Ⅰ型コラーゲンを主成分とする膠原線維からなる。直径約300 μm の線維の集合体を**第一次腱束**とよび，これが集まった**第二次腱束**は腱内膜によって取り囲まれている。腱束の間には血管が分布しており，腱表面は腱内膜と連続する腱上膜におおわれている。

　腱が直線的に走行して靱帯などから外力を受けない部分では，粗な結合組織を含む数層の柔軟な**腱傍組織**に包まれており，その最内層は**腱間膜**とよばれ，腱を栄養する血管や神経に富む。

腱の機能▶　腱は，筋の収縮力を骨格へ効果的に伝達する役目を果たす。腱は末梢で骨や靱帯によって圧力を受けたり，走行の向きをかえたりするが，このような部位では腱周囲に滑液包が発達し，狭い空間を効率的に滑動できるようになっている。とくに手指の屈筋腱の周囲では，滑膜が腱上膜と結合しておおっており，さらにこれを**靱帯性腱鞘**がおおっている（▶図2-20）。このような構造のため，手指屈筋腱が損傷すると癒着をおこしやすく，その治療には高い専門性を必要とする。

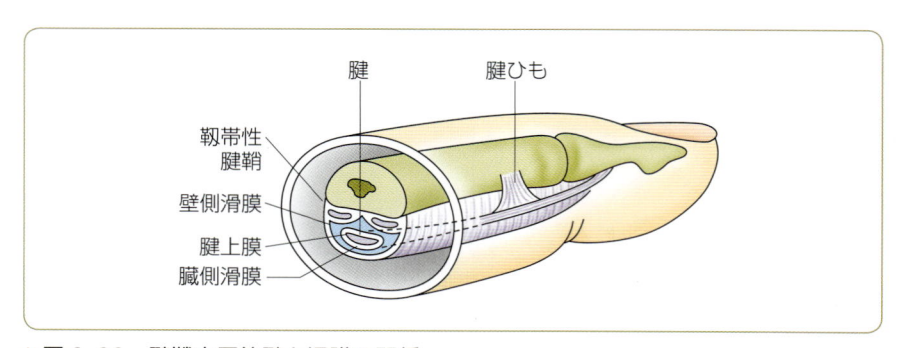

腱　腱ひも　靱帯性腱鞘　壁側滑膜　腱上膜　臓側滑膜

▶図2-20　腱鞘内屈筋腱と滑膜の関係

② 靱帯の構造と機能

　靱帯の機能は，骨と骨を連結し，一定方向の関節運動を制限しながら，固有の動きを許容することである。

　靱帯も，おもにコラーゲンからなる結合組織である。組織学的には一定方向に配列したコラーゲン線維の間に，細長い線維芽細胞がまばらに散在する単調な像を示す。靱帯の種類によって細胞の大きさや形，コラーゲン線維のうねりや直径などが微妙に異なることが知られている。

　損傷されたときの修復の仕方は一般に腱と同じであるが，関節内に存在する前十字靱帯は自然治癒力にきわめて乏しいことが知られている。

ゼミナール
復習と課題

❶ 骨は，緻密な構造の皮質骨と網目構造の海綿骨に分けられる。両者にはどのような特徴があるか。

❷ 骨組織は細胞成分と細胞外基質からなるが，おもな細胞成分にはどのようなものがあるか。

❸ 骨は2つの骨化様式で形成されるが，軟骨内骨化とはどのような骨化様式か。

❹ 骨の再造形(リモデリング)とはなにか。

❺ 可動性関節にはどのような形があるか。

❻ 股関節の外旋・内旋とはどのような動きか。

❼ 母指の対立運動とはどのような動きか。

❽ 脊髄からは何対の脊髄神経が出ているか。

❾ 遠心性線維と求心性線維にはどのような違いがあるか。

❿ 筋線維において，Ⅰ型筋線維とⅡb型筋線維にはどのような違いがあるか。

⓫ 等尺性収縮とはなにか。

運動器

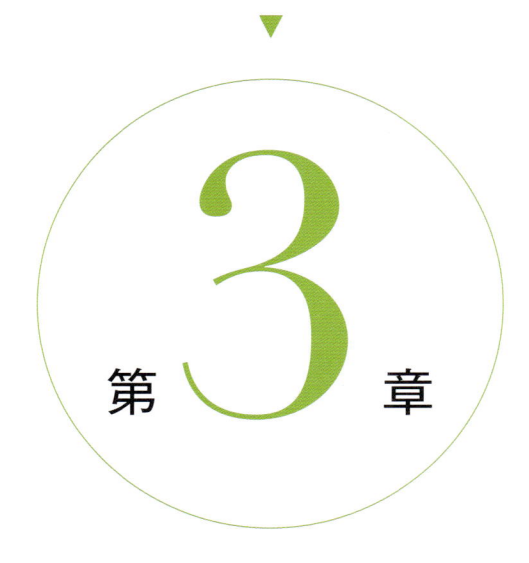

第3章

症状とその病態生理

本章で学ぶこと □疼痛や，運動器疾患に伴って生じる身体上の形のゆがみ（形態異常），正常な関
節運動が障害された場合の運動機能の異常，歩行の異常，神経の障害などにつ
いて，運動器のそれぞれの部位と関連づけて発生原因と機序を学ぶ。

□各症状の特徴と分類について学ぶ。

□各症状から，器官の異常と程度や種類・原因が推測できるように理解する。

A｜疼痛

　運動器疾患の自覚症状としては，疼痛，しびれ感，感覚鈍麻，感覚脱失，感
覚過敏，異常感覚，こわばり，つっぱり感，倦怠感，冷感，脱力感などがある。
なかでも疼痛は最も高頻度にみられる。

① 疼痛とは

　国際疼痛学会では，疼痛は「実際になんらかの組織損傷がおこったとき，ま
たは組織損傷をおこす可能性があるとき，あるいはそのような損傷の際に表現
される，不快な感覚や不快な情動体験」と定義されている。組織の障害や損傷
によっておこる疼痛は有害な刺激に対する生体の反応であるが，警告情報とし
ての意味があり，生体の防御にかかわる重要な感覚情報でもある。

　疼痛には，熱刺激，化学刺激，機械刺激や炎症など，さまざまな刺激によっ
て末梢の自由神経終末に存在する侵害受容器が活性化されて生じる**侵害受容性
疼痛** nociceptive pain や，体性感覚神経系に対する損傷や疾患によって直接的
に引きおこされる疼痛である**神経障害性疼痛** neuropathic pain がある。また心
理・社会的因子が発生に関与している疼痛を**心因性疼痛** psychogenic pain と表
現する（▶図3-1）。疼痛の性質，種類，おこり方，持続様式は多様であり，そ
の対処法もさまざまである。

② 疼痛の評価法

　疼痛を客観的に評価するのは非常に困難であり，画一的な評価法は存在しな
いが，一般的には**痛みスケール** visual analog scale（VAS）**法**が用いられることが
多い。この方法は，まったく痛みのない状態を 0，自分で想像できる最大の痛
みを 10 とした場合に，現在の痛みがどこに位置するかを患者自身に示しても
らうものである（▶図3-2）。

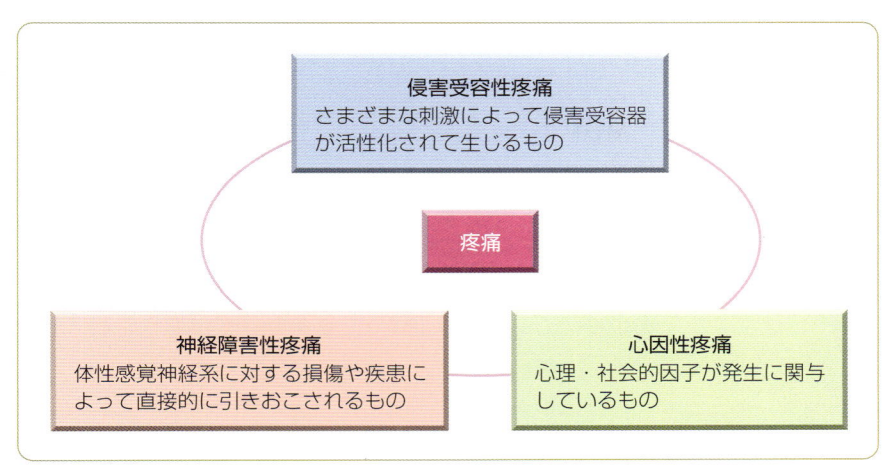

▶図 3-1　さまざまな疼痛

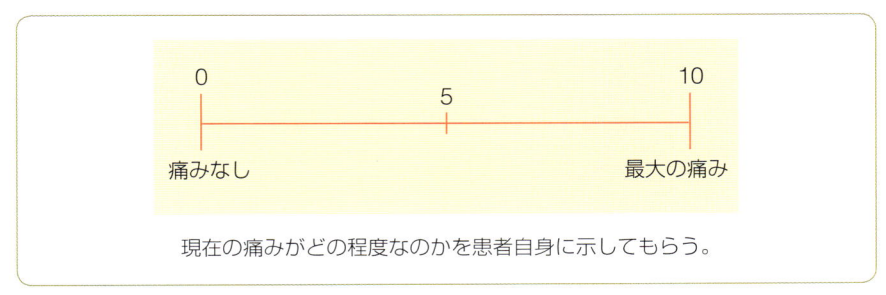

▶図 3-2　痛みスケール（VAS）

　簡便で信頼性が高いので，疼痛治療薬の臨床試験（治験）の効果判定や関節リウマチの症状の程度判定にも用いられている。

③ 器官による疼痛の分類

　運動器疾患では，運動器のそれぞれの器官に疼痛を生じる。

骨痛 ▶　骨では，痛覚神経線維の終末が骨膜に広く分布し，骨髄腔にも存在している。このため，骨折では骨膜への刺激のため強く鋭い痛みを生じる。また，骨髄炎や骨腫瘍による骨髄内圧の亢進は，鈍重な疼痛を引きおこす。

筋肉痛 ▶　筋肉痛は，筋肉自体の損傷や炎症，筋収縮の持続，筋の阻血などによっておこる。筋肉あるいはこれを支配する神経の刺激状態が続くと，反射性に筋肉の収縮が繰り返しおこり，その結果，血行障害が生じてさまざまな**発痛物質**が遊離されて疼痛が生じる。このような悪循環によって筋肉痛は持続性となり，筋肉は疼痛に加え，硬結した状態（**筋硬症**）を示す。

関節痛 ▶　関節を構成する靱帯や関節包には痛覚神経線維の終末が多数存在し，関節が異常運動を行った場合に強い痛みを生じて警告を発し，非生理的な関節運動が

おこることを予防している。これらの組織に機械的刺激や化学的刺激が加わると、強く鋭い関節痛を生じる。これに加えて、滑膜の炎症によって増加した関節液や外傷による関節内出血は関節内圧の上昇をまねき、鈍重な疼痛の原因となる。

神経痛▶　神経痛は、さまざまな原因による神経の圧迫、炎症や循環障害によっておこる。骨 棘 による頸部の神経根症や、腰椎椎間板ヘルニアによる坐骨神経痛は、日常の臨床において頻繁にみられる。肢位や姿勢が痛みに影響を及ぼし、神経の走行に沿って痛みが走り、また神経を圧迫したり伸展したりするような肢位によって疼痛が誘発される[1]。

関連痛▶　内臓疾患における腰痛・背部痛・胸部痛や、股関節疾患における膝関節痛のように、障害部位とは別の部位に痛みを生じる場合を**関連痛 referred pain** という。

④ 疼痛のおこり方

痛みは、そのあらわれ方によって**自発痛**と**運動痛**に分けられる。自発痛は安静時痛とほぼ同じ意味で、炎症性疾患や悪性腫瘍においてみられることが多い。運動痛は動作時に疼痛を生じるものをいう。たとえば、腰椎椎間板ヘルニアでは腰椎の前屈時に痛みがおこり、肩関節周囲炎では洗髪などの動作が痛みのために困難となり、変形性膝関節症では立ち上がり動作や荷重によって痛みを訴える。

特殊な疼痛として、肩関節周囲炎(いわゆる五十肩)や良性骨腫瘍である類骨骨腫などでは夜間に疼痛を生じることがあり、これらは**夜間痛**とよばれている。

B｜形態の異常

形態異常は、従来広い意味で「変形」とよばれるものと同義であるが、ここでは狭義に解釈して、組織・器官の発生分化異常によって生じた形態異常を**奇形 malformation** とし、いったん形成された正常な原基が機械的圧迫を受けて生じた形態異常や後天性の形態異常を**変形 deformity** として述べる。

---

1)　神経痛の誘発試験としては、頸椎症性神経根症におけるスパーリング Spurling テストや、腰椎椎間板ヘルニアにおける下肢伸展挙上テスト(ラゼーグ Lasègue 徴候)などがある。

① 形態異常の分類（奇形と変形）

奇形▶ 胎生期の問題によって出生時に形態異常を示す病態を**奇形**とよぶ[1]。形態異常を生じる原因としては，形成異常（発生初期の器官形成過程における異常，狭義の奇形），変形（いったん正常に形成された器官が変形したもの），破壊（または離断），異形成などがあげられる。このような形態異常が複数の器官に生じる病態を**先天異常症候群**とよび，マルファン Marfan 症候群やエーレルス−ダンロス Ehlers–Danlos 症候群などの結合組織異常，ダウン Down 症候群などの染色体異常，神経線維腫症 1 型（フォン・レックリングハウゼン von Recklinghausen 病）といった腫瘍性疾患，軟骨無形成症をはじめとした骨系統疾患などが含まれる。

変形▶ いったん正常に形成された器官において，なんらかの原因によって生じた形態異常を**変形**という。また，子宮内での発育過程における異常な機械的圧迫を受けて生じた形態異常については，先天性の変形という。

後天性の変形は，原因によって**原発性変形**と**続発性変形**に分けられるが，変形をおこす機能的な要因や部位によってさらに細かく分けられる。

原発性変形は骨・関節疾患でみられるものが多く，発生原因が疾患自体による直接の症状としてあらわれるもので，骨折後の変形，各種の関節炎による強直または拘縮などがこれに相当する。一方，続発性変形は疾患の間接的症状として特定の組織にあらわれるもので，マルファン症候群や神経線維腫症 1 型における側彎などがこれにあたる。

② 機能的要因別にみた変形

変形をおこす要因は，機能的な面から次のように分けられる。

代償性変形▶ 側彎症におこる二次的彎曲，股関節屈曲拘縮に伴う腰椎の前彎増強などのように，もともと存在するおもな変形を代償するために二次的に生じた変形である。

反射性変形▶ 疼痛性変形または逃避性変形ともいい，痛みを逃避させるための反射性筋収縮によっておこる変形で，坐骨神経痛性側彎などが代表的である。

麻痺性変形▶ 弛緩性変形と痙性変形があり，ともに神経疾患によって生じる。弛緩性変形としては拮抗筋拘縮，痙性変形としては特定肢位の関節の変形などがある。

筋性変形▶ 筋肉組織自体の病変によっておこるもので，腸腰筋炎による股関節屈曲位な

---

1) 「奇形」という言葉自体は正式な医学用語であり，医学的な議論に用いることにまったく問題はない。しかし医療従事者以外の人には，この言葉がネガティブな印象を与える場合があるため，患者や家族への説明の際には，筆者は奇形という言葉を用いないようにしている。

どがある。

その他の変形 ▶ 　以上の分類に入らないものとして，関節性変形や骨性変形などがある。

③ 部位別にみた変形

運動器のなかでは，とくに関節に変形が生じやすい。そのほか，身体支持器官である脊柱も変形をおこす。

1 肩甲部の変形

先天的な異常として，**肩甲骨高位症(シュプレンゲル変形 Sprengel deformity)** がある。肩甲骨を含む上肢は，頸部中央から発生し，胎生3か月ごろには第2胸椎(T_2)付近に位置するようになる。肩甲骨高位症では，肩甲脊椎骨の介在など胎生期の異常によって肩甲骨が正常の部位にまで降下できず，高い位置にとどまってしまい，肩関節の運動障害を示す。

後天的には，進行性筋ジストロフィーや前鋸筋・僧帽筋の麻痺によって引きおこされる**翼状肩甲骨**が知られている。これは，上肢を挙上して内転させると，肩甲骨が翼のように突出する変形である。幼・小児期における頻回な三角筋への筋肉内注射により発症する三角筋拘縮症においても，翼状肩甲骨を呈することが知られている。

2 肘の変形

前額面で上腕軸と前腕軸とのなす角度(**肘外偏角**)は，成人男性は約8度，成人女性は約15度が正常とされる(生理的外反肘)。この角度が増加したものを**外反肘** cubitus valgus，角度が減少したものを**内反肘** cubitus varus といい，どちらも病的であるといってよい(▶図3-3)。上腕骨外顆骨折後の後遺症として外反肘を，上腕骨顆上骨折後の後遺症として内反肘を生じることがある。

3 手指の変形

手指では，腱の断裂やリウマチ性疾患・麻痺性疾患によって，指の伸筋と屈筋のバランスが変化し，特徴的な変形がおこる。手指の変形としては，おもに次のようなものがある(▶図3-4)。

①**スワンネック変形**　近位指節間(PIP)関節の過伸展，遠位指節間(DIP)関節の屈曲が生じる変形である。白鳥の首に形が似ているのでこうよばれる。関節リウマチ患者によく見られる。

②**ボタン穴変形**　MP関節の過伸展，PIP関節の屈曲，DIP関節の過伸展が生じる変形である。関節リウマチ患者によく見られる。

③**槌指**　DIP関節部の伸筋腱の断裂によっておこり，DIP関節の屈曲変形が生じる変形である。

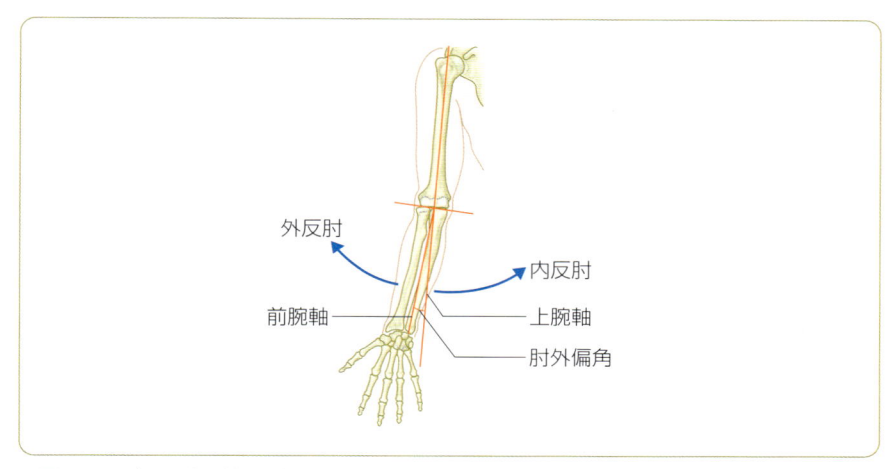

▶図 3-3　内反肘と外反肘

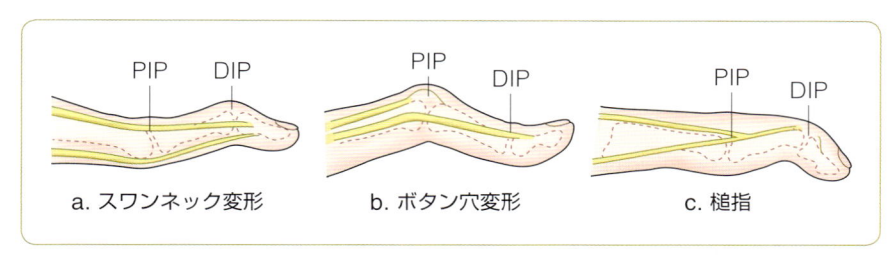

▶図 3-4　手指の変形

4　大腿骨頸部の変形

　大腿骨骨軸と頸部軸のなす角度を**頸体角**といい，正常の頸体角は成人で 125 ～130 度である。この頸体角が正常の角度よりも減少して直角に近づいたものを**内反股** coxa vara といい，逆に正常よりも増加したものを**外反股** coxa valga という（▶図 3-5）。

　外反股は臨床的にはあまり重要ではないが，内反股はとくに大腿骨頸部骨折や大腿骨頭すべり症の後遺症としておこりやすい。内反股の症状としては，下肢の短縮，跛行，トレンデレンブルク Trendelenburg 徴候（▶58ページ，図 3-12）などがみられる。

5　膝の変形

　膝の変形としては次のようなものがある。成長に伴う生理的な変形もあるが，程度が大きくなると病的となる。

　①**外反膝・内反膝**　股関節の中心（大腿骨頭中心）と足関節の中心を結ぶ線であるミクリッツ Mikulicz の**荷重線**は，正常では膝関節の中心を通るが，外反膝 genu valgum ではそれより外側を通り，**X 脚**ともよばれる。逆に内側を通る

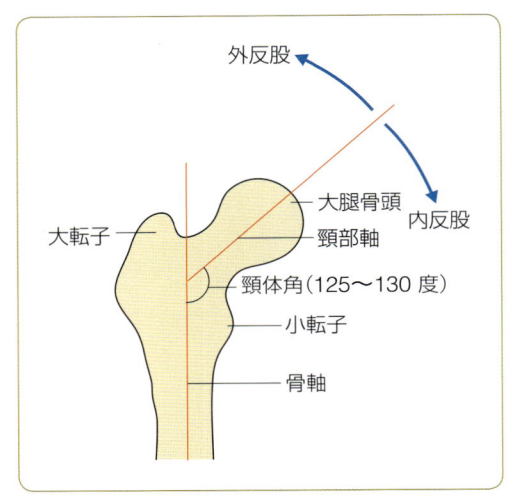

▶図 3-5　頸体角

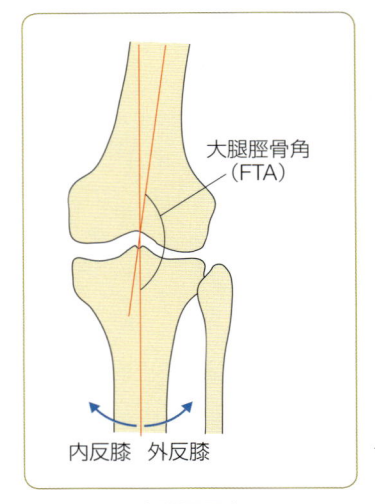

▶図 3-6　大腿脛骨角

ものは内反膝 genu varum とよび，O 脚のことである。日本人の変形性膝関節症患者の大部分は内反変形を呈する。

　外反膝・内反膝の程度をあらわすには，**大腿脛骨角** femorotibial angle（FTA）が用いられる。これは，立位において，単純 X 像線で大腿骨骨軸と脛骨骨軸のなす外側の角度をいう（▶図 3-6）。正常では 172〜176 度であるが，外反膝では減少し，内反膝では増大する。

　小児期には生理的な膝変形を示すが，多くの場合成長とともに自己矯正されるので治療の必要はない。一般的に乳幼児期には生理的内反を呈し，歩行開始後より徐々に外反となり，2 歳から 6 歳にかけては逆に外反傾向となる。その後，7 歳ごろに成人の下肢形態と近い形となる。

　②**反張膝** genu recurvatum　膝関節が過伸展をとるもので，前方に屈曲した変形である。

6　足の変形

　足部は変形が生じやすい部位である。足の特徴的な形態異常を以下に示す（▶図 3-7）。次の変形はいずれも正常な形態から逸脱し，異常な形に固定した病的な状態である。

　①**尖足・踵足**（▶図 3-7-a, b）　尖足 pes equinus は，側面からみた下腿軸と足軸との関係で，足関節部において底屈位の拘縮状態にあるものをいう。腓骨神経麻痺のときにおこる下垂足 drop foot でも底屈位をとるが，これは他動的に矯正が可能であり，拘縮がない。

　尖足と反対に，足関節が背屈位で拘縮している変形を踵足 pes calcaneus という。

　②**内転足・外転足**（▶図 3-7-c, d）　前面からみて，横足根関節（ショパール関

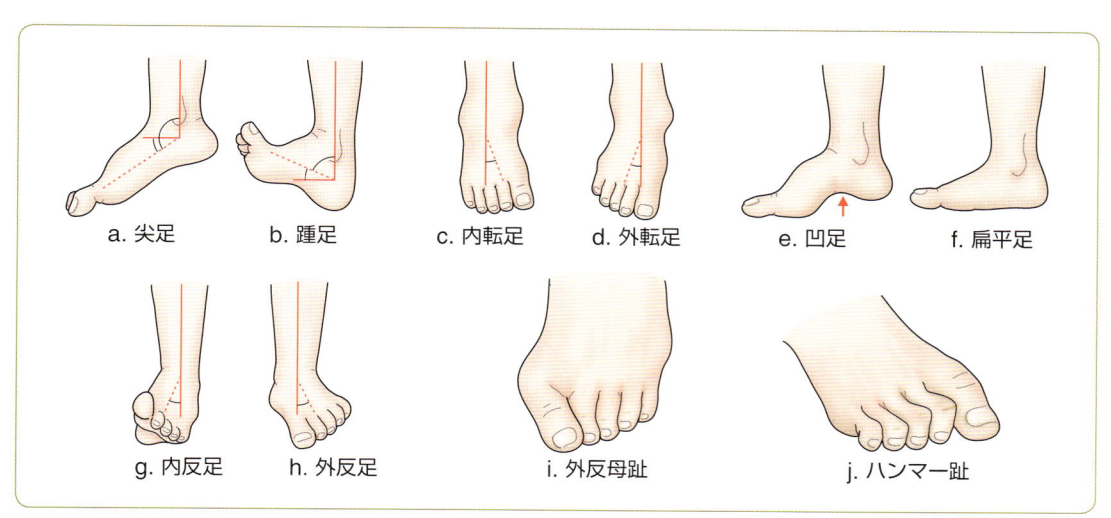

a. 尖足　　b. 踵足　　c. 内転足　　d. 外転足　　e. 凹足　　f. 扁平足

g. 内反足　　h. 外反足　　i. 外反母趾　　j. ハンマー趾

▶図 3-7　足・足趾の変形

　節）部でおこる前足部の内側あるいは外側への偏位を呈するもので，足の遠位部が内側（体の中心軸の方向）に向かい内転位をとるものを内転足 pes adductus，逆に足の遠位部が外側（体の中心から遠ざかる方向）に向くものを外転足 pes abductus という。

　③凹足・扁平足（▶図 3-7-e, f）　内側面からみて，踵骨・距骨・舟状骨・第 1 楔状骨・第 1 中足骨からなる縦アーチが増強したものが凹足 pes cavus であり，その反対に減少して平らになったものが扁平足 pes planus である。

　④内反足・外反足（▶図 3-7-g, h）　後面からみて，下腿軸と足軸との内側あるいは外側への偏位であり，距踵関節部でおこる内側へのずれを内反足 pes varus，逆に外側に偏位する変形を外反足 pes valgus とよぶ。一般に，内反足は尖足を合併し（内反尖足），外反足は扁平足を合併する（外反扁平足）ことが多い。

7　足趾の変形

　①外反母趾　母趾が MP 関節部で正常以上に外側に偏位（外反）したものを外反母趾 hallux valgus という（▶図 3-7-i）。第 1 中足骨が内反している人におこりやすく，MP 関節の突出によるバニオン bunion（慢性刺激によって生じる滑液包炎）の形成などにより障害を生じる。女性に多く，靴（とくに先細のハイヒール）による前足部の締めつけがこの変形を助長する原因となっている。関節リウマチをはじめとした炎症性疾患や脳性麻痺などの麻痺性疾患でも多くみられる。

　②ハンマー趾　また足趾において，MP 関節の過伸展と PIP 関節の屈曲を示すものをハンマー趾 hammer toe とよぶ（▶図 3-7-j）。関節リウマチや脳性麻痺・脳血管障害後の片麻痺などの麻痺性疾患でよくみられる変形である。

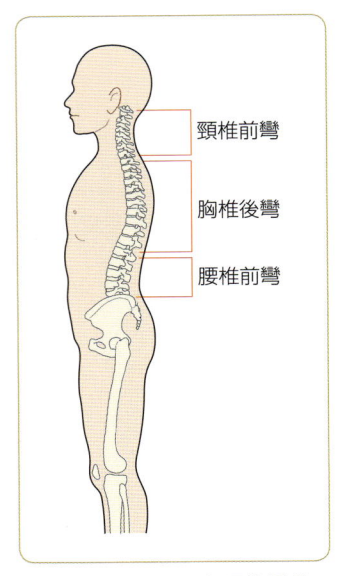

▶図3-8　脊椎の生理的彎曲

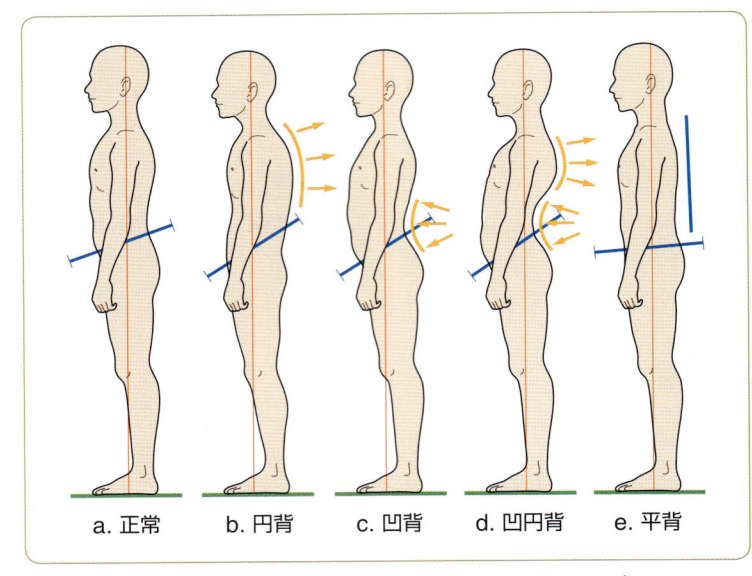

a. 正常　　b. 円背　　c. 凹背　　d. 凹円背　　e. 平背

▶図3-9　立位の姿勢と骨盤の傾斜（青線は骨盤傾斜を示す）

8　脊椎の変形

　脊椎の変形は，矢状面における変形と前額面における変形に分けられる。正常な場合，矢状面では頸椎と腰椎は軽度の前彎を示し，胸椎は軽度の後彎を示す（▶図3-8）。

　胸椎の後彎が増強したものを円背 round back，腰椎前彎が強くなったものを凹背 lordotic back，胸椎後彎と腰椎前彎が増強したものを凹円背 sway back，胸椎後彎と腰椎前彎がともに減少したものを平背 flat back という（▶図3-9）。そのほか，疾患による局所的な変形として，脊椎カリエスによって後彎がごく限られた範囲におこって角状の変形を示す亀背や，脊椎すべり症の際の階段状変形がある。

　前額面における異常を側彎とよび，先天性の原因や特発性側彎症などによって生じる（▶174ページ）。

C｜関節運動の異常

　関節運動の異常は，軽度のものから重度のものまでさまざまであり，原因によっていくつかに分類される。

① 関節拘縮 contracture of joint

1 関節拘縮の病理

　　関節を二次的に構成する筋・関節包・靱帯などの軟部組織の病変によって，関節可動域が制限された状態を**関節拘縮**という。制限される関節運動の方向によって，屈曲(位)拘縮，伸展(位)拘縮，内転(位)拘縮などと記載される。たとえば屈曲拘縮は，関節肢位が屈曲位をとり，それ以上の伸展ができない状態をさす。

　　はじめのうちは自動的には拘縮位にあっても他動的には矯正可能であるもの(**機能性拘縮**)が，この状態が長く続くと自動・他動ともに関節可動域がなくなって，拘縮位に固定されてくる(**固定性拘縮**)。この原因としては，拘縮筋の筋短縮および拮抗筋の不動性筋萎縮や筋機能不全，関節包の線維化，関節軟骨の菲薄化(薄くなること)や骨化などがあげられる。

2 原因による関節拘縮の分類

　　関節拘縮は，その原因によって先天性関節拘縮と後天性関節拘縮に分けられる。

先天性関節拘縮▶　先天性内反足が代表的である。また，特殊な疾患として先天性多発性関節拘縮症があり，これは全身の関節が伸展位拘縮をおこすものである。

後天性関節拘縮▶　発生原因によって以下のように分類される。

　　①**皮膚性拘縮**　おもに熱傷などが原因となり，関節部の皮膚の瘢痕化(かたくなること)によっておこる拘縮である。

　　②**結合組織性拘縮**　結合組織の異常によっておこる拘縮で，特殊な例としてデュピュイトラン Dupuytren 拘縮がある。これはおもに小指・環指におこる手掌腱膜の瘢痕性拘縮で，指の屈曲位変形を生じる。

　　③**筋性拘縮**　一定の肢位を長くとった結果，筋組織の萎縮・短縮がおこって，拘縮を生じたものである。最も高頻度にみられるのはギプス固定後であるが，筋自体の疾患によっても発生し，進行性筋ジストロフィーでは腓腹筋の仮性肥大から尖足位拘縮を生じる場合がある。

　　④**神経性拘縮**　神経系統に原因があって生じる関節拘縮をいう。

　　⑤**関節性拘縮**　強直と区別しにくいが，その本態は，関節軟部組織である関節包・靱帯などの炎症・損傷によって二次性におこるものである。また長期の固定によっても発生する。

② 強直 ankylosis

　　軟骨・骨・関節包・靱帯などの病変によって発生した関節可動域の制限

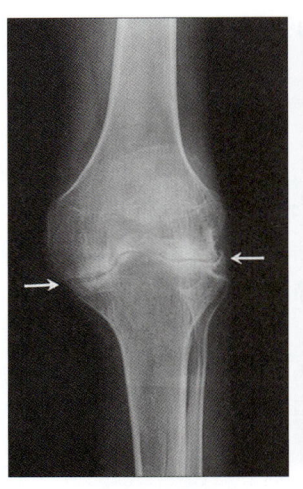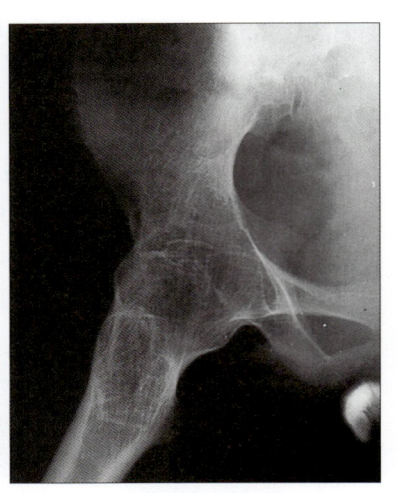

| a.　不完全強直（膝関節） | b.　完全強直（股関節） |

▶図3-10　強直のX線像

を 強 直（きょうちょく）という。関節運動が自動的にも他動的にも完全にできない状態を**完全強直**，ある程度の運動性を保持しているものを**不完全強直**という（▶図3-10）。
　強直の病態像としては，はじめ病変部に線維性癒着（関節軟骨面の部分的結合組織性の被覆）がおこるが，多少なりとも関節運動は残存することが多い。しかし，しだいに関節面を隔てた両骨端部が骨組織によって連結されるようになり，最終的には両骨端部の骨梁が連続して骨性強直へと移行する。

③ 動揺関節 flail joint

　関節運動を正常範囲に維持するはたらきを担っている靱帯（たとえば膝関節の十字靱帯や側副靱帯など）が断裂すると，関節が異常な方向に動いたり，正常範囲以上の動きを生じたりする。このように，固定性や支持性がわるくなって異常可動性がみられる関節を**動揺関節**という。
　先天性疾患では，結合組織の遺伝子異常によっておこるエーレルス–ダンロス症候群の一部や，マルファン症候群などでみられる。後天的には，靱帯損傷などの外傷，関節リウマチなどの炎症性疾患，脊髄性小児麻痺やシャルコーCharcot関節などの神経性疾患によっておこる。
　シャルコー関節は神経病性関節症ともよばれ，先天性無痛無汗症・脊髄癆（ろう）・脊髄空洞症・糖尿病などの基礎疾患のために関節の感覚（深部感覚・温痛覚）が障害され，その結果として関節軟骨・軟骨下骨・靱帯・関節包など関節構成体全体にわたって高度な破壊性病変がみられ，関節の著明な異常可動性をおこす病態である。破壊は高度であるが，疼痛の訴えが少ないのが特徴である。

D 神経の障害

神経の障害としては運動神経と感覚神経の障害があり，症状から部位をある程度推測することが可能である。運動神経の障害では，運動麻痺があらわれる。

① 運動麻痺

程度・質による分類▶ 運動麻痺はその程度によって，**完全麻痺** paralysis と**不全麻痺** paresis に分けられる。完全麻痺では随意運動がまったく不可能であり，不全麻痺ではある程度可能である。

質的には，**痙性麻痺**と**弛緩性麻痺**に分けられる。痙性麻痺は上位運動ニューロン(▶35ページ)の障害によっておこり，筋緊張(痙縮)が増強して腱反射が亢進し，病的反射がみられる。一方，弛緩性麻痺は，下位運動ニューロン以下の末梢神経の障害によっておこり，筋緊張が低下し，腱反射が減弱あるいは消失する。

部位による分類▶ 運動麻痺は部位によって以下のように分類され，その領域や性質を知ることによって障害部位をある程度推測することができる。

①**単麻痺** monoplegia　1肢だけの麻痺で，ポリオや大脳皮質運動野の病変などによって生じる。上肢の場合，分娩麻痺や腕神経叢損傷によることが多い。

②**片麻痺** hemiplegia　身体の半身の麻痺であり，脳血管障害や脳外傷の後遺症が最も多い。

③**対麻痺** paraplegia　両下肢の麻痺であり，胸髄・腰髄損傷や胸髄・腰髄を圧迫する疾患によっておこることが多い。

④**四肢麻痺** tetraplegia　両側上下肢の麻痺であり，頸髄損傷や頸髄を圧迫する疾患によっておこることが多い。

⑤**局所麻痺** local paralysis　各末梢神経に支配される筋の麻痺であり，正中神経麻痺の**猿手**，橈骨神経麻痺の**下垂手**，尺骨神経麻痺の**かぎ爪変形(わし手)**，腓骨神経麻痺の**下垂足**などのように，特有の症状を生じる(▶115ページ，図5-26)。

② 感覚障害

感覚は，**表在感覚**(触覚・温痛覚)，**深部感覚**(位置覚・振動覚)，**複合感覚**(二点識別覚・立体覚)の3つに大きく分けられる。感覚障害の様式は，全部の感覚が障害される場合，一部の感覚だけが障害される場合，運動麻痺を伴う場合など，原疾患や病変の部位によってさまざまである。

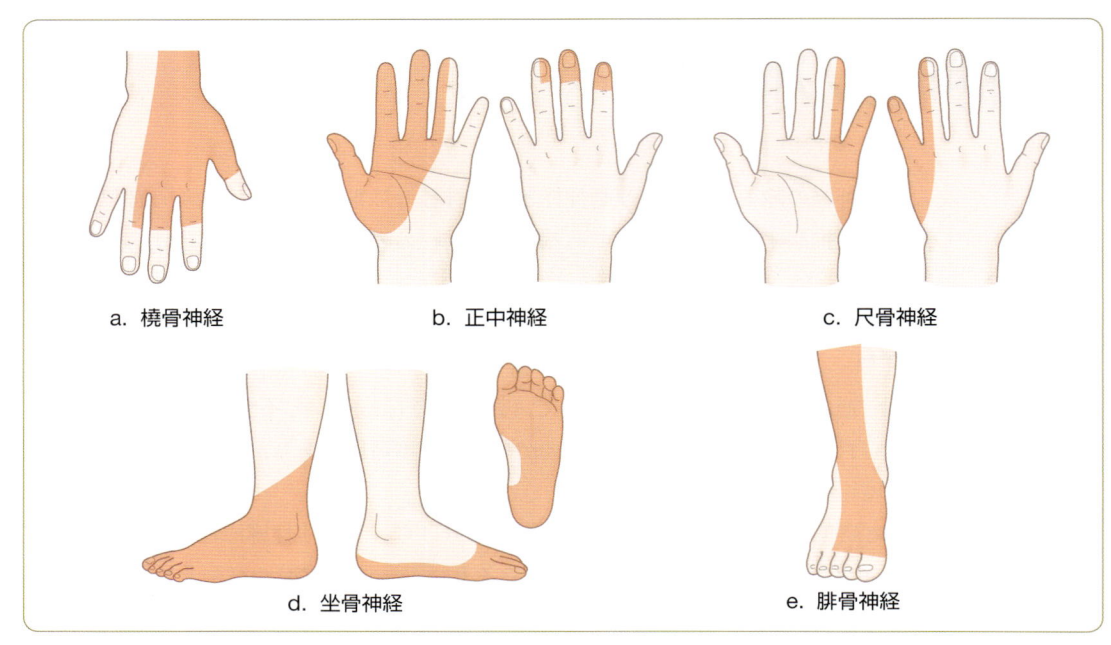

a. 橈骨神経　　　　　b. 正中神経　　　　　c. 尺骨神経

d. 坐骨神経　　　　　　　e. 腓骨神経

▶図3-11　固有感覚域

1　全感覚障害

末梢神経型▶　末梢神経に由来する障害で，次の3つに分けられる。

　①**単発性**　各末梢神経に支配される領域におこる障害で，末梢神経の圧迫麻痺や脊髄の神経根症などによることが多い。皮膚の感覚は隣接する神経による重複支配を受けることが多く，単一の末梢神経の障害だけで広範な感覚脱失を生じることは少ない。しかし，部位によっては単独の神経の支配を受ける部分があり，これを固有感覚域(▶図3-11)という。固有感覚域について知っておくと，末梢神経障害の理解に役だつ。

　②**多発性**　手袋・靴下型の感覚障害を示す。糖尿病や膠原病による多発性神経炎，ギラン–バレー Guillain–Barré 症候群，ビタミン B_1 欠乏，金属や薬物による中毒などによっておこる。

　③**馬尾性**　肛門周囲や会陰部にサドル型の感覚障害を示し，膀胱直腸障害を伴うことが多い。馬尾の圧迫性病変などによっておこる。

脊髄型▶　脊髄の感覚神経支配(▶34ページ，図2-13)と一致した感覚障害を示し，脊髄損傷や脊髄症においてみられることが多い。

大脳・脳幹型▶　障害部位と反対側の半身に，感覚障害を生じる。

2　解離性感覚障害

　感覚の一部が障害され，残りは残存するものを解離性感覚障害といい，おもに次の2つに分けられる。

脊髄中心部障害型▶ 脊髄出血や脊髄腫瘍，脊髄空洞症，中心性脊髄損傷など，脊髄中心部の障害によって生じる。両側の温痛覚だけが障害され，触覚や深部感覚は保たれる。

脊髄半側障害型▶ ブラウン-セカール症候群（脊髄半側切断症候群）によるもので，病巣が存在する側では深部感覚障害，反対側には温痛覚の障害がみられる（▶36ページ）。

3 深部感覚障害

深部感覚は脊髄の後索を通って延髄で交差するため（▶36ページ），この部分が障害されると，同側の深部感覚障害が出現する。

E 跛行（異常歩行）

跛行（異常歩行）は，病的歩行ともいわれる。跛行の分析にあたっては，正常歩行の動態を十分に理解しておく必要がある。

跛行は，わが国では次のように分類されている。

麻痺性跛行▶ 末梢神経麻痺（代表的なものはポリオ）によっておこるもので，麻痺筋の部位によって次のように跛行の様相もかわってくる。

①**股関節伸展筋歩行 hip extensor gait** 大殿筋歩行 gluteus maximus gait ともいわれ，進行性筋ジストロフィーでみられるものが代表的である。大殿筋麻痺によっておこり，踵がついて立脚期に入るときに脊椎が過伸展をとり，腹部が突出する。

②**中殿筋歩行 gluteus medius gait** 次の2型に分けられる。

（1）非代償性（トレンデレンブルク跛行）：患肢が立脚期にあるとき，健肢の骨盤が下降すると同時に，体幹の健側への横揺れがおこる（▶図3-12）。

（2）代償性：健側骨盤の下降は軽度となり，骨盤の内旋，体幹の横揺れが増加する。発育性股関節形成不全・脊髄性小児麻痺がその好例である。

③**大腿四頭筋歩行 quadriceps gait** 大腿四頭筋麻痺にみられる跛行で，次の2つの型のものがある。

（1）非代償性：患肢の立脚期に膝折れがおこり，体重支持が不能となるので，膝上に手をつき，強く後方に押して，荷重線を膝関節より前方に落とすようにする。

（2）代償性：膝関節軟部組織の伸展性の増加によって反張膝をおこす。

④**下腿三頭筋歩行 gastrocnemius gait** 下腿三頭筋麻痺によって足関節の底屈力が減退するために離床が不完全となり，患肢の骨盤下降がおこる。

⑤**足背屈筋歩行** 足背屈筋麻痺によっておこる跛行で，遊脚期の足関節底屈と，股・膝関節の過度屈曲を特徴とする。着踵時にはスラッピング（足をパタンと落とす現象）がおこる。腓骨神経麻痺にみられる鶏歩 steppage gait（▶226ページ，

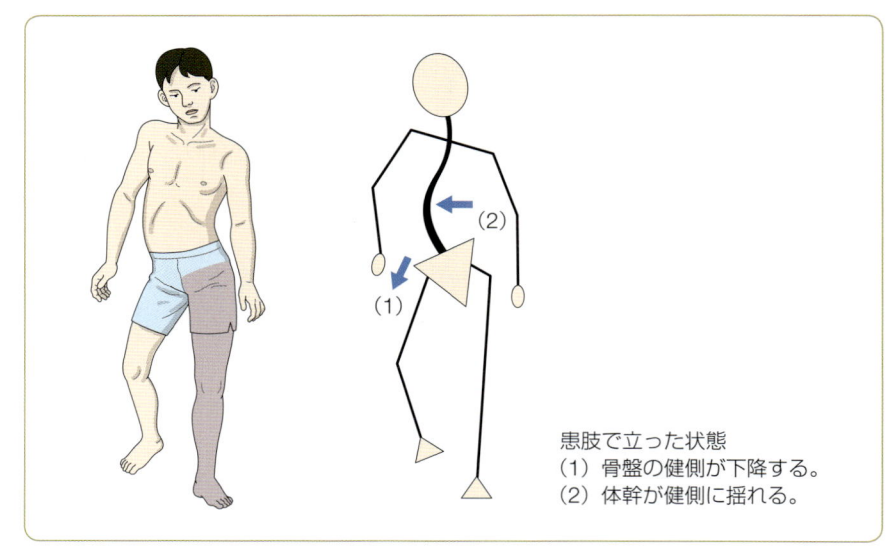

患肢で立った状態
(1) 骨盤の健側が下降する。
(2) 体幹が健側に揺れる。

▶図3-12　トレンデレンブルク跛行

図6-19)が代表的である。

痙性跛行 ▶　中枢神経疾患によっておこるもので，脳性麻痺や脳卒中でみられる。とくに，脳性麻痺のうちの両下肢の痙性麻痺(リットル病)の歩行は特有で，**はさみ様歩行** scissors'gait ともいわれ，内転筋拘縮の結果，両下肢が交差する。

失調性跛行 ▶　小脳性および脊髄性失調症にみられる跛行で，泥酔したときの千鳥足のように不安定な歩行を示す。

墜下性跛行 ▶　歩行時に肩が下がるもので，弾性(軟性)と硬性の2つに分けられる。

　①**弾性(軟性)墜下性跛行**　変形性股関節症の患者などでみられるもので，中殿筋の筋力低下のためトレンデレンブルク徴候[1]があらわれる特徴的な歩行である(▶図3-12)。

　②**硬性墜下性跛行**　短縮跛行ともいわれ，下肢の短縮によって発生する歩行である。

逃避性跛行 ▶　疼痛を回避するために生じる跛行である。坐骨神経痛や下肢の疼痛性疾患があるとき，患肢の立脚時間をなるべく短縮するように体重負荷を避ける歩行である。

---

1) 患肢を立脚にして片足立ちすると，反対側の骨盤が下がるもの。健側で起立したときには反対側の骨盤が上がる。

F 筋肉の障害

筋肉の障害には，筋萎縮，筋緊張の異常，筋性拘縮がある。

筋萎縮▶ 筋萎縮は，**筋原性萎縮**と**神経原性萎縮**に分けられる。筋原性萎縮には，筋ジストロフィーや多発性筋炎などの筋疾患によるもの，あるいは筋肉を使用しないことによっておこる廃用性萎縮[1]がある。神経原性萎縮は，脊髄前角細胞の疾患か，末梢神経麻痺によって生じる。

筋緊張(筋トー▶
ヌス)の異常 骨格筋は，中枢神経の支配によってたえず不随意に緊張した状態にある。この緊張を**筋トーヌス**とよび，その異常は亢進と低下に分けられる。大脳から末梢神経にいたるどの部位の病変でも，筋トーヌスの異常がおこりうる。

①**筋トーヌスの亢進** 関節に急激な他動運動を加えた場合，はじめは大きな抵抗を示すが途中で急に抵抗がなくなるという折りたたみナイフ現象を示すことがある。これを**痙直 spasticity** といい，頸髄症や胸髄症でみられる。通常は，深部腱反射亢進やバビンスキー徴候陽性など，ほかの錐体路症状を伴う。

関節に他動的な運動を加えた場合，運動をしている間に持続的に抵抗を示す鉛管現象や，カクンカクンと歯車を回転させるような抵抗を示すことがあり，これを**固縮 rigidity** という。固縮は錐体外路の障害によっておこり，典型的な症状としてパーキンソン病やパーキンソン症候群でみられることが多い。

脊髄の病変による筋トーヌスの亢進は，痙直と固縮の両方の要素が混在していることがある。これは，脊髄では錐体路と錐体外路の両方が同時に障害されやすいからである。

②**筋トーヌスの低下** 他動的に関節を動かすと，そのときの抵抗が減弱または消失している状態で，筋を触診してもやわらかく，筋特有のはりが減弱している[2]。末梢神経や筋の疾患，小脳疾患で生じる。

筋性拘縮▶ 同一の肢位を長く続けると筋の短縮をおこし，その結果として関節の拘縮を生じる。長期臥床の際にみられる尖足変形はその典型例であり，下腿三頭筋の短縮によっておこる。足関節の自動背屈ができない場合は，これを予防するために良肢位を保つ装具(尖足防止装具)の装着や適切な他動運動が必要である。

筋性拘縮は，筋自身の変性や線維化によっても生じる。その原因はさまざまであり，胸鎖乳突筋の先天性拘縮による先天性筋性斜頸(▶122ページ)，筋肉内

---

1) 廃用性萎縮は，ギプス固定や長期臥床によって容易におこるため，動かせない部位では等尺性訓練を，動かせる部位では等張性訓練を含む筋力訓練を積極的に行わなければならない。

2) 脊髄損傷では，発症初期に筋トーヌスの低下がみられ，同時に弛緩性の運動麻痺と腱反射の消失を伴うことがある。この時期を脊髄ショックとよび，通常は数週間で筋トーヌスは亢進へ移行する。

への注射による筋拘縮症，前腕の血行障害による筋組織の壊死や線維化によって引きおこされる阻血性拘縮(フォルクマン拘縮；▶121ページ)などがある。

G その他の障害

皮膚の異常 ▶ 皮膚を肉眼で観察することにより，いろいろな疾患の手がかりを得ることができる。

びまん性の発赤は蜂巣炎や急性化膿性関節炎などの急性化膿性炎症を示唆し，蒼白やチアノーゼは循環障害を示唆する。褐色のカフェオレ斑は神経線維腫症を，腰殿部の発毛は二分脊椎の存在を示唆する。

下腿後面の皮静脈が怒張している場合は，静脈瘤が存在することが考えられる。仙骨部や坐骨部に褥瘡が存在する場合は，その部位の感覚鈍麻を伴う疾患が存在することが考えられる。

腫脹 ▶ 外傷後の腫脹は，骨折，捻挫，筋断裂，血腫などを示唆する。

関節周囲の腫脹は，さまざまな関節炎による関節水症や関節内骨折による関節血症の存在を示唆している。

手術後や長期臥床後の下肢の腫脹は，深部静脈血栓症の存在を示唆する。

ゼミナール
復習と課題

❶ 疼痛は，その原因によって侵害受容性疼痛，神経障害性疼痛，心因性疼痛に分けられる。それぞれの具体例をあげてみよう。

❷ 運動器の変形において，代償性変形と反射性変形にはどのような違いがあるか。

❸ 手指の変形にはどのようなものがあるか。また，それぞれどのような関節の変形を示すものか。

❹ 脊椎の変形において，円背，凹背，凹円背，平背とはどのようなものか。

❺ 関節拘縮において，機能性拘縮と固定性拘縮にはどのような違いがあるか。

❻ 運動麻痺は部位によって分類されるが，片麻痺，対麻痺，四肢麻痺とはそれぞれどのようなものか。

❼ トレンデレンブルク跛行とはどのようなものか。

❽ 筋トーヌスとはなにか。また，どのような疾患によって筋トーヌスの亢進がみられるか。

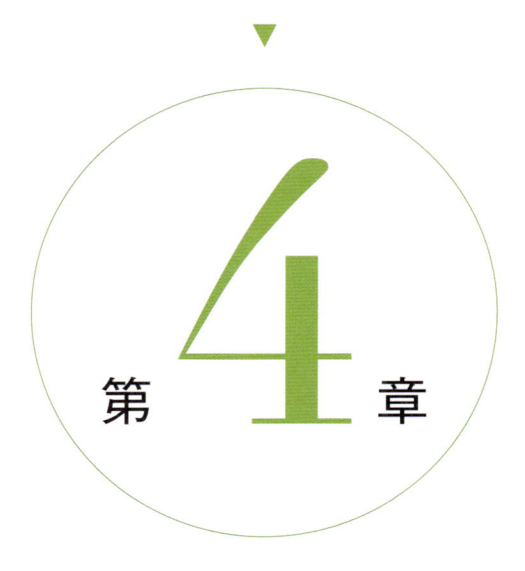

運動器

第 **4** 章

診断・検査と治療・処置

本章で学ぶこと	□運動器疾患に対する一般的な診察・診断の過程を学ぶ。
	□運動器疾患に対する各種の検査項目とその適応疾患，および診断能力などを学ぶ。
	□運動器疾患に対する治療法として，①保存的な治療法と②外科的な治療法，さらにそのおのおのに含まれる治療法として，①ではギプス包帯法，牽引法などを，②では関節・骨，神経・脊髄の手術について学ぶ。
	□そのほかの治療法として，リハビリテーションと義肢・装具について学ぶ。

A 診察・診断の流れ

　　整形外科の分野においても，その診察手順は原則的には一般診察法と異なるところはなく，問診→視診→触診の順序で行われる。しかし，整形外科では対象となる疾患が運動に関連する組織(運動器)にみられる病変であるため，特有の診察法が必要である(▶図4-1)。また，整形外科の診察では静的診察以上に動的あるいは機能的診察法に重点がおかれる。

① 問診

　　運動器疾患のおもな主訴は，疼痛・変形・機能障害である。これらの主訴の種類と経過(現病歴)を知ることは，診断にきわめて重要である。

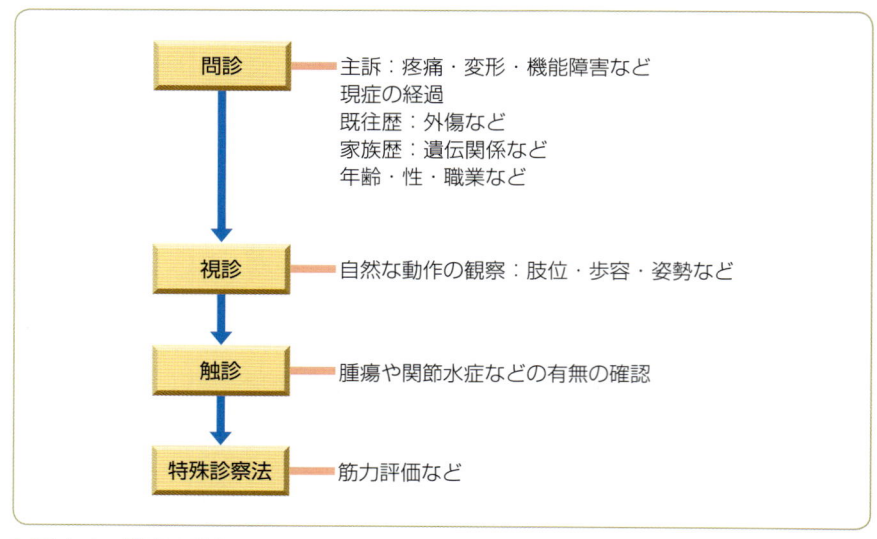

▶図4-1　診察の流れ

　既往歴や家族歴については，一見無関係に思えることも含めて十分に聴取する。小児においては，親から胎位や分娩時の状況などの出産状況，発達歴・成長歴を詳細に聴取する。

　訴えの部位と発症年齢を知ることによって，診断が可能になる場合もある。また特定の訴えが職業と関係のある場合も少なくないので，職業歴も聴取する。

② 視診・触診

　視診・触診も，一般の診察法と同様に行われる。しかし，対象が運動器の障害であるため，診察は運動機能を考慮して行う必要がある。

　視診では，体型や歩容，姿勢，変形，筋萎縮の状態，腫脹や腫瘤の存在，皮膚の異常，創傷の有無などを調べる。触診では，皮膚温(熱感の有無)，腫脹や腫瘤の大きさやかたさ，圧痛(押した部分の痛み)，叩打痛(局所をたたいたときに振動によって伝わる痛み)，介達痛(力を加えた部分から離れた部位に生じる痛み)の有無，関節の運動などを検討する。

　また，下記で述べるような診察や計測を行う。

1 肢位または姿勢

　特有の肢位または姿勢をとる疾患では，視診によってある程度原疾患を推定することができる。関節リウマチにみられる手指の典型的変形(スワンネック変形やボタン穴変形，▶48ページ)，側彎症における脊柱変形(▶174ページ)，変形性膝関節症における内反膝変形などがその好例である。

　静的な観察だけではなく，肢位の変化，および仰臥位・座位・立位などから姿勢をかえるときの動作・状況を十分に観察することも重要である。病態によっては特有の歩容を示す場合があるので，注意深く観察する。

2 計測

　整形外科では，四肢の変形や機能障害を客観的に把握するために，いろいろな部位に対して計測が行われる。

● 長さ

・上肢長：肩峰外側端から橈骨茎状突起あるいは中指先端まで(▶図4-2-a)。上腕長は肩峰から上腕骨外上顆まで。

・下肢長：上前腸骨棘から脛骨内果下端までを測定し，これを棘果長あるいは棘果間距離 spina malleolar distance (SMD)という(▶図4-2-a)。大転子から大腿骨外顆・腓骨までをはかることもある。

　上肢長の測定にあたっては，上肢を体側につけ，手のひら(掌)を前方に向けてはかる。下肢長においては，両下肢の膝蓋骨を前方に向けて平行位にし，両

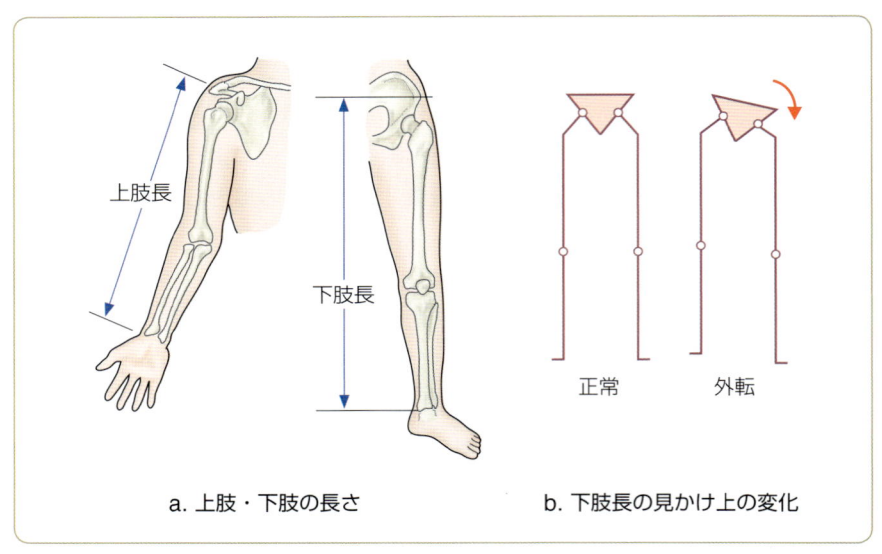

a. 上肢・下肢の長さ　　　　b. 下肢長の見かけ上の変化

▶図4-2　四肢の長さの測定

上前腸骨棘が同一水平面上にあるようにして測定する。

　下肢の外転は見かけ上の延長を，内転は見かけ上の短縮をきたす(▶図4-2-b)。

● 周径

　周径を測定することによって筋の萎縮・肥大を知ることができ，栄養状態を推測することもできる。

　上腕・前腕・下腿はほぼ中央の最大周径部を測定する。大腿周径は，膝蓋骨の上端から成人では10cm，小児では5cm上方の点で測定する。

● 関節可動域

　関節機能の評価法として**関節可動域**(▶30ページ，図2-10)の測定はとくに重要であり，自動・他動の両可動域をはかる。計測には関節角度計(▶図4-3)を用い，軸心・固定軸・移動軸を関節中心・長管骨軸に一致させて行う(現在では，基本肢位をすべて0度として計測する；▶207ページ，図6-5)。

　なお，股関節屈曲拘縮の程度を知る方法としてはトーマスThomas法がある。これは，仰臥位で片方の膝を胸部へ近づけて保持し，もう片方の下肢が浮きあがるかどうかなどをみるものである。健側下肢を最大屈曲させることによって代償性の腰椎前彎を減少させ，患側股関節の真の屈曲拘縮の程度を知ることができる。

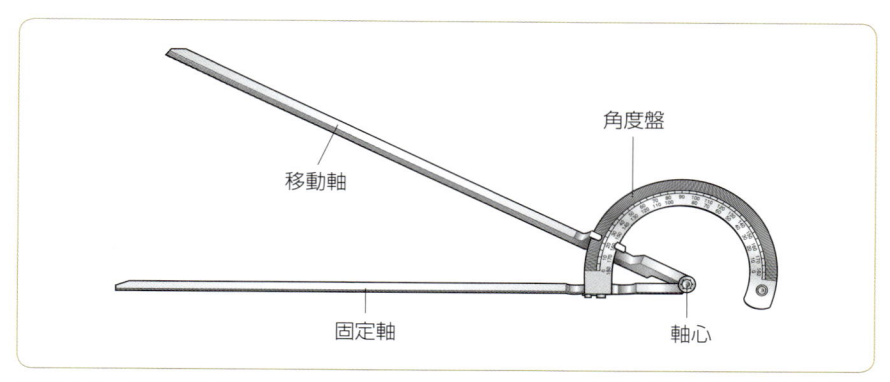

▶図4-3　関節角度計

③ 神経診察

1　徒手筋力テスト

　　徒手筋力テスト manual muscle testing（MMT）とは，筋力を客観的に評価するために，四肢に抵抗力または重力を負荷した状態で運動を行わせて測定するものである。測定にあたっては，患者の協力と，検査の技術に習熟することが必要である。

　　評価においては「良（fair, 3）」が基本となり，これは抵抗を加えない状態で，重力に抗して全可動域の運動ができる筋力である。これを基準として，以下のような段階に分ける。筋収縮が確認できる場合は 1 であるが，収縮が確認できない場合は最終的には筋電図検査を行わないと 0 か 1 かを確定できず，その場合は 0 or 1（0/1）と記載する。

- ・正常（N : normal, 5）：正常
- ・優　（G : good, 4）　：正常より弱いが，抵抗力・重力に抗して運動ができる。
- ・良　（F : fair, 3）　：重力に抗して運動ができる。
- ・可　（P : poor, 2）　：重力を除くと運動ができる。
- ・不可（T : trace, 1）　：筋収縮はあるが関節運動はみられない。
- ・ゼロ（0 : zero, 0）　：筋収縮なし。

2　感覚系の診察

　　表在感覚（温度覚，痛覚，触覚），深部感覚（位置覚，振動覚）などについて，感覚障害の有無，範囲，程度を調べる。最近では痛覚の診察には爪楊枝，触覚の診察にはティッシュペーパーなどの使い捨て可能なものを診察に使用することが推奨されている。単一の神経根または脊髄分節によって支配される皮膚の領域（皮膚分節）のどの部分に感覚障害があるかを調べることで，障害の部位を特定することができる（▶34 ページ，図2-13）。

3 反射の診察

　　反射の診察によって，神経の障害が中枢(脊髄)と末梢のどちらに由来するか，どの部位に存在するかを調べる。反射には腱反射(筋伸展反射)，表在反射，病的反射などがある。おもな腱反射としては上腕二頭筋腱反射，上腕三頭筋腱反射，腕橈骨筋腱反射，手指屈筋反射，膝蓋腱反射，アキレス腱反射などがあり，表在反射としては腹壁反射などが，病的反射としてはバビンスキー反射などがある。

B 検査

　　ここでは，整形外科で行われるおもな検査法について理解し，患者が安全に，効率よく検査が受けられるように介助するための知識・技術を学んでおこう。検査にあたっては検査の目的と方法について十分に説明し，患者の不安や苦痛の軽減に努めることが重要である。検査後の注意事項などの説明も大切である。

　　皮膚穿刺を要する検査では，検査部位(皮膚)を清潔に保持し，厳重な消毒を行って，検査に伴う二次感染を防ぐとともに，検査を安全に行え，しかも苦痛を少なくするように体位を工夫する必要がある。

① 画像検査

1 X線検査

単純X線検査▶ 整形外科の領域では単純X線検査を行う機会が多く，とくに硬組織である骨の診断には欠かすことができない。しかし，単純X線像は立体的な人体を平面のフィルムの上にとらえたものであるため，その判読にはおのずから限界がある。この欠点を補うために，前後像と側面像の2方向の撮影を原則とするが，さらに必要に応じて斜位撮影や軸射(切線方向)撮影などを行う場合もある。下肢では，荷重状態で撮影を行うこともある。

　　また，動的過程を分析するために屈曲位や伸展位での撮影を行う。これを**機能撮影**(▶図4-4)とよぶ。

CT▶ CT(コンピューター断層撮影 computed tomography)は，人体の断面の画像を撮影する方法である。横断像だけではなく，再構成によってさまざまな断面の画像や3次元画像を得ることができる。

　　腫瘍や感染巣の描出には造影CTが有用である。また，脊髄造影に引きつづいてCT撮影を行うことによって，骨と髄液と脊髄との関係を明瞭に描出する

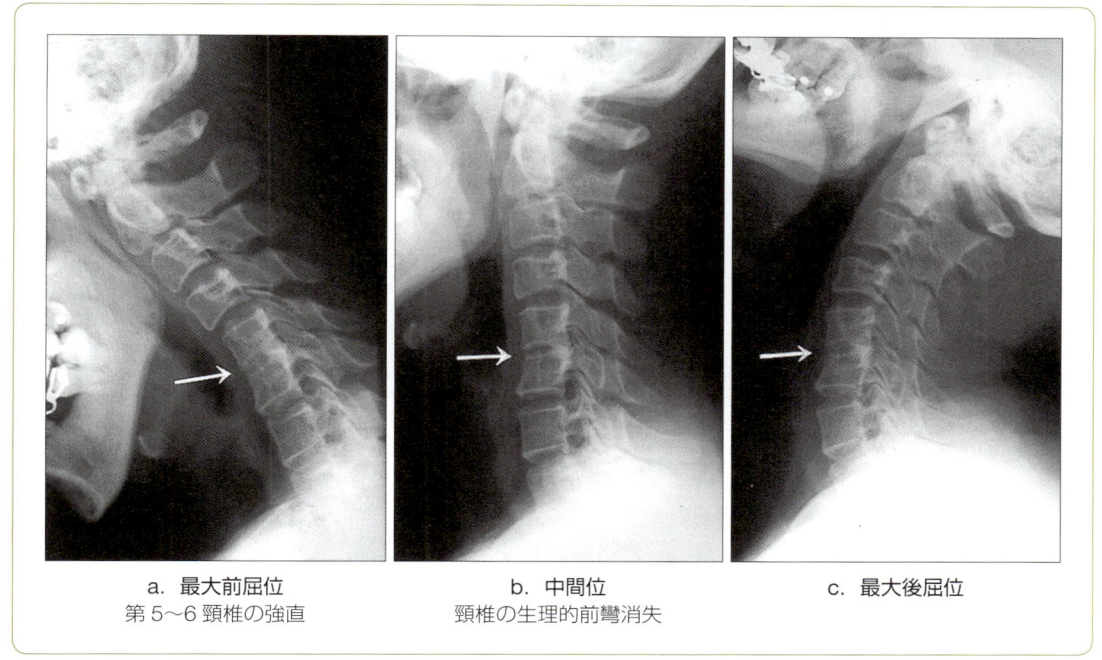

a. 最大前屈位
第5〜6頸椎の強直

b. 中間位
頸椎の生理的前彎消失

c. 最大後屈位

▶図 4-4　X線検査の機能撮影

こともでき，この方法を **CTミエログラフィー** とよぶ。

2　MRI

　体内の水素の原子核に磁場をかけた際の反応を利用して，人体の断面画像を作製する方法を **磁気共鳴撮像法** magnetic resonance imaging（MRI）という（▶図4-5）。腫瘍などの描出にはガドリニウム（Gd）による造影MRIが有用である。整形外科領域では，とくに脊椎・脊髄疾患や骨・軟部腫瘍，靱帯損傷や腱損傷，筋挫傷などの軟部組織損傷の診断に活用されている。

3　超音波検査

　超音波診断装置は，腹部や心臓の検査に比較すると整形外科領域で使われる頻度は低かったが，侵襲なくリアルタイムに運動器の損傷状態，動的な異常，血液，組織弾性などを評価することができるため，近年その使用頻度が増加している。筋挫傷や腱板損傷などの診断においてとくに有用である。最近では，関節リウマチにおける滑膜炎の評価にも用いられるようになってきている。

4　関節造影検査

　通常の単純X線撮影では描出できない関節軟骨や半月板・関節包を，造影剤や空気を関節内に注入して描出する方法である。しかし，関節鏡の改良とMRIの出現によって，一部を除いてその意義はかなり小さくなっている。

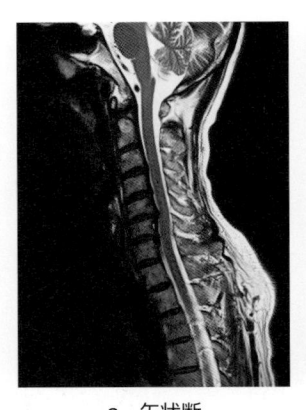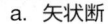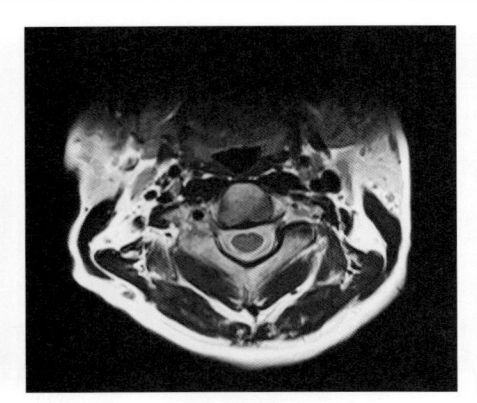

a. 矢状断　　　　　　　　　　b. 水平断

▶図 4-5　頸椎の MRI 像（T2 強調）

造影剤使用時にはアナフィラキシーショックをおこすおそれがあるので，慎重に病歴を調査するとともに，検査にあたっては，静脈ラインを確保し，酸素吸入器・救急薬品などショックに対応できる準備をしておく。

5　脊髄造影検査

脊髄クモ膜下腔に造影剤を注入し，脊髄や神経根の形状を調べる方法である。MRI 検査によってこの検査法が必要ではない場合が多くなっているが，脊髄全体を瞬時に把握できる，脊椎前屈・後屈・側屈による神経圧迫の動的変化を容易に知ることができる，という利点がある。また，CT と組み合わせたものを CT ミエログラフィーといい，脊柱管の横断面での神経圧迫を正確にとらえることができる。使用できる造影剤には制限があるので注意する。この検査においても，造影剤によるアナフィラキシーショックに対応できる準備が必要である。

6　椎間板造影検査

透視下で椎間板に造影剤を注入して，ヘルニアの有無や椎間板の変性などを調べる検査である。現在では MRI の普及によって検査数は減少しているが，外側ヘルニアや椎間板性疼痛の診断に有用である。この検査においても，造影剤によるアナフィラキシーショックに対応する準備が必要である。

7　血管造影検査

整形外科領域においては，血管損傷・血管閉塞性疾患・腫瘍の補助診断として行われる。造影剤を使用し，動脈造影と静脈造影とがある。そのほかに，放射性同位元素（RI）を使用した RI 血管造影法や，MRI を使用した MRI 血管造

影法もある。やはり，造影剤によるアナフィラキシーショックへの準備が必要である。

8 シンチグラフィー

シンチグラフィーとは，体内に放射性同位体を投与し，放出される放射線を体外から検出して画像化する画像診断法である。整形外科領域では，放射性同位元素のテクネチウムを使用した骨シンチグラフィーと，ガリウムを使用した腫瘍シンチグラフィーがよく用いられる。

9 骨密度の測定

全身や局所での骨の量(骨密度[1])を正確に測定することは，骨粗鬆症（そしょう）などの骨疾患の診断と治療に重要である。従来は単純X線像によって半定量的に判定されていたが，近年ではさまざまな骨量測定機器が開発されている。

骨密度測定の方法としては，二重エネルギーX線吸収法 dual energy X-ray absorptiometry（DXA 法）が主流である。現在，最も正確に骨密度を測定できる方法であり，橈骨，腰椎，大腿骨近位部などの骨密度を測定することができる。ほかにも，手の単純X線像を骨量ファントム(基準となる物質)と一緒に撮影し，骨と基準物質との濃淡を比較して骨量を算出するマイクロデンシトメトリー microdensitometry（MD）法，CT を使用して骨密度を測定する定量的CT（QCT）法，踵骨における超音波の伝導度を測定することによって骨密度を推定する方法(超音波骨密度測定法 quantitative ultrasound；QUS)などがある。

② 電気生理学的検査

電気生理学的検査は末梢神経障害の部位や障害度の判定に有用で，次の2つに大別される。

1つは，筋がはたらくと発生する活動電位を測定する方法であり，**筋電図** electromyogram（EMG）とよばれる。神経・筋疾患の鑑別診断に用いられる。

もう1つは，神経や筋に電気刺激を加えて，その反応を電気的に測定するものであり，神経伝導速度，脊髄誘発電位の測定などがある。神経伝導速度は手根管症候群・肘部管症候群などの絞扼性（こうやく）神経障害の診断，脊髄誘発電位は脊椎手術の術中モニタリングに用いられる。

---

1) 骨の単位体積あたりの骨量を骨密度というが，測定値の単位は測定法によって異なる。たとえば DXA 法では，投影平面での単位面積あたりの量(g/cm^2)である。健康な成人では骨密度は一定に保たれているが，骨の吸収の亢進や骨の形成の低下によって，骨密度は減少する。

③ 関節鏡検査

　おもに膝関節や肩関節の観察に用いられてきたが，最近ではそれ以外の関節（手関節，肘関節，股関節，足関節など）にも使用される。関節鏡を関節内に直接挿入して，関節腔をほぼ全体にわたって観察することが可能であり，関節内の滑膜・関節軟骨の病的状態を見ることができる。ほとんどは手術室で麻酔下に行われ，検査というよりは治療として行われる場合が多い。

④ その他の検査

1 一般臨床検査

　臨床検査は，診察の補助となるものである。ある程度診断を予想して，必要最低限の項目にしぼって検査を行うことが，コストの観点からも重要である。
　血算，生化学的検査，免疫学的検査(関節リウマチ，膠原病などが疑われる場合)，尿検査などが行われる。骨・関節の感染症や関節リウマチなどの膠原病の診断には必須である。また，骨腫瘍や悪性腫瘍の骨転移の際には，血清アルカリホスファターゼや腫瘍マーカーの測定が有用である。薬物の副作用を検出するためにも重要である。

2 関節液検査

　関節(滑)液は，関節運動が円滑に行われるよう潤滑剤の役割を果たしている。正常な関節では採取できないほど少量であるが，さまざまな関節炎において増加する。
　膝蓋跳動試験は，膝関節の関節液貯留を調べる手技である(▶図4-6)。発赤や熱感を伴う場合には，化膿性関節炎の鑑別のため，関節穿刺が必須である。

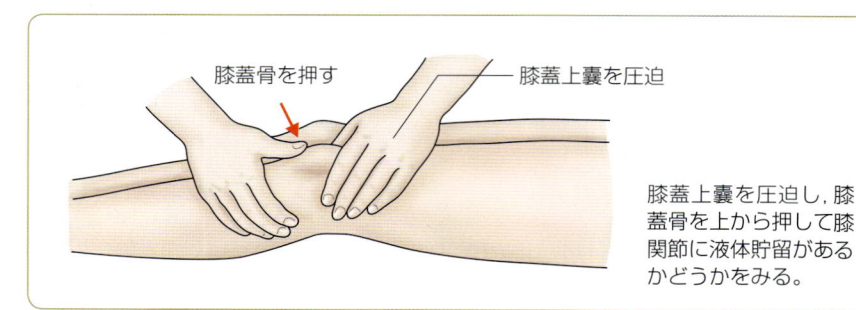

膝蓋骨を押す　　　膝蓋上囊を圧迫

膝蓋上囊を圧迫し，膝蓋骨を上から押して膝関節に液体貯留があるかどうかをみる。

▶図4-6　膝蓋跳動試験

穿刺液は細胞検査，細菌培養，グラム染色，結晶検査に提出する。

前十字靱帯損傷，血友病性関節症，色素性 絨 毛性滑膜炎 pigmented villonodular synovitis（PVS）などの場合には，血性関節液がみられる。血性の関節液中に脂肪滴がみられれば，関節内から骨髄組織に到達する骨折の存在が示唆される。

関節は感染に対する抵抗力が弱いので，検査にあたっては，とくに無菌的な操作が必要である。穿刺後の関節はしばらく安静を保ち，当日は過激な運動と入浴を禁じる。

3 生検 biopsy

生検は，骨・軟部腫瘍，代謝性疾患，神経疾患，筋疾患などにおける診断確定や治療方針決定のために行われる。方法としては，針生検，切開生検術，切除生検術などがある。とくに腫瘍の良性・悪性の診断は，以降の治療方針決定に重要である。悪性腫瘍の生検の際は，あとの広範切除手術を考慮して進入路を決定する。術中に良悪性を診断するために，迅速病理検査を行うこともある。筋生検においては，筋電図などで病変が確認された筋を選択する。末梢神経の生検が必要な場合には，腓腹神経を採取することが多い。

C 治療・処置

運動器疾患に対する治療法は，大きく**保存療法**と**手術療法**に分けられる。運動器疾患を扱う整形「外科」という名称から手術療法の印象が強いが，治療法にかかわらず，整形外科治療の目的は患者の運動機能をいかに回復させるかにある。

① 保存療法（非観血的治療）

整形外科における治療では，直接・間接にさまざまな特殊な治療用具を使用する機会が多い。代表的な治療用具として，ギプス包帯・副子・装具・牽引装置などがある。

1 ギプス（キャスト）包帯法

使用目的▶ ギプスの目的は，病巣部を固定することによる局所の安静，変形の 矯 正である（▶240 ページ）。これまで用いられてきた石膏のギプスにかわり，現在ではプラスチック製のギプスが普及している。

ギプスの適応▶ 局所安静を必要とする状態が，ギプスの適応である。骨折の保存治療におい

ては，整復したあと骨癒合が得られるまで用いるのが最も一般的であるが，骨折の手術後にも，内固定を補助するために短期間用いられることがある。さらに，重篤な足関節捻挫や膝の靱帯損傷，アキレス腱断裂の保存療法，腱の縫合術後などの軟部組織損傷にも用いられる。

使用法▶ ギプスによる固定範囲は，骨折部の近位と遠位それぞれ1つの関節を含むのが原則である。使用するときは一般に，あらかじめ下敷きパッドを巻き，その上にギプス包帯を巻くことが多い。

このほか特殊な利用法に，架橋ギプス包帯，ギプス副子(ギプスシーネ)，ギプスベッド，矯正ギプスなどがある。

固定による障害▶ ギプス固定を実施する場合には，固定期間中の合併症(圧迫による褥瘡，神経麻痺，循環障害)に十分に注意する必要がある。ギプスの圧迫による区画(コンパートメント)症候群(▶121ページ)が疑われた場合には，すみやかなギプスカットが必要である。また，下肢ギプス固定によって静脈血栓塞栓症が生じる場合があり，肺血栓塞栓症をおこすと死にいたる場合もあるので，循環状態には十分注意すべきである。外来患者において，強い痛みなどのなんらかの異常な症状が出現した場合には，すみやかに来院するように説明する。患者にパンフレットを渡すなどして注意点を説明することも有効である。

ギプス固定が長期にわたるときは，固定による二次的障害として，筋力低下・筋萎縮・関節拘縮を生じる。これらの機能障害があらわれた場合には，治療により多くの時間を要し，その結果，社会復帰がさらに遅れることになる。障害の発生を最小限に抑えるためには，ギプス装着直後から等尺性収縮訓練(▶76ページ)を行わせる。

このように，ギプス固定はその利点と欠点を十分に理解したうえで選択しなければならない。

ギプスを外す時期▶ 骨折の場合，可動域訓練に耐えられる程度の仮骨(▶89ページ)が得られたら，ギプスシーネとして可動域訓練を開始する。一般的にはその2〜3週後にギプスを完全に除去することが多いが，その時期は，部位，年齢，仮骨形成の程度によって異なる。軟部組織損傷の場合は3週間程度の固定を行うのが一般的であるが，アキレス腱などのように強い負荷がかかる部位では，もう少し長い期間固定することもある。

2 副子法

副子とは「副える道具」を意味するもので，金属製・木製・紙製などさまざまな素材のものがあり，人工樹脂製のものも市販されている。副子固定はギプス固定に比べて固定力が弱いので，あくまでも一時的に用いるものであり，救急用の固定法と考えたほうがよい。

手指においては，アルフェンスシーネとよばれる，細長いアルミニウム板に緩衝材をはりつけた副子を用いることが多い。

3 包帯固定・三角巾・テーピング

　　包帯には，**伸縮包帯**と**弾性包帯**がある。伸縮包帯は固定力に乏しいため，創の被覆や保護に用いられる。弾性包帯は厚みがあり，固定力に優れているため，足関節捻挫に対する関節固定，シーネの外巻きなどに用いられる。いずれも原則的に遠位から近位に巻くようにし，循環障害を生じない程度の緊張で巻くことが重要である。

　　三角巾は，上肢，とくに肩や肘の外傷時に，上肢の免荷・安静のために用いられる。

　　テーピングは，スポーツの際などに，足関節など傷害を受けやすい関節の動きを制限することで傷害を予防し，再発を防ぐ目的で用いられる。皮膚障害を生じないようにアンダーラップを巻くこともある。

4 牽引

目的▶　牽引とは，骨あるいは関節疾患部に，直接または間接に牽引力(長軸上の張力で，圧迫力と反対の力)をはたらかせる治療法である。その目的は，①骨折の整復と固定，②関節疾患における痛みの除去および良肢位の保持，③病的脱臼や関節拘縮・強直の矯正と予防，などであり，広範囲に利用される。

　　とくに骨折の際には，徒手整復に比べて，愛護的・漸増的・持続的に整復を行いながら一定の肢位に固定することができ，骨折治療としての整復・固定という2つの操作が同時に行える方法である。

種類▶　牽引の種類には次のものがある。

　　①**介達牽引法**　スピードトラック(フォームラバー)を皮膚に貼付して接着させ，間接的に牽引を行う方法である(▶251ページ)。牽引力が直達牽引より劣り，皮膚障害を生じやすく，長期にわたって使用することができないという欠点はあるが，簡便であるため，とくに幼小児の骨折によく用いられる。

　　②**直達牽引法**　長管骨に直接キルシュナー鋼線を刺入して牽引する方法である(▶252ページ)。牽引力が非常に強く，長期にわたって実施できるという長所があるが，侵襲が比較的大きいという短所もある。頸椎の脱臼整復後や手術中に行われる頭蓋牽引療法は，この特殊法である(▶図4-7)。

牽引の実施▶　牽引の実施にあたっては，①反対牽引力(対抗牽引)を与えること，②重錘(おもり)の重さ，③牽引の方向(垂直牽引と斜面牽引)，④摩擦，などに注意が必要である。さらに，2〜3日中に最大の牽引力を加えて一定期間これを維持し，その後はしだいに減量していくことが重要である。

5 薬物療法

　　運動器疾患に対する治療においても，疼痛の緩和や炎症の改善などを目的とした薬物療法は重要な位置を占める。

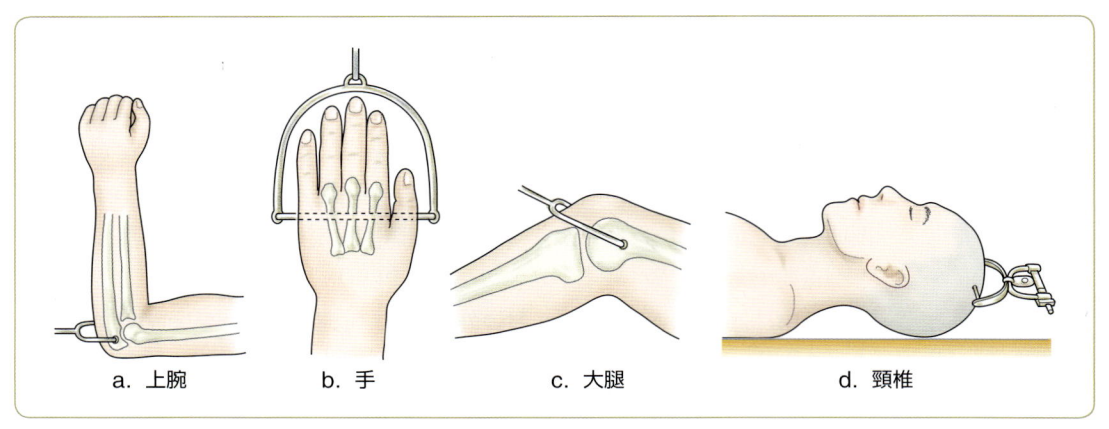

a. 上腕　　　　b. 手　　　　c. 大腿　　　　d. 頸椎

▶図4-7　直達牽引

　鎮痛薬としては，アセトアミノフェン，非ステロイド性抗炎症薬（NSAIDs），副腎皮質ステロイド薬，筋弛緩薬，抗不安薬などが用いられる。これらの薬物で十分な除痛が得られない場合やがん性疼痛に対してはオピオイド鎮痛薬，神経障害性疼痛に対してはプレガバリンや三環系抗うつ薬なども用いられる。術後疼痛に対しては NSAIDs の坐薬や注射薬が用いられることもある。

　腰部脊柱管狭窄症に伴う間欠性跛行に対しては，血管拡張作用を期待してプロスタグランジン製剤が投与されることがある。

　骨粗鬆症患者に対しては，骨折予防を目的としてビスホスホネートや活性型ビタミン D 製剤などの骨粗鬆症治療薬が投与される。最近では注射用ビスホスホネートやテリパラチド酢酸塩，デノスマブなどの注射薬も用いられる。

　関節リウマチに対してはメトトレキサートや生物学的製剤，分子標的薬などの免疫機能を抑制する薬物が投与される。

　感染症に対しては，起炎菌に応じて抗菌薬や抗真菌薬が投与される。

　これらの薬剤の作用機序やそれぞれの副作用などを十分理解して使用することが重要である。注意すべき副作用として代表的なものを把握しておこう（▶表4-1）。

6　関節注射

　関節注射は，関節炎などに対して行う。注入薬剤としてはヒアルロン酸製剤や副腎皮質ステロイド薬が用いられ，穿刺部位は各関節でそれぞれ決まっている（▶図4-8）。穿刺にあたっては，無菌操作に最大限注意して行うことが重要である。

7　神経ブロック

　局所麻酔薬を神経内やその周囲に投与して刺激の伝達を遮断する方法を**神経**

▶表 4-1　整形外科で使用する薬剤とその代表的な副作用

薬剤	代表的な副作用
アセトアミノフェン	肝障害
NSAIDs	消化管潰瘍，腎障害
副腎皮質ステロイド薬	骨粗鬆症，感染症
ビスホスホネート	消化管障害，顎骨壊死，非定型大腿骨骨折
メトトレキサート	口内炎，肝障害，間質性肺炎，血球減少
生物学的製剤	肺炎，その他の感染症

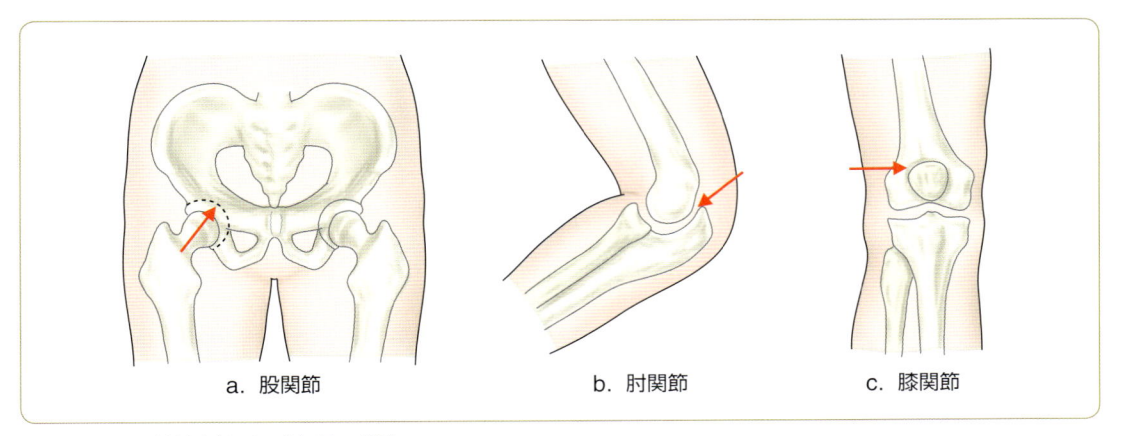

　　　a. 股関節　　　　　　　　b. 肘関節　　　　　　　　c. 膝関節

▶図 4-8　関節注射および穿刺の部位

　　ブロックといい，神経根性疼痛に対して疼痛緩和の目的で行われる。神経ブロックには，硬膜外ブロック，神経根ブロック，星状神経節ブロックなどの交感神経ブロック，トリガーポイントブロックなどがある。薬物としては，局所麻酔薬やステロイド薬が使用される。それぞれのブロックの特徴やリスクを熟知したうえで行わなければならない。

② 理学療法と作業療法

　　近年の医学的進歩の1つに，「第三の医学」といわれるリハビリテーション医学の開花・発展があげられる。これまでわが国で「理学療法」といわれてきたのは，マッサージ・電気療法・光線療法・温熱療法など狭義の概念でとらえられる治療法で，きわめて受動的な療法に限定されていた。しかし，リハビリテーションの考えが発展していくにつれて，治療・処置から社会復帰にいたるまでのかけ橋を担う過程にあって，残存している身体能力を最大限に蘇生させ活用させるという，「からだづくり」を重視するリハビリテーションの理念が浸透してきた。

　　　　リハビリテーションの顕著な特色は，患者みずからが積極的に運動を行うという自動性にある。また，実践上の特徴はその従事者の組織形態にみられ，医師・理学療法士・作業療法士・看護師・心理療法士・医療ソーシャルワーカーなどの専門職者が協同する集団によって構成され，そのチームによる取り組みが強調される点である(『系統看護学講座 リハビリテーション看護』参照)。

　　　　理学療法と作業療法は，リハビリテーション医療の両輪をなすものである。

1 理学療法

　　　　運動療法は理学療法の基本となるもので，**他動運動・自動介助運動・自動運動・抵抗運動**に分けられる。障害の程度によって訓練種目は適宜処方される。

　　　　理学療法は主として下肢の障害に対するものが多く，ベッド訓練・マット訓練・車椅子訓練・平行棒訓練・松葉杖訓練・応用訓練などのように，治癒過程にそって段階的に分けられる。

筋収縮訓練法 ▶　**筋収縮訓練法**は，①静的訓練 static exercise または等尺性収縮訓練 isometric exercise と，②動的訓練 dynamic exercise または等張性収縮訓練 isotonic exercise の2種類に区別できる。

　　　　静的訓練の代表的なものは**筋固定位訓練 muscle setting** である。この訓練は，骨折などのギプス固定期間中，関節運動を伴わない筋収縮を積極的に行わせる方法で，筋力の低下や拘縮などを予防する目的で行われる。一方，動的訓練は，重錘などを利用して関節運動を行う筋収縮訓練である。

2 作業療法

特徴 ▶　理学療法は下肢の機能回復のため実施されることが多いが，作業療法は上肢，とくに手の巧緻性や協調性の回復をおもな目的として行われる。理学療法では基本訓練としての筋力増強や関節可動域など単一筋群の回復を目ざした訓練を行うのに対し，作業療法では応用訓練として日常生活動作(ADL)の訓練，あるいは耐久性増強などの訓練を行う。

具体的展開 ▶　実際の内容としては，パソコンやワープロによる作業，ししゅう，手芸，陶芸，木工，粘土細工などの作業種目が処方される。そのほか，身のまわりの動作訓練も非常に重要な役割を果たす。台所での家事などの動作訓練もこのなかに含まれる。

　　　　就労している人の場合，退院が近くなると職業前評価を行い，また訓練を課することによって仕事への順応性，作業中の姿勢・肢位などを検討し，職業能力と身体能力の相関を見いだす機会がもたれる。そのためには個々の作業種目の動作分析が必要となり，この分析を通じて作業療法の指導が円滑に行われることになる。

③ 手術療法

　手術療法(観血的治療)は，生体に対する侵襲を伴うものである。したがって保存療法(非観血的治療)に比べ，より慎重に適応を考慮し，患者の同意を得たうえで行わなければならない。

　手術療法の実施にあたっては，将来の機能に対する配慮が必要である。術前に全身状態を評価して手術におけるリスクなども十分検討したうえで，周到な準備を行って手術にのぞむ。整形外科手術において感染症は最も避けるべき合併症であり，術中・術後のみならず，手術部位のスキンケアや禁煙などの感染対策を術前から開始すべきである。

　以下に，運動器疾患に対するおもな手術療法について解説する。

1 骨折・脱臼の手術

骨折の手術 ▶　骨折は整形外科領域において代表的な疾患であり，その手術療法は日々進歩している。骨組織の治癒機転は軟部組織と比較してゆるやかであるため，術後骨癒合が得られて本来の機能である支持性が再建されるまで長期間(数か月)を要する。そのため，骨折の手術においては骨折部位の解剖学的な再建と長期間の安定化が重要である。

　骨折の固定法としては，鋼線(ワイヤー)，螺子(スクリュー)，金属製の固定用副子(プレート)，髄内釘，創外固定などがあり，骨折の部位や重症度によって使い分けられる(▶93ページ，図5-4)。創外固定はピンを骨に挿入して体外の器具で固定する方法であり，開放骨折の治療などに用いられ，外傷の手術以外にも脚延長や変形矯正などに広く使用されている。

　手術においては，周囲の軟部組織の損傷を最低限に抑えることが術後の機能改善にとって重要であり，低侵襲の手術を目ざした器具や手技の改良が進んでいる。一方，大腿骨頸部(近位部)骨折などでは，血流が不良であるなどの理由で骨癒合を得ることが困難なケースがあり，骨頭を人工物で置換する手術(人工骨頭置換術)が選択される場合もある(▶100ページ，図5-11-a)。

　骨癒合を促進させる手技としては，骨移植術がある。移植法としては自家骨移植が最も骨誘導能にすぐれているが，自家骨だけでは不足する場合には，他家骨(他人から採取した骨)を用いることもある。ヒドロキシアパタイトなどでできた人工骨が使用されるケースも増えている。

　骨折治癒過程を高めるため，低出力超音波パルス療法 low intensity pulsed ultrasound(LIPUS)が行われることもある。

脱臼の手術 ▶　脱臼とは，関節を構成する骨どうしの関節面が正しい位置関係を失っている状態である(▶105ページ)。通常は外傷に伴って生じるが，反復性肩関節脱臼などでは，外傷がなくても特定の肢位によって誘発されることがある。徒手的に整復が可能であれば保存的に治療することが多いが，介在物が存在するなどの

理由で整復が困難であれば，観血的整復が行われる。また反復性脱臼の場合には制動術が行われる。

2 関節の手術

20世紀後半の整形外科領域における最大の進歩の1つは，人工関節置換術の発展である(▶図4-9)。1960〜70年代にかけて，現在使用されているものの原型となる画期的な人工股関節・人工膝関節が作製された。現在はこれらの人工関節を改良したものが使用されており，わが国では年間に10万件をこえる人工股関節置換術(大腿骨近位部骨折に対する人工骨頭を含む)，8万件をこえる人工膝関節置換術が行われており(2014年度)，その数は人口の高齢化とともに増加している。人工関節手術は，変形性股関節症・変形性膝関節症など，加齢を原因とする変性疾患に対して行われることが多いが，大腿骨近位部骨折や特発性大腿骨頭壊死症，そして関節リウマチによる関節破壊の症例に対してもよい適応となる。

人工関節の利点 ▶ 人工関節の最大の利点はきわめて良好な除痛であり，とくに人工股関節の場合は，可動域の回復も良好である。これらによって，疼痛や可動域低下のために歩行困難をきたしていた患者のADLやQOLの回復が可能となる。

人工関節置換術の ▶ 一方で手術の重篤な合併症として，感染，脱臼(人工股関節の場合)，骨折，
合併症 　静脈血栓塞栓症，人工関節のゆるみなどがあげられる。感染には，術後早期に生じるもの(早期感染)と何年も経過してから生じるもの(晩期感染)がある。いずれも再手術が必要になるケースが多いため，術中はもちろん，術後の感染対策にも十分な配慮が必要である。人工関節のゆるみは，用いられているポリエチレンの摩耗を原因とすることが多く，進行すると再置換が必要となる。近年

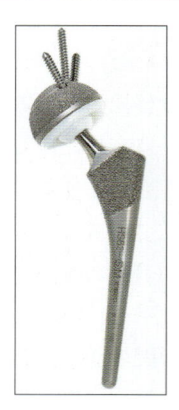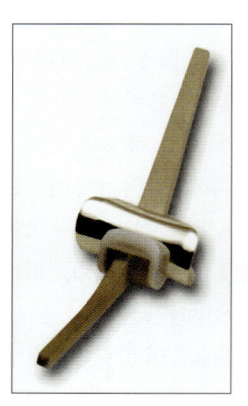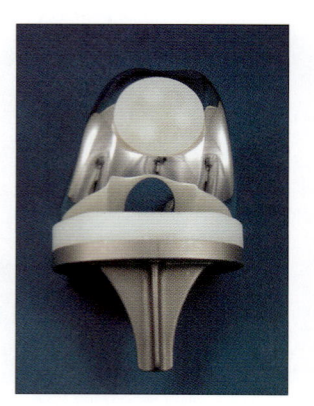

| a. 人工股関節 | b. 人工肘関節 | c. 人工膝関節 |

▶図4-9　人工関節

では摩耗の少ないポリエチレンの開発が進んでおり，人工股関節・人工膝関節ともに術後20年で90%近い生存率(再置換が不要ということ)という良好な成績を示している。

その他の関節手術▶ 人工関節以外の関節手術としては，関節リウマチなどにおける炎症軽減を目的とした滑膜切除術，関節の支持性獲得と除痛を目的とした関節固定術，関節制動術，関節形成術などが病態に応じて行われる。滑膜切除は関節鏡視下に行われることも多い。また，変形性関節症の初期や若年者に対しては，寛骨臼回転骨切り術，大腿骨外反骨切り術(股関節)，高位脛骨骨切り術(膝関節)も行われる。

3 脊椎(および脊髄)の手術

脊椎手術は，整形外科手術において大きな部分を占める。対象となる疾患は，椎間板ヘルニア，脊柱管狭窄症，脊椎側彎症，脊椎すべり症，靱帯骨化症，そして脊椎・脊髄の腫瘍など多岐にわたる。これらは大きく，①脊椎の変形自体が問題となる疾患と，②脊髄の圧迫が問題となる疾患に分けられる。

①の代表的なものとして側彎症があり，外観の矯正のみならず，将来的な変形の進行や，脊椎変形に伴う臓器の圧迫予防などを目ざして変形の矯正(および固定)が行われる(▶図4-10・176ページ，図5-56)。変形矯正には，金属材料が用いられることが多い。

脊椎手術の多くは②であり，さまざまな要因(突出した椎間板，骨化した靱帯，椎体の変形など)によって圧迫された脊髄や神経根の除圧が手術の目的となる。除圧の際の進入法によって，前方法と後方法に分けられる。脊椎の不安定性が存在する例では固定術が併用され，固定には金属材料が用いられる。

脊椎手術は脊髄(あるいは馬尾)の近く，あるいは脊髄そのものを操作するた

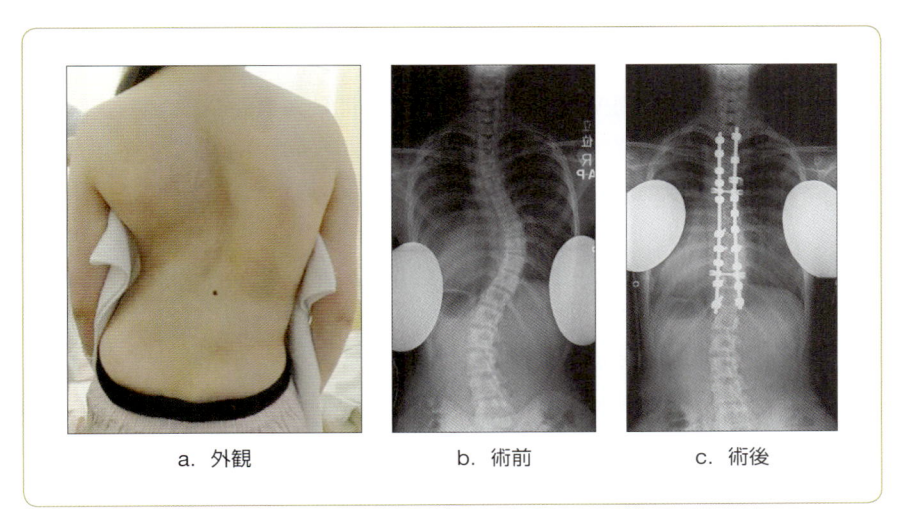

a. 外観　　　　　b. 術前　　　　　c. 術後

▶図4-10　特発性側彎症患者の外観と術前・術後の単純X線写真

め，手術操作による神経損傷は最も重篤で避けるべき合併症である。近年では術中の脊髄機能モニタリングによって，安全に手術を行うことが可能になっている。

また，脊椎手術の分野においても，低侵襲手術を目ざした内視鏡手術などが行われるようになってきており，良好な成績が報告されている。

4 腱・靱帯に対する手術

外傷や炎症などによって腱の断裂が生じた場合には，外科的治療の適応になる。腱断裂で多いものとしては，手の腱断裂，肩の腱板断裂，下肢のアキレス腱断裂などがある。とくに手の腱断裂に対する手術の場合，腱の滑動機能が線維性の癒着によって失われ，拘縮などの機能不全の発生原因となるので，愛護的な手術操作と適切な後療法(固定およびリハビリテーション)が重要である。切断腱の短縮などのために断端の縫合が困難な場合には，腱移植や腱移行術が行われる。

肩腱板断裂では，疼痛や可動域制限など機能障害が強いものに対して手術が行われる。近年，関節鏡視下で修復術や再建術が行われるケースが増えている。

アキレス腱断裂に対しては，保存的に治療されることもあるが，早期のスポーツ復帰などを目ざして手術が行われるケースも多い。

靱帯は関節の安定性に重要な組織であり，関節不安定性を生じるような損傷の場合には手術の適応となる。近年，スポーツに伴う外傷として膝前十字靱帯損傷が増加しており，外科的治療のニーズも高まっている。手術療法としては膝蓋腱や半腱様筋腱などの自家組織を用いた関節鏡視下再建術が選択される。

5 末梢神経の手術療法

脳や脊髄などの中枢神経が損傷を受けると通常は再生されないが，末梢神経線維は再生される。末梢神経麻痺の主要原因としては，外傷による機械的損傷と絞扼性神経障害があげられる。

損傷には，開放性損傷と閉鎖性損傷の2つがある。開放性損傷の場合は，神経縫合術の絶対的適応となるが，閉鎖性損傷の場合は慎重な診察(神経支配筋筋力，感覚障害など)および検査(超音波検査や MRI などの画像検査，筋電図検査，神経伝導速度など)を行い，損傷の部位や形式を判定する必要がある。

損傷の病態は，その程度によって，①一過性神経伝導障害 neurapraxia，②軸索断裂 axonotmesis，③神経断裂 neurotmesis に区別できる(▶112ページ)。①②は保存的治療で回復が望めるが，回復が遅い場合には神経剝離術などを行うことがある。③では神経縫合術，神経移植術が必要となる。

6 整形外科手術における静脈血栓塞栓症の予防

静脈血栓塞栓症 venous thromboembolism (VTE) は，深部静脈血栓症 deep

vein thrombosis（DVT）と，これに起因する**肺血栓塞栓症** pulmonary thromboembolism（PTE）を合わせた概念である。これまでわが国では比較的まれな疾患であると考えられていたが，生活習慣の欧米化や患者の高齢化などによって，近年急速に増加している。

VTE は，下肢手術に伴う合併症として重要である。PTE は DVT の一部に発症するが，いったん発症すると重篤な症状を呈し，致命的となることも少なくない。早期診断・早期治療が重要であることはいうまでもないが，手術にあたっては予防が重要である。術後 DVT の発生頻度は整形外科が最も多く，ついで一般外科，産婦人科，脳外科，泌尿器科の順とされている。

DVT の臨床所見 ▶　DVT の臨床所見として，下腿筋の把握痛や**ホーマンズ** Homans **徴候**（足関節を背屈することによって腓腹部に疼痛が生じるもの）が有名であるが，特異性は低い。また，無症状でも DVT が生じている場合も少なくない。PTE に特有の症状はないため，診断が遅れる原因となっているが，呼吸困難や胸痛が主要症状であり，注意深い全身状態の観察が重要である。

DVT の予防 ▶　DVT の予防には，術後の早期離床・歩行と積極的な下肢運動が有用である。理学的予防法としては，弾性ストッキングの着用や間欠的空気圧迫法の有用性が示されている。しかし，股関節骨折では受傷直後に DVT が発生している可能性があり，このような状態で間欠的空気圧迫法を行うと，むしろ PTE の発症を助長する可能性があるので注意を要する。

薬物的予防法としては，用量調節ワルファリン，低用量未分画ヘパリン，用量調節未分画ヘパリン，低分子ヘパリン，血液凝固第 Xa 因子阻害剤などが，下肢整形外科手術患者における VTE の予防薬として認可され，広く用いられるようになってきている。

④義肢と装具

整形外科治療において，**義肢**と**装具**は欠かすことができない要素の 1 つである。高齢者では装着が困難なこともあるが，最近では素材も軽量で強度の高い，すぐれたものが開発されている。

1　義肢 prosthesis

義肢は切断者（四肢の欠損者）に対して処方されるが，処方に際してはまず，切断の原因と断端部の状態を十分に考慮する必要がある。断端部をもつ四肢の関節拘縮の有無，筋力低下の程度を把握するとともに，良好な断端を得ることが必須の条件である。

義肢は上肢義肢・下肢義肢の 2 つに大きく分けられ，上肢義肢は運動性と手の巧緻性，下肢義肢は支持性と運動性に重点をおいて製作される。

● 上肢義肢（義手）

上肢義肢は用途によって，①装飾用義肢（単に外観を補うもの），②作業用義肢（特定の作業を目的にしたもの），③能動義肢（手の動的機能実現を目ざすもの）に分けることができる。また近年，とくに欧米では筋収縮の際の微弱な神経電流を感知して，把持動作を電動で行う筋電義手の普及が進んでいる。

● 下肢義肢（義足）

下肢義肢は，切断高位によって大腿義肢・下腿義肢に区別でき，大腿義肢は大腿切断者に，下腿義肢は下腿切断者に処方される。特殊なものとして，スポーツ競技における最大限のパフォーマンス発揮を目ざしたスポーツ用のものもある。

2 装具 brace

装具はその目的から，①治療用装具（治療の目的）と②更正用装具（運動の援助目的）の2つに分けられる。代表的な治療用装具として，**側彎症**に用いられる**ミルウォーキーブレース**（▶176ページ，図5-56-b）や発育性股関節形成不全患者に用いる**リーメンビューゲル** Riemenbügel **装具**（▶124ページ，図5-30-b）などがある。

また用いる部位によって，①上肢装具，②体幹装具，③下肢装具（▶図4-11）に分けることができる。

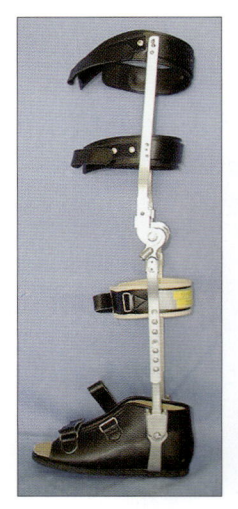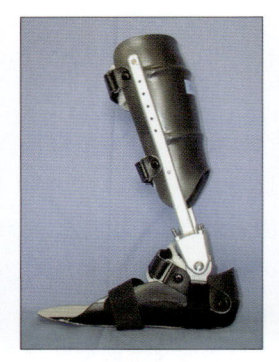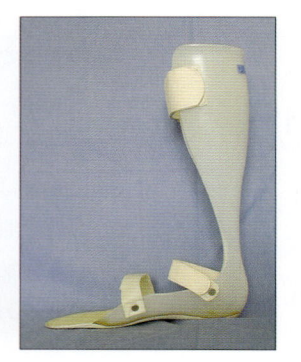

a．長下肢装具　　　　b．短下肢装具　　　　c．シューホーン装具

▶図4-11　下肢装具

　体幹装具は**コルセット**ともよばれ、材料によって硬性と軟性の2種類に分けられる。硬性コルセットは、金属製の支柱と軽量プラスチックからなり、軟性コルセットより強固な固定を必要とする場合に用いられる。軟性コルセットは**ダーメンコルセット**ともよばれ、布製で、腰椎椎間板ヘルニアや腰椎分離症、骨粗鬆症に由来する胸腰椎圧迫骨折などの腰痛疾患患者に広く用いられている。頸椎障害患者に対しては、頸部の安静固定の目的で頸椎カラーが用いられる。

ゼミナール
復習と課題

❶ 運動器疾患に対する画像検査について、その種類と特徴を述べなさい。
❷ 直達牽引と介達牽引の違いを述べ、両者に含まれる方法を整理しなさい。
❸ 骨折の手術にあたっての注意点について述べなさい。
❹ 人工関節置換術について概要を述べなさい。
❺ 深部静脈血栓症の予防には、どのような方法が有用か述べなさい。

運動器

▼

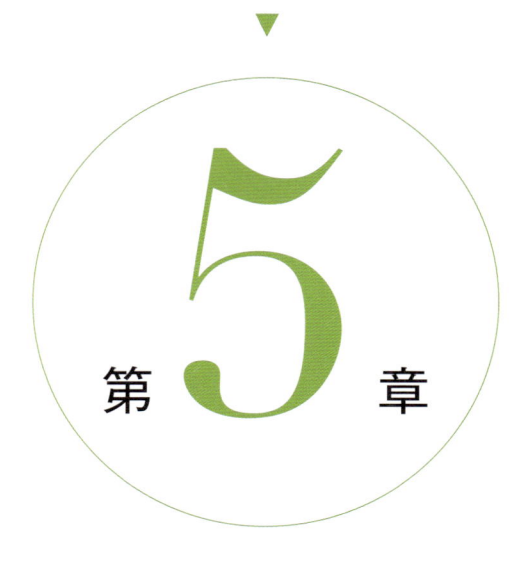

第 5 章

疾患の理解

本章で学ぶこと　□運動器疾患の病態・原因と部位による分類とともに，看護において知っておくべき知識を得る。

□上記の分類に従って分けられたさまざまな運動器疾患について，その原因と発症の機序（病態生理）をはじめ，特異的な症状・病態，治療法，予後などについて学ぶ。

□運動器疾患に特有の症状や病態としての脱臼や骨折，転位，捻挫，麻痺などを，個々の疾患と関連させながら理解する。さらに，骨の腫瘍や関節リウマチ，炎症性疾患などについても，病態を含めて学ぶ。

　運動器疾患は，外傷に起因する**外傷性疾患**と外傷と無関係におこる**内因性疾患**に大別できる。外傷性疾患には，骨折，脱臼，捻挫および打撲，神経の損傷，筋・腱・靱帯などの損傷が含まれる。内因性（非外傷性）疾患には，先天性疾患，骨・関節の炎症性疾患，骨・軟部腫瘍，骨系統疾患，代謝性骨疾患，筋および腱の疾患，神経の疾患，上肢および上肢帯の疾患，脊椎の疾患，下肢および下肢帯の疾患などがある。

Ⅰ　外傷性（外因性）の運動器疾患

A｜骨折

　骨折 fracture とは，なんらかの原因によって骨組織の解剖学的な連続性が断たれた状態をいう。運動器疾患のなかで最も一般的であり，頻度も高い。ごく軽度の骨折から全身に重大な結果をもたらす骨折まで，また外傷に伴う骨折から外傷のない骨折までさまざまな骨折が存在する。

　日常の常識として骨折の概念は誰もがもっているが，それゆえの誤解もあるので，正確に理解しておく必要がある。

① 骨折とは

以下，骨折の原因と分類，治癒の病態生理，症状と治療について学ぶ。

1 骨折の分類

● 原因による分類

骨折はさまざまな原因によっておこり，大きく次のように分けられる。

①**外傷性骨折**　骨組織自体は正常であるが，組織の抵抗力以上の外力が作用することによっておこる骨折をいう。外力が直接作用した部分が骨折する場合（**直達外力**）と，そこから離れた部分にはたらく外力（**介達外力**）によって生じる場合がある[1]。単に「骨折」という場合は，この骨折をさす。

②**病的骨折**　骨に脆弱性をもたらすような原疾患（原発性あるいは転移性骨腫瘍・骨髄炎・骨軟化症・骨粗鬆症など）があって骨折を生じるものをいう。骨の強度が低下しているために，ごく軽微な外力によっても骨折をおこす。骨粗鬆症による脆弱性骨折は診断基準にも含まれており，骨粗鬆症の診断に重要である。

③**疲労骨折**　それ自体では骨折をおこすほどではない比較的弱い外力が繰り返し加えられた結果生じる骨折をいう。じょうぶな針金でも同じ部分を繰り返し曲げ伸ばしすると折れるのに似ている。骨折部位では骨の吸収と同時に反応性の骨新生がみとめられ，これを骨の改変層という。スポーツ傷害として生じるものが多く，脛骨・腓骨・中足骨などに多くみられる。各スポーツによって特徴的な疲労骨折があり，有名なものとしてサッカー選手に生じる第5中足骨疲労骨折（ジョーンズ Jones 骨折）などがある。

● 骨折の機転・形態による分類

骨折発生機転
による分類 ▶ 発生機転による骨折型として，①屈曲骨折，②剪断骨折，③捻転骨折，④圧迫骨折，⑤裂離骨折などに分類される（▶図5-1）。

この分類は，外力の作用方向と，骨折の部位における反応様式の違いに基づいてなされたものであるが，外力の加わり方によって直達外力と介達外力に分けることもできる。

骨折形態による
分類 ▶ また，骨折線の走り方によって，横骨折，斜骨折，螺旋骨折，粉砕骨折，嵌入骨折などに分けられる。

完全骨折と
不完全骨折 ▶ そのほか，骨組織の連続性が完全に断たれていれば完全骨折，一部が連続性

---

1) 直達外力は，他の部位や体位が介在せず直接に作用する外力で，外力の加わった部位が骨折をおこす。介達外力は，別の部位に加わった外力が，体位などの関係から抵抗性の弱い部位に骨折を引きおこす。

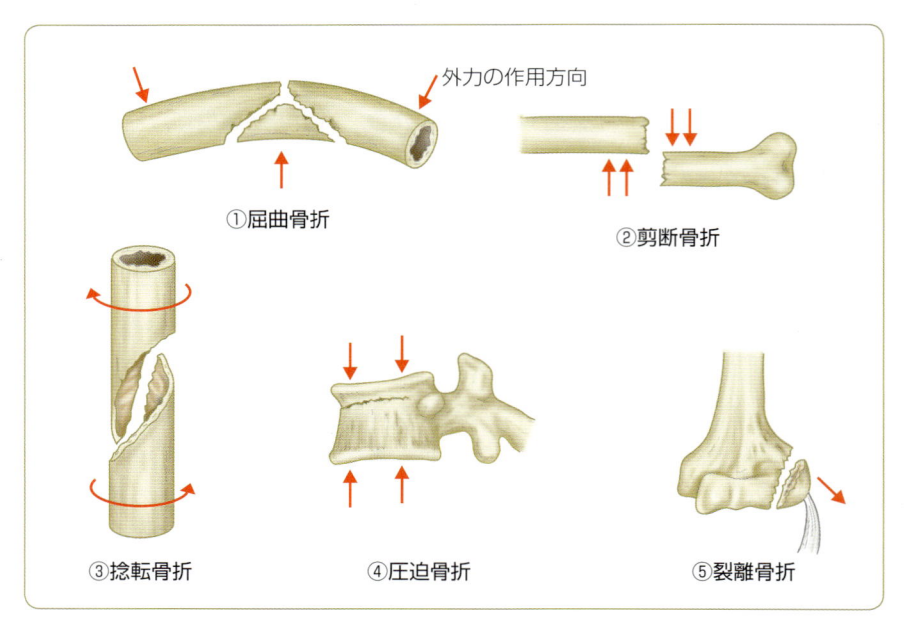

外力の作用方向

①屈曲骨折

②剪断骨折

③捻転骨折

④圧迫骨折

⑤裂離骨折

▶図5-1　発生機転による骨折の分類

を保っていれば不完全骨折(不全骨折)と分けることもある。小児の成長期によくみられる若木骨折(骨が弾力性に富むため，若木を折り曲げたような形態で生じる骨折)も不完全骨折である。成長軟骨板 growth plate が存在する場合は，この部分で骨端軟骨部が断裂することがあり，これを骨端線離開という。

皮膚損傷の有無▶
による分類　皮膚に損傷があって骨折部が外部と交通しているものを**開放骨折**または**複雑骨折**といい，外部と交通していないものを**閉鎖骨折**，**単純骨折**または**皮下骨折**という。複雑骨折とは開放骨折のことであり，骨折線が複雑なことを意味するものではないことに注意する。

2　転位 displacement

骨折時には，骨折端の間に移動を生じることが多く，これを**転位**という。転位のおこり方としては，受傷の時点で外力の直接作用によって，まず一次性転位が発生する。ついで，乱暴な移送，不完全な固定，反射性筋収縮などによって二次性転位が発生する。

転位の形式は，①縦転位(長軸上におこる転位で，短縮性，嵌入性，延長性のものがある)，②横転位(側方転位)，③角状変形，④回旋転位，⑤嵌合に分けられる(▶図5-2)。

救急処置においては疼痛軽減のために安静固定を行うが，安静固定には二次性転位を防止する目的もある。

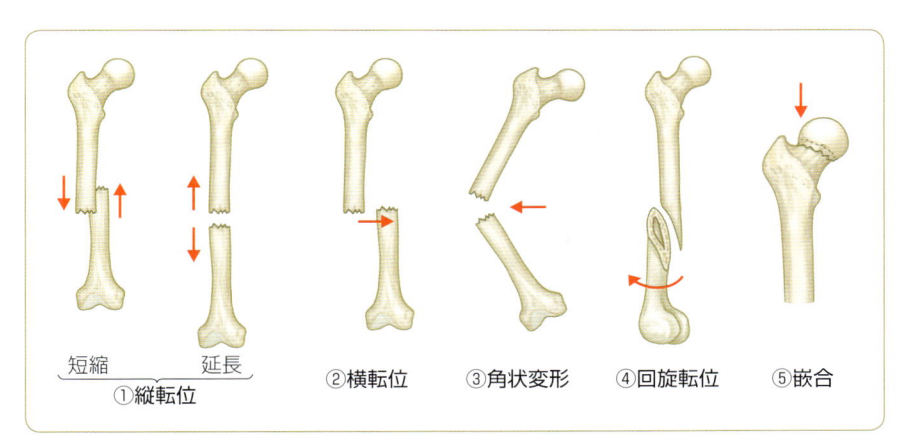

短縮　　　延長
①縦転位　　②横転位　　③角状変形　　④回旋転位　　⑤嵌合

▶図5-2　骨折片の転位

3　骨折治癒の病態生理

● 骨癒合の分類

　骨組織は損傷に対してすぐれた治癒機転を示し，瘢痕組織を伴わずに治癒するのが特徴である。骨癒合は仮骨 callus（後述）を伴わない一次癒合と仮骨形成を伴う二次癒合に分類され，多くの場合は二次癒合である。一次癒合は強固な固定を行った際にみられる。

● 仮骨の発生と骨化

　骨傷がおこると阻血のため骨・軟部組織の壊死を生じ，壊死組織から産生されるサイトカインの影響で好中球やマクロファージなどが集積し，壊死組織の分解・吸収を行う。また，局所に形成された血腫内のさまざまなサイトカインによって，軟骨細胞や骨芽細胞への分化能をもつ**間葉系幹細胞** mesenchymal stem cell が周囲の組織から骨欠損部に侵入して，肉芽組織を形成する。

　肉芽組織内に集積した間葉系幹細胞は軟骨細胞や骨芽細胞へと分化し，軟骨内骨化を経て骨組織が形成される。骨折部に形成される軟骨や骨組織は**仮骨** callus とよばれ，骨折の橋渡しをするように形成されて骨折部の安定化に寄与する。初期の仮骨は軟骨と線維性骨が主体で軟性仮骨とよばれ，骨化が進むと骨組織に富む硬性仮骨となる。硬性仮骨形成までの解剖学的骨傷修復期間は，およそ2〜3か月と考えられているが，年齢や部位によって異なる。また，必要な強度が回復するにはもう少し時間を要する。

● 骨折治癒の年齢的要因

　骨折患者を小児・成人・高齢者と3つに区別したとき，小児の骨折では，

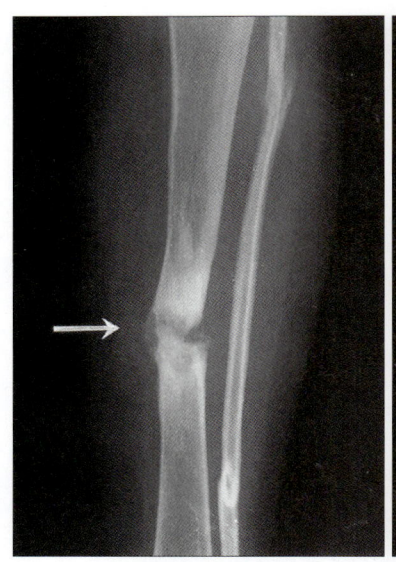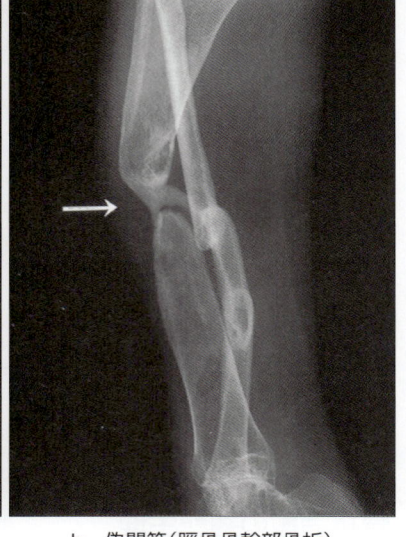

a.　遷延治癒（脛骨骨幹部骨折）　　　　　　b.　偽関節（脛骨骨幹部骨折）

▶図 5-3　骨折の治癒の異常

　修復機転がはやく自家 矯正能力にすぐれているので，転位の大きさはあまり
問題にならないことが多い。しかし成長軟骨板損傷の場合は，骨成長帯の損傷
であるため適切な治療（転位がある場合には手術療法が原則）を行わないと成長
障害や二次的変形が発生しやすいという特徴がある。

　一方，高齢者の骨折では，背景に**骨粗鬆症** osteoporosis（▶151 ページ）が存在
することが多く，また骨再生能力の低下から遷延治癒や偽関節，変形治癒を生
じる可能性が高い。骨折部位は骨粗鬆症発生部位に一致し，脊椎，大腿骨近位
部，上腕骨近位部，橈骨遠位部などに頻発する。

　若年成人では全体の骨折頻度は少ないが，交通事故や，労働災害による多発
骨折や骨幹部骨折が多い。

● 骨折治癒の異常過程

　骨折治癒が正常に進行しない病態としては，**遷延治癒**（遷延癒合）delayed
union と**骨癒合不全** nonunion（偽関節 pseudoarthrosis）がある（▶図 5-3）。

　遷延治癒とは，骨再生能力が低下しているために骨折治癒過程が遅れるもの
である。また，骨癒合不全は，骨折部の癒合過程が停止してしまった状態であ
り，原因としては大きな骨欠損，不安定性，感染，血流障害などがある。どち
らも治療としては骨移植術が行われることが多いが，低出力超音波パルスによ
る治療の有効例も報告されている。

4 骨折のもたらす症状

全身症状 ▶ 多発外傷など高エネルギー外傷の場合には，重要臓器損傷を合併している場合があるので，全身状態のチェックが重要である。とくに骨盤骨折の場合には**出血性ショック**を生じることがある。骨折直後に神経性ショックをおこすこともあるが，しばらくすると消失する。

局所症状 ▶ 骨折に伴って，次のような局所症状が生じる。

(1)機能障害：骨折によって力が伝わらなくなるため，運動障害を生じる。

(2)変形：骨折片の転位によって，患肢の屈曲・内外転・回旋・短縮などがおこる。

(3)局所の腫脹：骨折部の内出血および炎症による浮腫によって生じる。受傷後2～3日目に強い。

(4)疼痛：局所の自発痛，および圧痛 tenderness が生じる。特徴的なのは骨折線に一致した強い限局性の圧痛(マルゲーニュ Malgaigne 疼痛)である。また骨折部以外の部分に負荷をかけることで生じる介達痛も診断に有用である。

(5)軋轢音：異常可動性のある場合に，骨折端がこすれ合わさって生じる音をいう。

骨折の合併症 ▶ 骨折においては，以下の合併症を引きおこす危険性がある。

(1)感染症：開放骨折では細菌感染の危険性が高い。ごくまれに嫌気性菌である破傷風菌・ガス壊疽菌群の感染を生じる。

(2)血流障害：骨片による直接の血管損傷，区画症候群(▶121ページ)による阻血などに注意する。主要な血管が損傷された場合には，できる限りすみやかな修復が必要である。筋区画症候群に対しては筋膜切開が必要となる。

(3)神経損傷：合併症として，上腕骨骨幹部骨折では橈骨神経麻痺，上腕骨顆上骨折では正中神経麻痺，膝関節周辺の骨折では腓骨神経麻痺などをおこすことがある。

(4)脂肪塞栓：骨折部の骨髄脂肪が，血流を経て脳塞栓・肺塞栓をおこすことがある。

(5)外傷性皮下気腫：肋骨骨折のときに，肺が損傷されておこる。

5 骨折の診断

　骨折の診断は，上記のような臨床症状と画像検査を組み合わせて進める。

　臨床症状としては，①開放骨折か閉鎖骨折か，②整復が可能か，③血管損傷，神経損傷などの軟部組織損傷はあるか，が重要なポイントである。

　画像診断においては，おもに単純X線撮影が行われる。通常は2方向撮影を行うが，診断が困難な場合は斜位撮影などを追加する。健側と比較することも診断に有用である。また，骨片の存在や関節面の適合性などを詳細に調べる

ためには，CT が用いられる。転位がない骨折で，単純 X 線像では診断が困難な場合には，MRI 撮像が有用であることが多い。血管損傷が疑われる場合には血管造影検査が必要である。

6　骨折の治療

骨折の場合は，まず救急処置を施したうえで，骨折の治療に移る。

● 救急処置

受傷時の救急処置 ▶ 受傷時の救急処置では，全身状態に対する配慮を第一とし，局所に対しては救急固定だけにとどめることもある。骨折治療の根本は，失われた支持能や運動機能をできるだけ短期間で回復させることにあるが，これらの初期の処置が適切でないと，回復が遅れることがある。

開放骨折時の **感染防止** ▶ 開放骨折では骨折部位が創傷で外部と交通しているため，感染のリスクが高く，初期治療がきわめて重要である。ゴールデンタイム golden time（period）と呼ばれる受傷後 6 時間以内に，適切な麻酔下に以下のような処置を行い，感染リスクをできる限り軽減する。

(1)十分な洗浄と**デブリドマン** débridement（創面清掃）による異物，汚染組織，壊死組織の除去

(2)軟部組織による創の被覆（ハイドロコロイドなどの人工材料を用いることもある），場合によっては持続陰圧閉鎖療法

(3)破傷風トキソイド投与，抗菌薬投与

● 骨折治療の原則

骨折の治療の原則は，①整復，②固定，③リハビリテーションである。

◉ 整復 reduction

整復は，骨傷の状態，とくに転位を矯正して骨折端を正常な位置に合わせるために行う。整復には，保存的（非観血的）整復と手術的（観血的）整復の 2 つがある。保存的整復では，反射性筋収縮をできるだけ緩和したうえで，長軸方向への牽引法や屈曲肢位による屈曲整復法を行い，第 2 段階として固定を行う。

◉ 固定 immobilization, fixation

固定は，疼痛を抑制し，安定性を確保して修復機転を促進する目的で行う。ギプスや牽引，創外固定器などによる**外固定**と，プレート（固定用内副子）や髄内釘などさまざまな内固定材を用いて観血的に固定する**内固定**に分けられる。固定する場合は，なるべく固定期間が短くなるように適切な方法を工夫し，二次的機能障害である関節拘縮・筋萎縮を予防すべきである。

外固定 ▶ 副子固定やギプス固定などがあるが，外固定のみで治療を行う場合はギプス固定が用いられることが多い。外固定を行う場合は，固定部位として骨折部の

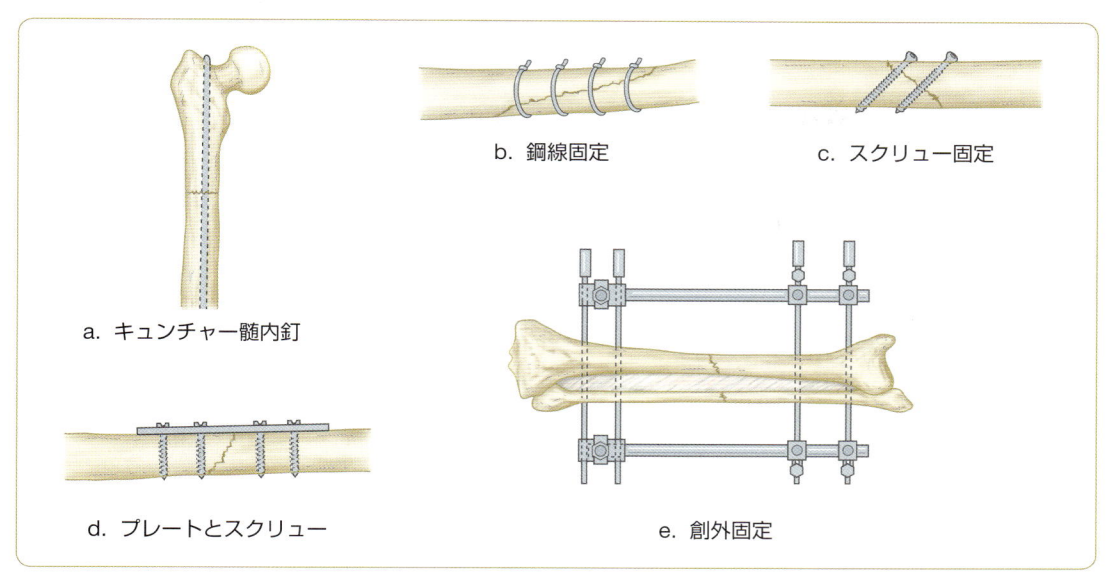

b. 鋼線固定

c. スクリュー固定

a. キュンチャー髄内釘

d. プレートとスクリュー

e. 創外固定

▶図5-4　手術的固定法

上下2関節を含めるのが原則である。たとえば脛骨骨折の場合は，膝関節と足関節を含める。

牽引療法は，緩徐な整復と固定という2つの効果を同時に兼ねる治療法で，おもに小児の骨折に用いられる（▶249ページ）。原則として良肢位を保持する必要がある。長期臥床が必要という欠点もある。

観血的整復固定術▶　手術的に整復操作を行い，内固定材を用いて骨接合を行う場合を，**観血的整復固定術**という。

①**観血的整復固定術の利点と欠点**　利点としては，解剖学的整復が確実にできる，固定が同時に行える，外固定の期間が短く術後早期から関節可動域訓練が行える，などがあげられる。一方，欠点としては，全身的・局所的な侵襲がある，開創によって感染の危険性がある，固定材料である内副子が生体内異物としてはたらくことがある，などがある。

②**手術の時期**　骨折直後で局所の腫脹が出現していない時期が最良であるが，5〜7日後の腫脹が減退した時期に行う場合もある。観血的手術の要点は，軟部組織の愛護，とくに骨膜の温存に努めることである。

③**固定法**（▶図5-4）　長管骨の骨幹部骨折の治療には，髄内釘（ずいないてい）が使用されることが多い。螺旋骨折には，ワイヤー（鋼線）締結法やスクリュー（螺子（らし））固定法が行われるが，これらの方法は力学的に弱いため，最近では単独で用いることはまれである。金属製のプレートとスクリューを用いる固定法は，各種の骨折に広く用いられている（▶図5-4-d）。開放骨折の場合は，骨折部の近位と遠位に挿入した金属製のピンを固定器で連結して固定する創外固定法が用いられることが多い（▶図5-4-e）。

● リハビリテーション

　骨折治療においては，関節の拘縮や不動性筋萎縮を最小限にするために，なるべく早期から積極的な運動療法を行うことが重要である。固定期間中は等尺性運動や骨折部位周囲の関節可動域訓練を指導する。骨折治癒が硬性仮骨期に入れば，自動運動の開始時期と考えて積極的に関節可動域訓練を指導する。

② 各種の骨折

　ここでは，とくに日常よく遭遇し，重要であると思われる骨折について述べる。

1 鎖骨骨折

　どの年齢においても最も多くみられる骨折の 1 つである。直達外力より，肩を下にして倒れるなどの介達外力によるもののほうが多い。

　中央 1/3 の骨幹部骨折が大部分をしめ，中枢骨片は胸鎖乳突筋の牽引により上後方へ，末梢骨片は肩・上腕の自重で下方へ偏位し，大・小胸筋の緊張から内方へ短縮・縦転する(騎乗位変形)。このため整復には胸をはらせ，肩をできるだけ後上方に引くようにさせる。変形骨癒合をおこすことが多いが，一般に機能障害は軽度である。

　治療としては鎖骨バンドが用いられることが多い。保存療法で治療されることが多いが，転位や短縮が著しいときや，遠位端の骨折で整復位の保持が困難な場合は，観血的手術の対象となる。

2 肋骨骨折

　高齢者を中心として，非常に頻度の高い骨折である。直達外力によるものが圧倒的に多く，好発部位は第 5〜8 肋骨である。骨転位はまれであるが，ときに内方転位によって胸膜や肺の損傷などを合併して，重篤な症状をおこすこともある。

　治療には，弾性包帯などによる固定を行うが，固定用のバストバンドを用いることが多い。特殊な肋骨骨折として，ゴルフの愛好者で脊椎に近い部位に疲労骨折をおこすことがある。

3 上腕骨近位部骨折

　高齢者が転倒して手や肘をついたときに，介達外力でおこる。しばしば骨片の数によって 2 パート骨折から 4 パート骨折までに分類される。転位の少ない骨折では三角巾固定のみで早期運動療法を行う。最近ではプレートや髄内釘を用いた内固定もしばしば行われる(▶図 5-5)。高齢者では人工骨頭置換術が

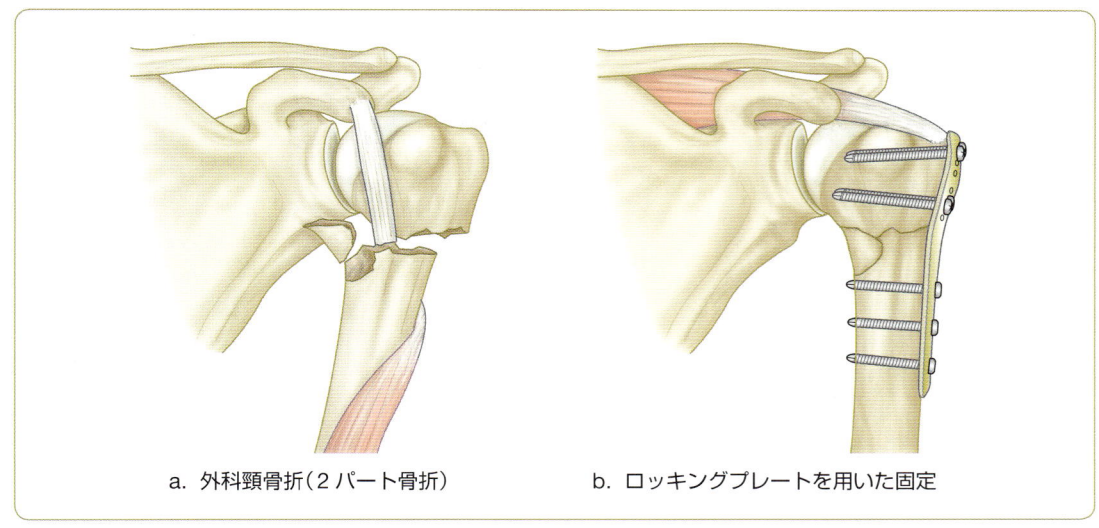

a. 外科頸骨折（2 パート骨折）　　　b. ロッキングプレートを用いた固定

▶図 5-5　上腕骨近位部骨折

行われる場合もある。

4　上腕骨骨幹部骨折

　　直達外力のほか，野球の投球や腕相撲などの際に，自分の筋力によって螺旋骨折をおこすこともある。橈骨神経が骨に近接して走行しているので，受傷時や治療の過程で橈骨神経麻痺をおこすことがある。保存療法で安定性が得られない場合には，プレートや髄内釘による固定術が行われる。

5　上腕骨遠位部骨折

　　小児に多い骨折で，倒れて手をついたときにおこる。次の 2 つの場合に区別されるが，最も多いのは顆上骨折である（▶図 5-6-a）。

上腕骨顆上骨折 ▶　ほとんどは肘伸展位でおこる伸展型骨折であるが，まれに肘屈曲位での受傷で屈曲型骨折がおこる。疼痛が強く，肘関節の自動運動は不可となり，上腕遠位に腫脹を生じる。合併損傷として橈骨神経・正中神経損傷などをおこすことがある。最も注意しなければならないのは，血管の圧迫または損傷による障害である。これに気づかないと阻血による前腕筋の壊死・線維化のために著しい機能障害を生じる（フォルクマン Volkmann 拘縮，▶121 ページ）。また，整復が不十分な場合は，後遺症として内反肘や屈曲障害を生じることがある。

　　診断には，正確な正面・側面の単純 X 線像（場合によっては斜位像）が必要であり，健側との比較が有用である。

　　治療としては，徒手整復後，経皮的鋼線固定（ピンニング）を行うのが主流である。徒手整復が困難な場合は観血的整復に切りかえる。後遺症として内反変形が残存することがある。

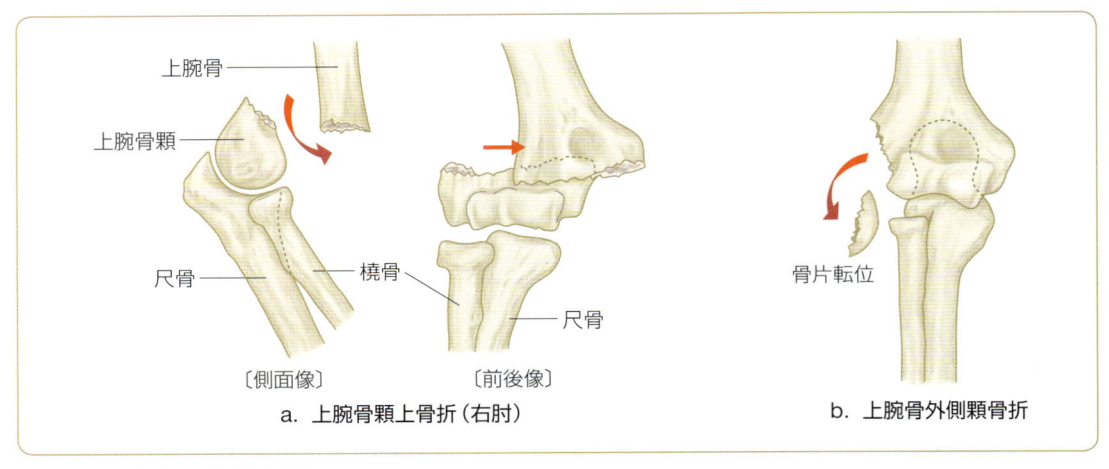

上腕骨—

上腕骨顆—

尺骨—　　　—橈骨

　　　　　—尺骨

〔側面像〕　　〔前後像〕

a. 上腕骨顆上骨折（右肘）

骨片転位

b. 上腕骨外側顆骨折

▶図 5-6　上腕骨遠位部骨折

上腕骨外側顆骨折 ▶　肘伸展位で転倒し，肘関節内反，あるいは外反位で発生する。付着した筋肉の作用のため，骨片が回転するような形で転位を示すことが多く（▶図5-6-b），保存的に治療すると偽関節をおこしやすい。幼児におこることが多く，この時期には骨化が十分でないので，骨片の大きさや転位の判断を誤りやすい。

　　転位がないか軽度な場合は保存療法を行うこともあるが，転位がある場合は，観血的に整復して2～3本の鋼線で固定し，ギプス固定を行う方法が一般的である。偽関節となった場合には外反肘変形を生じ，遅発性尺骨神経麻痺をおこすことがある。

6　肘頭骨折

　　多くは直達外力によっておこるが，まれに上腕三頭筋の牽引力による介達外力によって生じることがある。転位が少ない場合には保存的に治療されるが，上腕三頭筋の牽引力によって骨片が離開し，観血的整復固定術を必要とすることが多い。手術は鋼線とソフトワイヤーによる引き寄せ鋼線締結法 tension band wiring が一般的である。

7　橈骨・尺骨骨幹部骨折

　　橈骨・尺骨がほぼ同じ高さで横骨折をおこす。直達外力，あるいは軸圧と捻転力によっておこる。筋や骨間膜と骨との関係で，保存的な手段では整復も固定もむずかしい。また正確な整復位が得られないと回内外の機能障害をきたすため，観血的に治療されることが多い。手術にはプレートとスクリューが用いられることが多い。

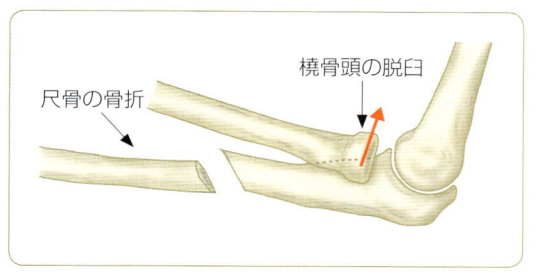

▶図 5-7　モンテジア骨折

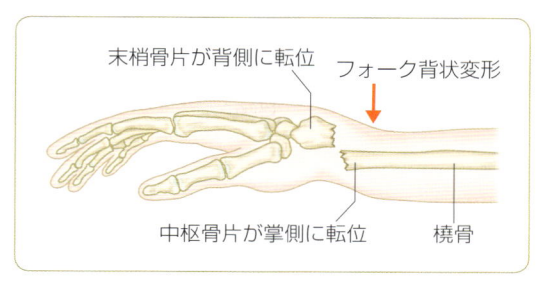

▶図 5-8　橈骨遠位端骨折（コーレス骨折）

8 モンテジア骨折 Monteggia fracture

　尺骨骨幹部の骨折と橈骨頭の脱臼を伴う骨折である。尺骨は近位 1/3 付近で骨折することが多い。橈骨頭の脱臼が見逃される場合があるので，注意を要する（▶図5-7）。新鮮例では徒手整復が可能な症例が多いが，ギプス内で再転位がおこることもよくある。徒手整復不能例や整復位を保持できない場合は，観血的治療を行う。

9 橈骨遠位端骨折

　骨折のなかで最も頻度の高いものの 1 つである。比較的若年の骨粗鬆症患者に頻発する骨折で，手をついて倒れたときに介達外力によっておこることが多い。

　定型的転位としては，橈骨関節面より 1〜3 cm 中枢側で末梢骨片が背側に，中枢骨片が掌側に転位し，フォーク背状の変形があらわれる（▶図5-8）。これをコーレス Colles 骨折という。逆に手関節掌屈位で発生し，遠位骨片が掌側に転位する骨折をスミス Smith 骨折という。

　診断は単純 X 線像でなされるが，関節内骨折の有無を診断するためには CT が有用である。

　治療としてはまず徒手整復を行い，再転位を防ぐために，手関節中間位あるいは軽度掌屈尺屈位でギプス固定を行う。整復や整復位の維持が困難な場合は手術療法が選択される。術式としては，近年はプレート固定が主流であるが，経皮的鋼線固定や創外固定が用いられることもある。

10 大腿骨近位部骨折

　代表的な骨粗鬆症性骨折であり，近年人口の高齢化に伴って急速に増加している。高齢者が転倒して立てなくなった場合は本骨折を疑う。骨頭骨折，頸部骨折，転子部骨折，転子下骨折に分類される（▶図5-9）。

症状 ▶　転倒や低所からの墜落など，軽微な外力で生じる。受傷後ただちに起立不能

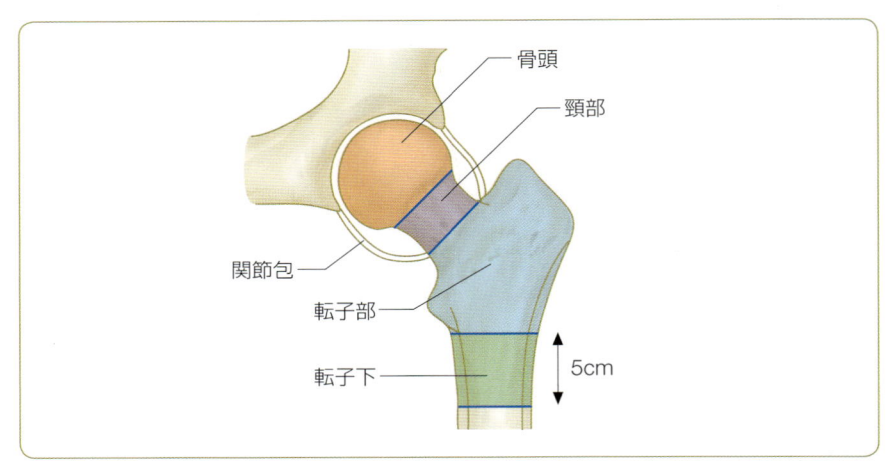

▶図5-9　大腿骨近位部骨折の分類

となり，下肢の短縮がみられることが多い。

　　頸部骨折は関節包内骨折であるため腫脹は軽度である。一般的にガーデン分類 Garden stage によって分類される（▶図5-10）。stage Ⅰ は不完全骨折であり，外反陥入型である。stage Ⅱ は転位のない完全骨折である。stage Ⅲ は転位のある完全骨折であり，近位骨片は内反している。stage Ⅳ は転位高度の完全骨折である。

　　転子部骨折では，出血のため大転子部から殿部にいたる著しい腫脹を生じる。患肢は短縮し，外旋変形をおこす。

診断▶　診断には単純 X 線像が用いられるが，転位が少ない場合は診断が困難なことも多く，MRI による診断が推奨される。

治療▶　頸部骨折は関節包内骨折であり，整復がむずかしいことに加え，骨頭への血行障害が生じるために偽関節となる頻度が高く，骨癒合がおこっても大腿骨頭壊死を生じることがある。60 歳以上の場合は，このような理由により人工骨頭置換術が行われることが多い（▶100 ページ，図5-11-a）。一方若年者では自己の骨組織温存を目的に中空ねじ cannulated screw やハンソンピンを用いた骨接合術が行われることも多い。

　　転子部骨折は，血行のよい骨幹端部の骨折であるため，骨癒合は良好である。しかし，高齢者の長期臥床は全身状態の悪化や褥瘡（じょくそう）・肺炎などの廃用症候群をきたすため，早期に観血的整復固定術が行われる。固定には，CHS（compression hip screw）などの髄外型あるいは髄内型インプラント（ガンマネイル）が用いられる（▶100 ページ，図5-11-b, c）。

11 大腿骨骨幹部骨折

　　大腿骨骨幹部骨折は，交通事故や転落などの高エネルギー外傷でおこること

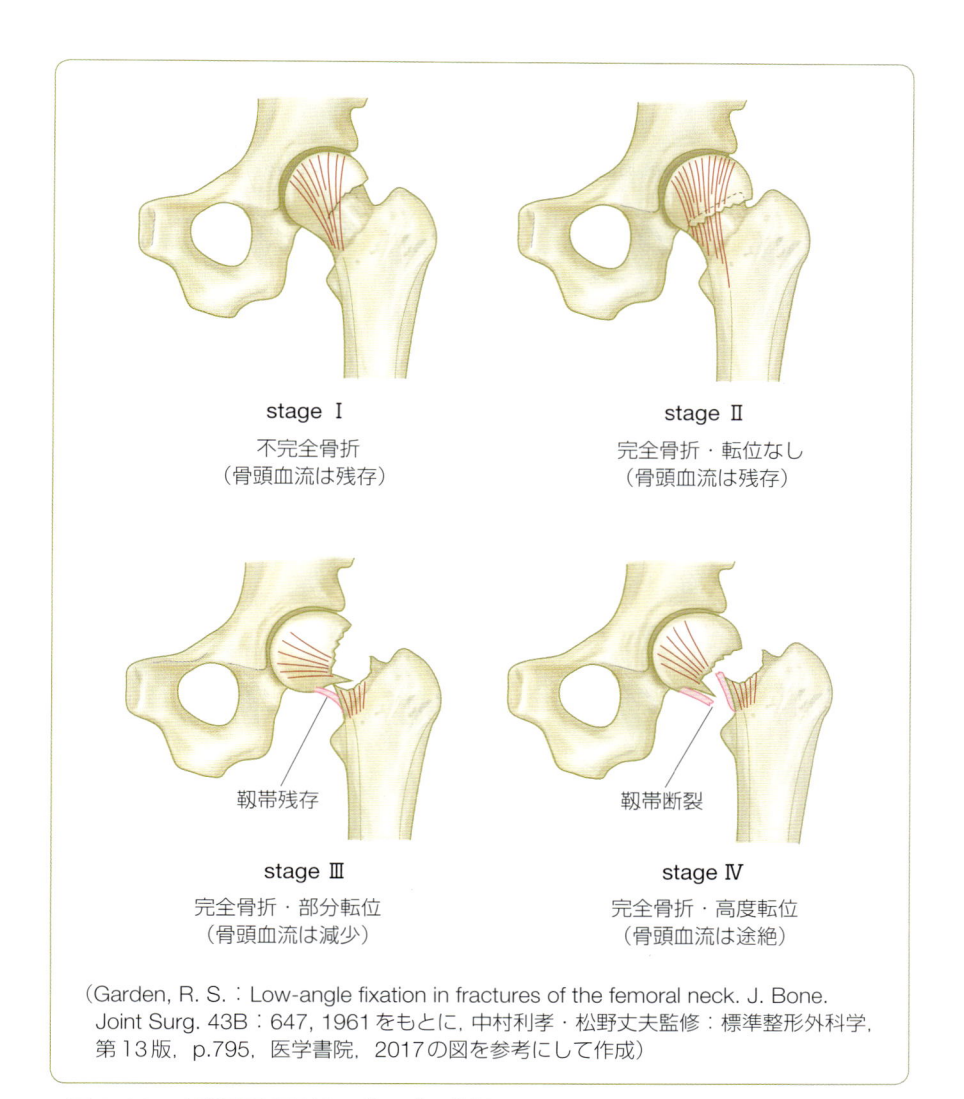

stage Ⅰ
不完全骨折
（骨頭血流は残存）

stage Ⅱ
完全骨折・転位なし
（骨頭血流は残存）

靭帯残存

stage Ⅲ
完全骨折・部分転位
（骨頭血流は減少）

靭帯断裂

stage Ⅳ
完全骨折・高度転位
（骨頭血流は途絶）

（Garden, R. S.：Low-angle fixation in fractures of the femoral neck. J. Bone.
Joint Surg. 43B：647, 1961 をもとに，中村利孝・松野丈夫監修：標準整形外科学，
第13版，p.795，医学書院，2017の図を参考にして作成）

▶図5-10　大腿骨頸部骨折のガーデン分類

が多い。小児（幼児）の場合には虐待を疑う必要もある。臨床症状としては，大
腿部の激しい疼痛，腫脹，変形をみとめる。臨床症状および単純X線像から
診断は容易であるが，隣接する股関節や膝関節の骨折を見逃さないように注意
が必要となる。成人では閉鎖（皮下）骨折であっても500〜1,000 mLの内出血
があるため，出血性ショックなど全身状態に注意する。

　5歳以下の乳幼児では，ブライアント Bryant 垂直牽引法を行い，仮骨が形
成されたのち股関節ギプス hip spica で固定する。成人では整復や整復位の維
持が困難な場合が多いため，積極的に観血的整復固定術が行われる。固定には，
髄内釘やプレートが用いられる。

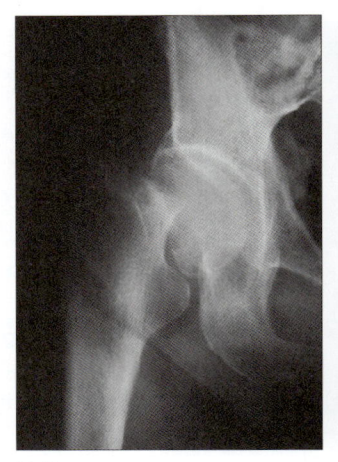
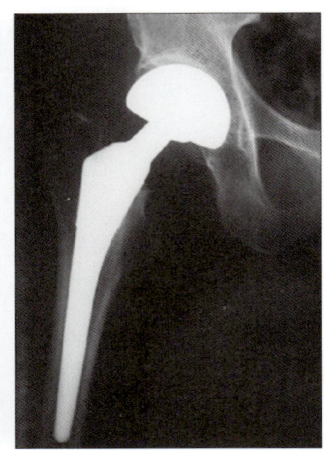

術前　　　　　　　　　　　　人工骨頭置換術後

a．大腿骨頸部骨折に対する人工骨頭置換術

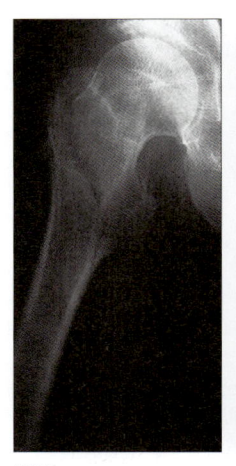
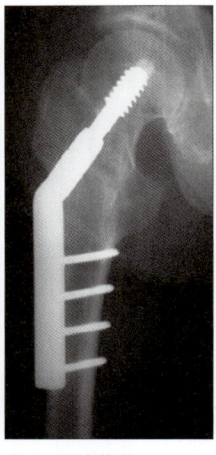
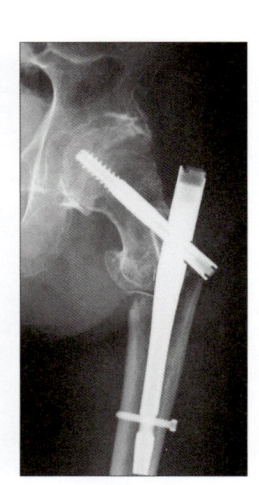

術前　　　　　　　　　　CHS 固定術後　　　　　　c．大腿骨転子下骨折に対

b．大腿骨転子部骨折に対する CHS 固定　　　　　　　するガンマ形髄内釘

▶図 5-11　大腿骨近位部骨折の治療法

12 膝蓋骨骨折

　　　直達外力では前方に倒れて膝をついた際に膝蓋骨を打撲することでおこる。
介達外力としては，膝関節屈曲位で大腿四頭筋の牽引力がはたらいた場合に生
じる。転位が少なければ保存的治療が可能であるが，多くの場合，観血的整復
固定術が行われる。固定には，鋼線とソフトワイヤーを用いた引き寄せ鋼線締
結法が使用されることが多い。関節内骨折であるので，早期に運動訓練を開始
する。

13 下腿骨骨幹部骨折

　　下腿は外傷を受けやすい場所であり，頻度も高い。軟部組織の被覆が少なく，中・下 1/3 境界部は血液循環がわるいために，遷延治癒や偽関節の危険性が高い。

　　転位の少ない閉鎖（皮下）骨折は保存的に治療されることも多い。ギプス固定ののち，膝蓋腱支持 patellar tendon bearing（PTB）式負荷歩行装具が用いられる。観血的整復固定術では，髄内釘法やプレートによる骨接合術が用いられる。

14 足関節果部骨折

　　足部に内外反や回旋力がかかることでおこる。外力の方向によって受傷機転が異なるが，次に述べる踵骨骨折とならんで，足部の変形や機能障害を残しやすい骨折である。

　　過度の外転・内転が足関節に加わることによって，靱帯に強い力がかかり，その力で裂離骨折を引きおこす。ほとんどの場合，足部に外旋力がはたらいて発生する。このため内果の骨折が多い（▶図 5-12）。

　　診断には単純 X 線像が用いられるが，骨片の正確な把握には CT が有用である。関節内骨折であるため，正確な整復を行わないと足関節機能を損なう。このため転位がある場合は，観血的整復固定術が行われる。内果には果部スクリュー固定が，外果にはプレート固定またはスクリュー固定が行われることが多い。

15 踵骨骨折

　　多くは高所から墜落して 踵 から着地したときに，直達外力が加わっておこる。骨折のおこる部位によって，次の 3 型に分けられる。

（1）踵骨後部の骨折：アキレス腱付着部で，下腿三頭筋の筋収縮による裂離骨

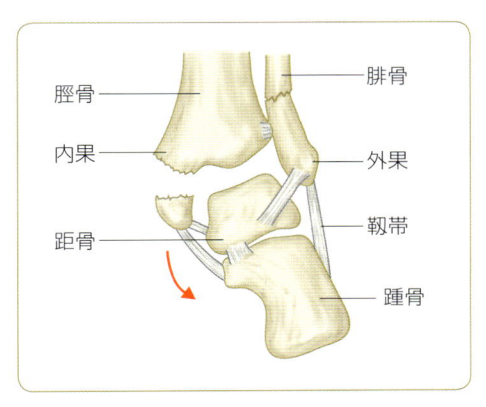

▶図 5-12　右足関節果部の外転骨折

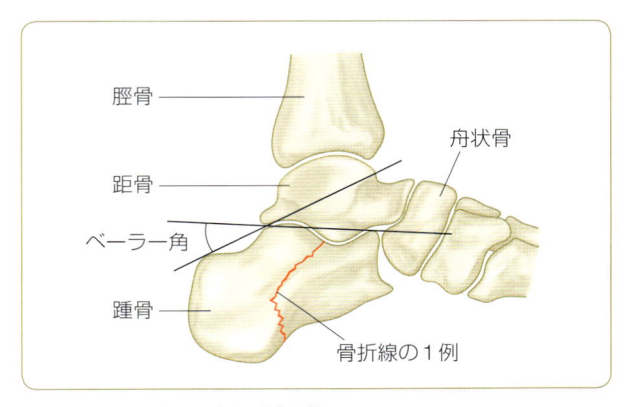

▶図 5-13　踵骨骨折の側面像

折(鴨嘴骨折)を生じる。

(2) 踵骨体部の骨折：距踵関節面のずれを伴うものと伴わないものとがあり，伴うものは転位を矯正しないと，頑固な疼痛を残す可能性が高い。

(3) 踵骨前部の骨折：骨折によって踵骨が圧潰されるため，ベーラー Böhler 角(踵骨隆起関節角；▶101ページ，図5-13)の減少・消失がおこる。

　一般的には，転位が大きい場合はヴェストゥエス Westhues 法(スタイマンピンを踵骨に刺入し，てこの原理を応用して整復を行い，ベーラー角を回復させる方法)によって整復固定を行う。距踵関節のずれがあるときは，観血的整復固定術が必要である。

16 骨盤骨折

　骨盤輪骨折と寛骨臼骨折に分けることができる。骨盤輪骨折では，大量出血のために**出血性ショック**に陥ることがある。また，麻痺や膀胱直腸障害などの神経合併症を生じることがある。側方圧迫型，前後圧迫型，垂直剪断型に分類されるが(ヤング-バージェース Young-Burgess 分類)，とくに垂直剪断型骨折(マルゲーニュ Malgaigne 骨折)では骨盤輪の2か所以上の破綻によって片側骨盤が頭側転位し，大量出血のリスクが高い(▶図5-14)。

　骨盤輪の破綻を生じる骨盤骨折は，骨折のなかでも生命予後をおびやかす最も重篤な骨折である。出血性ショックに注意が必要であり，点滴路を確保して十分な輸液と，必要に応じて輸血を行う。骨盤内臓器，とくに膀胱・尿道などの泌尿器系の損傷を合併することが多いので，必ずバルーンカテーテルを留置する。骨盤輪の不安定性が存在する場合には創外固定を行う。出血に対しては経カテーテル動脈塞栓術が行われる。

　寛骨臼骨折においては，転位がある場合には観血的整復固定術を行う。

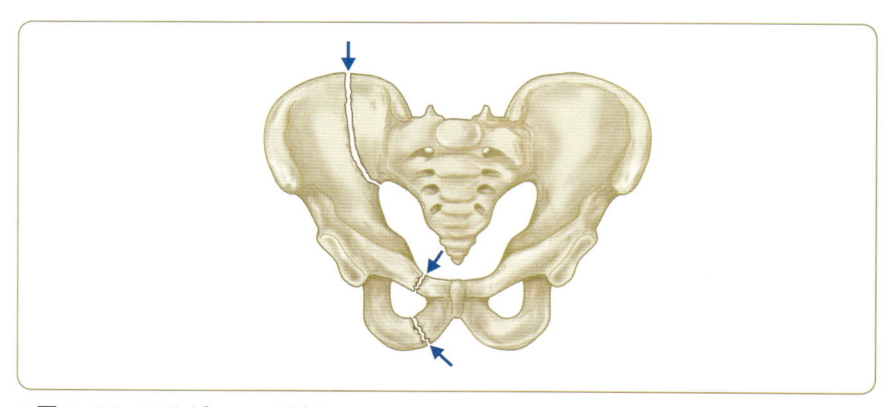

▶図5-14　マルゲーニュ骨折

17 脊椎骨折

脊椎骨折は脊髄損傷を伴う場合があるため，正確な診断が重要である。部位によって上位頸椎，中・下位頸椎，胸・腰椎骨折に分類される。

上位頸椎損傷▶ 頭部からの圧迫によって生じる環椎（C_1）破裂骨折（ジェファーソン Jefferson 骨折），軸椎（C_2）歯突起骨折，伸展外力によって発生する軸椎関節突起間骨折（ハングマン hangman 骨折）などが有名である（▶図5-15）。横隔神経の髄節は C_2 付近に存在するため，上位頸椎損傷では呼吸障害を生じることがある。

中・下位頸椎骨折▶ 好発部位は第5～7頸椎の高さであり，単独で圧迫骨折をおこすことは非常に少なく，ほとんどが脱臼骨折のかたちをとる。頸椎の脱臼骨折では頸髄損傷を引きおこし，その結果，四肢麻痺となることが多い。

治療法としては，整復・固定のために頭蓋直達牽引法やヘイローベスト固定（▶図5-16），頸椎装具などが用いられる。頸椎の不安定性が強く長期臥床が予

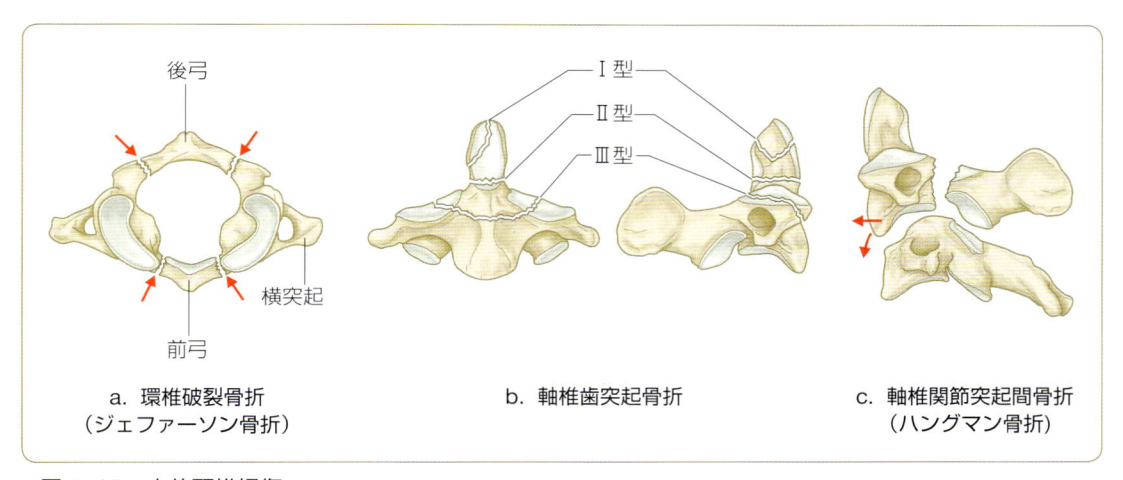

後弓
横突起
前弓
I型
II型
III型

a. 環椎破裂骨折
（ジェファーソン骨折）

b. 軸椎歯突起骨折

c. 軸椎関節突起間骨折
（ハングマン骨折）

▶図5-15　上位頸椎損傷

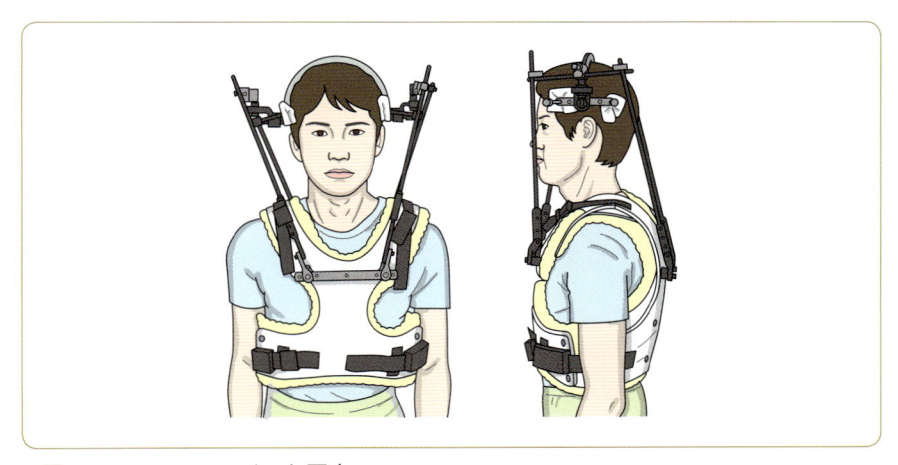

▶図5-16　ヘイローベスト固定

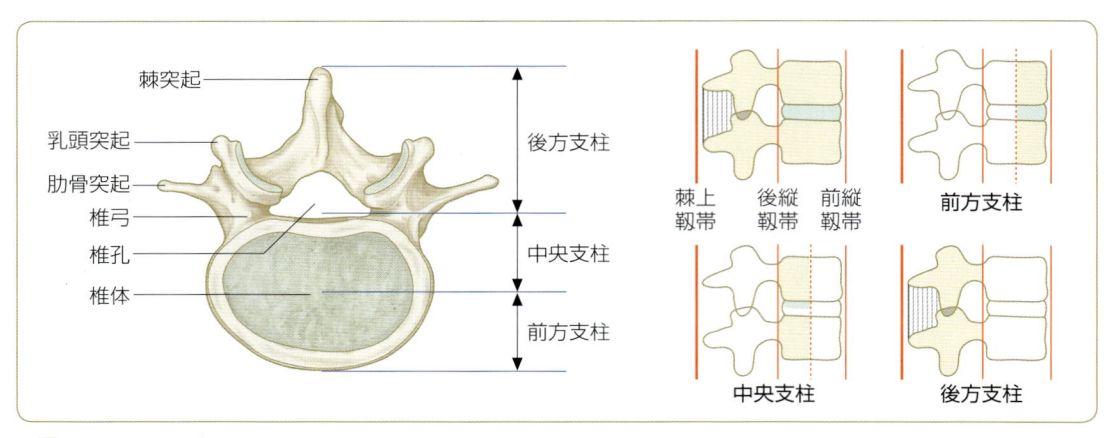

▶図 5-17　three-column theory

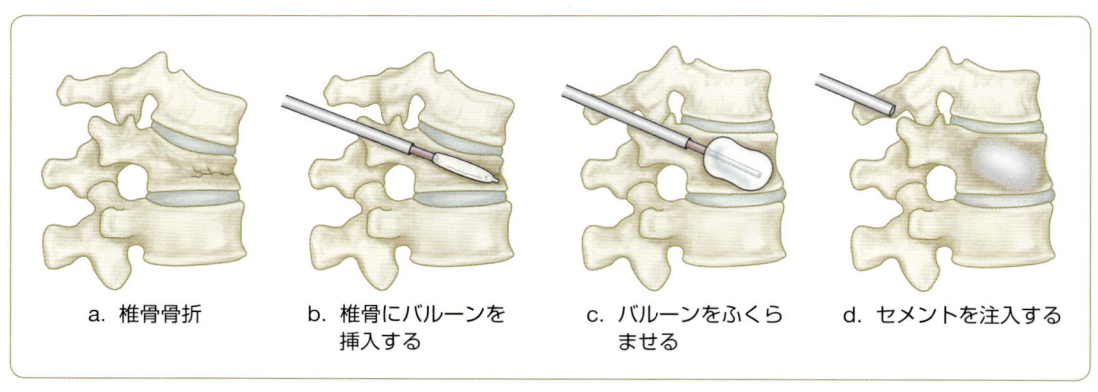

▶図 5-18　バルーン椎体形成術（BKP）

測される場合は，手術的治療が行われる。

胸・腰椎骨折▶　骨折の好発部位は，第 11・12 胸椎，第 1 腰椎の胸腰椎移行部である。脊柱を前方支柱，中央支柱，後方支柱に分類したデニス Denis による three column theory では，損傷される column が多いほど不安定となる（▶図 5-17）。前方，中央支柱に損傷が見られる破裂骨折 burst fracture は後壁が脊柱管へ突出することで重篤な麻痺を生じる場合がある。特殊なものとして屈曲伸延損傷（シートベルト型損傷）がある。

　麻痺症状がなければベーラー Böhler 法（伸展位での体幹ギプス固定）が行われ，非観血的に整復・固定がはかられる。破裂骨折や脱臼骨折で不安定性が強い場合は，金属内固定材（インストゥルメンテーション）を用いた観血的固定術が行われる。近年，より侵襲が少ない方法として，骨折部に骨セメントを充塡するバルーン椎体形成術 balloon kyphoplasty（BKP）も行われるようになってきた（▶図 5-18）。

B 脱臼

脱臼 dislocation は，骨折とともに，整形外科領域における最も重要な疾患群の１つであり，正しく理解しておかなければならない。

① 脱臼とは

脱臼とは，関節面相互の適合性が失われた状態をさし，関節可動域の制限や異常可動性をおこすものである。逸脱が不完全で関節面が一部接触している場合を**亜脱臼** subluxation という。

脱臼の状態は，末梢側の関節端が中枢側に対してどのような位置関係にあるかによってあらわされる。たとえば膝関節脱臼で，脛骨上端が大腿骨に対して後方に転位していれば，膝関節後方脱臼という。一方，脊椎の脱臼は，上方にある脊椎の位置で表示される。たとえば，第４・５頸椎間で脱臼して第４頸椎が前方にあれば，第４頸椎の前方脱臼という。

● 脱臼の分類

外傷性脱臼 ▶ 関節に機械的な外力が加わると，外力の作用する方向に骨頭が圧迫されて脱臼がおこる。炎症症状としては，強い痛みや腫脹がおこる。骨折を合併することもある（脱臼骨折）。

治療は，整復・固定・リハビリテーションの３段階からなる。まず徒手整復を実施し，その肢位に保持・固定が行われるが，期間は軟部組織損傷が修復される程度の期間（1〜3週）でよい。その後は，関節自体の機能である運動性を保持させるために，早期に関節可動域増大訓練，筋力増強訓練を中心としたリハビリテーションを行う。

反復性脱臼と ▶ 外傷性脱臼のあと，軽微な外力，または特定の肢位をとることによって，繰
習慣性脱臼 り返し脱臼をおこすものを**反復性脱臼**という。肩関節に最も多く，外傷後に生じることが多い。

一方，外傷の既往がなく，先天的な関節包や靱帯の弛緩性によって繰り返す脱臼を**習慣性脱臼**という。

随意脱臼 ▶ 自力で任意に脱臼をおこせるものを随意脱臼といい，肩関節が好発部位である。

② 各種の脱臼

ここでは，頻度の高い重要な外傷性脱臼について述べる。

1 肩関節脱臼

外傷性脱臼のなかで最も多く，全脱臼の約半数を占める。肩関節は，人体のなかで最大の可動性をもつ球関節である。その解剖学的特性として，骨頭に比べて関節窩が非常に小さく，また支持軟部組織が関節包，関節唇と小筋の集合体である**回旋筋腱板** rotator cuff（肩甲下筋・棘上筋・棘下筋・小円筋の4筋の腱からなる）だけという弱点があるため，外力によって比較的容易に脱臼する。

脱臼した骨頭の位置によって，①前方脱臼，②後方脱臼，③下方脱臼に分けられるが，前方脱臼の一種である前方烏口下脱臼が最も多い。この脱臼では，骨頭を烏口突起下に触知できる。整復の前に，骨折や腋窩神経の損傷がないかどうかを確認する必要がある。後方脱臼の頻度は高くないが，見逃されることが多いので注意が必要である。

診断▶ 診断は，単純X線像で脱臼位を確認して行う（▶図5-19-a）。後方脱臼の診断は前後像のみではむずかしく，正確な2方向撮影が必要である。

治療▶ 前方脱臼の徒手整復法としては，ヒポクラテス Hippocrates 法やコッヘル Kocher 法が有名であるが，これらの方法は骨折などの二次損傷をおこすことが多い。このため無麻酔の場合は，挙上位でゆっくり牽引力を加えるミルヒ Milch 法（▶図5-19-b）や，腹臥位で5kg前後のおもりをつり下げて牽引力を加えるスティムソン Stimson 法のような愛護的方法が選択されることが多い。整復後は3週間程度の内旋位固定を行うが，若年者では再発することが多く，固定期間は再発率に影響しないという報告もある。

反復性脱臼に対しては，バンカート Bankart 修復術などが行われる。最近では主として関節鏡視下に手術が行われる。

2 肘関節脱臼

肩関節脱臼についで頻発する。大部分が肘関節後方脱臼で，とくに両前腕骨脱臼が多い。これは，肘を伸展位にしたまま手をついて倒れると，介達外力から肘頭が支点となって前腕骨が後方にずれておこる（▶図5-20）。

症状としては，軽度の屈曲位をとり完全伸展ができず，また肘頭の突出を後方に触れる。

前腕を軸方向に牽引することによって整復される。整復後は3週間程度の外固定を行ったのち，自動運動を開始する。

3 肘内障

幼児の手を強く引っぱったときなどに，急に泣き出して手を動かさなくなる

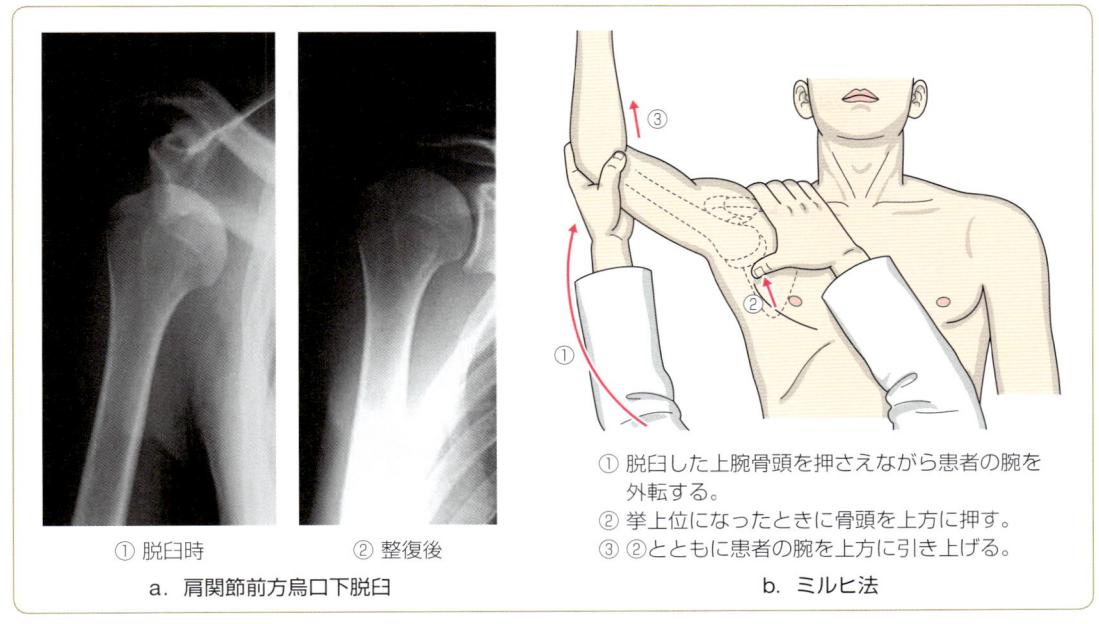

① 脱臼時　　　　　② 整復後
a. 肩関節前方烏口下脱臼

① 脱臼した上腕骨頭を押さえながら患者の腕を外転する。
② 挙上位になったときに骨頭を上方に押す。
③ ②とともに患者の腕を上方に引き上げる。

b. ミルヒ法

▶図5-19　肩関節脱臼

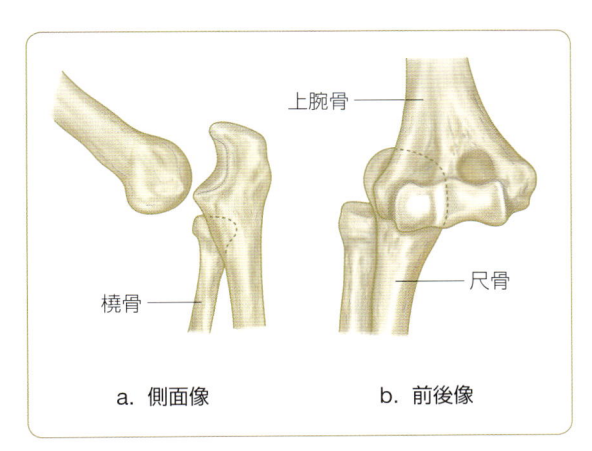

a. 側面像　　　　　b. 前後像

▶図5-20　肘関節脱臼

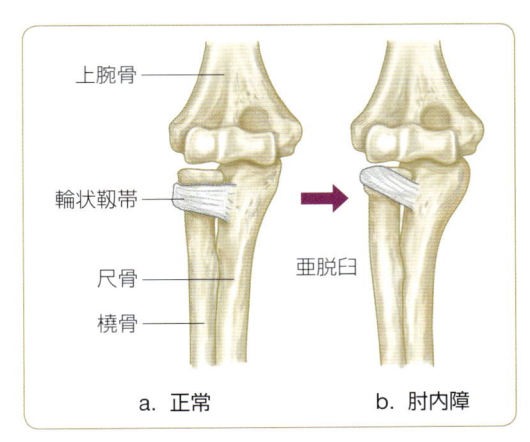

a. 正常　　　　　b. 肘内障

▶図5-21　肘内障

ことがある。これが肘内障で，橈骨頭を取り巻いている輪状靱帯が橈骨頭に対して亜脱臼した状態である（▶図5-21）。前腕は回内位をとり，肘の自動屈曲ができない。

　治療は，肘関節を軽く曲げ，母指を橈骨頭にあてて前腕を回外させながら橈骨頭を押し込むと，かすかな整復音（感）とともに整復される。整復後は特別な処置は必要ではない。再発に注意が必要である。

4 外傷性股関節脱臼

　　股関節は肩関節と違って強靱な関節包・靱帯で支持されているため，脱臼を
おこすことはまれであり，高所からの転落や交通事故など，強い外力がかかっ
た際におこる。後方脱臼が大部分で，症状としては起立不能，強い疼痛，高度
の運動制限などがみられる。股関節屈曲位で前方からの外力が加わった際に生
じ，自動車乗車中に衝突して膝をダッシュボードに打ちつけた場合(ダッシュ
ボード損傷)などに生じる。

　　十分に麻酔をして，徒手整復を行う。臼蓋部の骨折を伴う場合は，観血的整
復固定術を要することもある。

5 肩鎖関節脱臼

　　肩峰と鎖骨(肩鎖靱帯)，烏口突起と鎖骨を結ぶ靱帯(烏口鎖骨靱帯)が損傷す
ると，鎖骨が上方へ変位して肩鎖関節脱臼をおこし，肩鎖関節が階段状になる
(▶図5-22)。整復は容易であるが，固定がむずかしい。転位が大きい場合は手
術を行う。

6 顎関節脱臼

　　大きく口を開けたりしたときにおこす前方脱臼で，口が開いたまま閉まらな
くなる。両母指にガーゼを巻きつけて口腔内に入れ，ほかの指は外に出して下
顎骨をはさみ，後下方へ回転させるように力を入れて整復する。固定は必要と
しないことが多い。

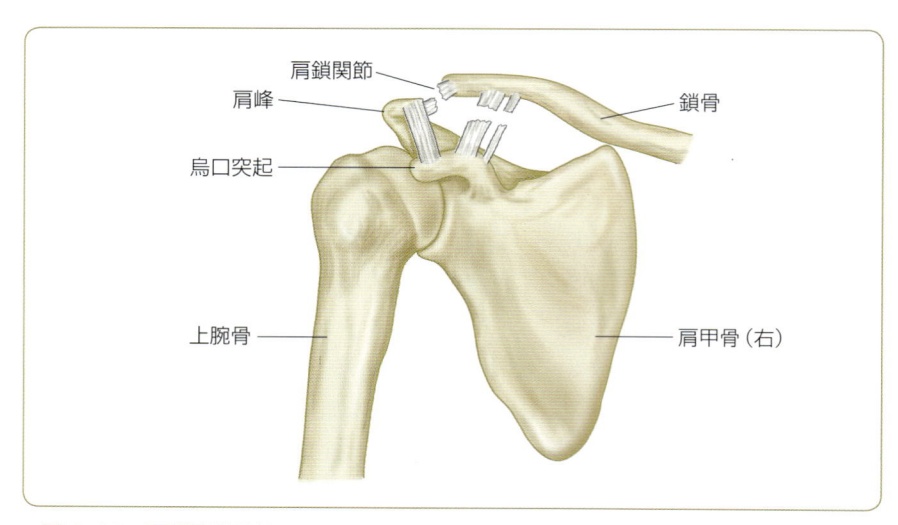

▶図5-22　肩鎖関節脱臼

7 頸椎脱臼

頸椎の椎間関節は，胸・腰椎より水平に近いため脱臼しやすい。近年，スポーツによるものが多くなっている。

骨折を合併した場合は，脊髄損傷を伴うことが多い。整復には頭蓋直達牽引を行い，整復されたあとは牽引やヘイローベスト固定を行う。保存療法で整復されない場合や不安定性がある場合は，観血的に整復する。整復操作で麻痺が悪化することがあるので注意が必要である。

C 捻挫および打撲

捻挫と打撲は，日常よく遭遇する外傷である。しかし，捻挫は靱帯など関節支持組織の損傷であることを念頭におく必要がある。

① 捻挫 sprain

病態▶ 急激な関節運動または一定方向への強制的な運動によって，生理的可動範囲以上の運動がおこると一時的に亜脱臼となるが，またもとに戻る。その際，関節包，ときには靱帯に損傷をおこす。関節体相互の位置関係は正常であるが，関節包損傷のために出血がおこり，関節血症を形成することもある。こうした状態を**捻挫**という。

症状▶ 症状は，関節内滲出液貯留による腫脹と痛みである。受傷の機転となった強制された方向への運動により強い痛みを生じ，その方向への運動が制限される。

とくに軟部組織の完全断裂では，適切な治療を行わないと支持性の低下をまねき，関節不安定性をおこすことがある。

治療▶ 初期治療としては RICE（局所の安静 rest，冷却 ice，圧迫 compression，挙上 elevation）を行う。損傷の程度に応じて絆創膏固定・弾性包帯固定・装具固定，ギプス固定，さらには手術（靱帯修復術）が行われることもある。

1 足関節捻挫

捻挫による外側靱帯の損傷は内側靱帯よりはるかに多く，果部骨折の場合とは逆である。靱帯損傷の程度は軽重さまざまであり，症状もそれに応じて軽いものから歩行不能のものまである。

診断は臨床所見（腫脹，圧痛など）から容易であるが，単純X線検査で骨折の有無を確認することが重要である。不安定性の検証は，臨床所見（前方引き出しテスト）に加えてストレスX線検査が行われる。

初期治療としては RICE が有効である。固定にはテーピング，ギプス，装具などが用いられる。不安定性が強い場合には靱帯修復術を行うことがある。

2 頸椎捻挫（外傷性頸部症候群）

自動車の追突事故において，頸部の過伸展と過屈曲による軟部支持組織の損傷によって生じる。むちうち損傷ともよばれ[1]，局所の疼痛のほか，ときに頭痛，耳鳴り，吐きけ，視力障害などの 愁 訴が出現する場合がある（バレー−リエウ Barré–Liéou 症候群）。

他覚的所見に乏しいことが多く，正確な病態は不明である。原因の一部に低髄圧症候群が存在するという意見もある。初期の 2〜3 週は局所の安静・頸部固定を行う。慢性化した場合は，牽引療法を試みる。

②打撲 contusion

外力（おもに鈍力）によっておこる皮下組織・皮膚などの軟部組織の損傷で，打撲部の皮下出血斑をみることが多い。外力機転によって直接鈍力が加わっておこる場合と，介達的におこる場合とがある。

D｜神経の損傷

中枢神経の損傷である脊髄損傷と末梢神経損傷に分類できる。脊髄損傷は脊椎の脱臼骨折や破裂骨折に伴っておこることが多く，大部分が転落や交通事故などの高エネルギー外傷によっておこる。末梢神経損傷は，腕神経叢損傷とその他の末梢神経損傷に分けられる。神経の損傷は，骨の損傷を伴わないことも多いので注意が必要である。

①脊髄損傷

わが国における脊髄損傷患者発生数は，年間 100 万人あたり 40 名程度とされている。損傷部位は頸髄が最も多く，胸腰髄がこれにつぐ。受傷原因は転倒，交通事故，転落が多い。最近では高齢者の軽度の外傷による脊髄損傷が増加している。

急性期には**脊髄ショック期**となり，受傷髄節を含めてそれより末梢の全反射が消失し，弛緩性麻痺をおこす。この時期には徐脈や血管拡張による血圧低下

---

1) 事故の際の頭部と頸部の動きが，むちを振る動きに似ていることからこうよばれる。

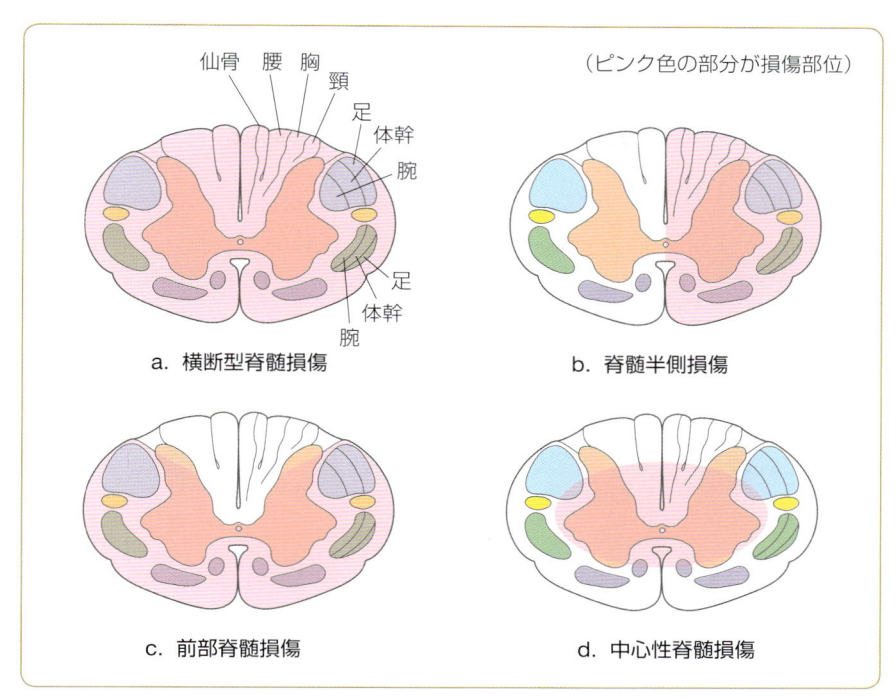

a. 横断型脊髄損傷　　　　　b. 脊髄半側損傷

c. 前部脊髄損傷　　　　　d. 中心性脊髄損傷

（ピンク色の部分が損傷部位）

▶図 5-23　横断的脊髄損傷部位による分類

が生じる。この時期を経て，やがて反射の回復がおこり，回復期に入る。麻痺の程度によって，**不全麻痺**と**完全麻痺**に分けられる。

　脊髄損傷は脊椎骨折を伴うことが多く（▶103 ページ），頸髄損傷は頸椎の脱臼骨折に伴っておこることが多い。第 4 頸髄節以上の損傷では，横隔膜麻痺のため呼吸が停止して死にいたることがあるが，第 5 頸髄節以下では横隔膜呼吸は維持される。特有な症状として体温の異常上昇・異常下降をみることがあり，予後は不良である。頸髄下部損傷のときには，交感神経麻痺のためにホルネル Horner 徴候（眼瞼裂隙の狭小，縮瞳，顔面半分の発汗障害）をきたすことがある。

　脊髄損傷は，脊髄の横断面における損傷部位からも分類することができる（▶図 5-23）。横断型脊髄損傷では損傷レベル以下の完全麻痺，完全感覚脱失を生じる。脊髄半側損傷（ブラウン-セカール Brown–Séquard 症候群）では脊髄障害側と同側の運動麻痺および深部感覚障害，反対側の温痛覚障害を生じる。前部脊髄損傷では病変部以下の温痛覚障害，運動麻痺，膀胱直腸障害が生じるが，深部感覚，2 点識別覚は保たれる。特殊な損傷として中心性脊髄（頸髄）損傷がある。上肢を支配する線維は中心部近くにあり，下肢を支配する線維は外側にあるため，上肢麻痺に比較して下肢の運動麻痺は軽度である。頸椎や椎間板の損傷を伴わない軽微な損傷によって高齢者に発生することが多く，予後は比較的良好である。

　　　　胸腰椎移行部の脊髄損傷は，この部分の脱臼骨折や破裂骨折によっておこることが多く，対麻痺となる。

診断▶ 脊髄損傷の診断は，頸髄から胸髄，腰髄，仙髄，馬尾までの縦の構造のなかでどのレベルが損傷しているのかを推定する**高位診断**と，脊髄の横断面においてどの部分が損傷しているのかを推定する**横断的局在診断**によって行われる。診断にあたっては，臨床所見と単純 X 線像，ミエログラフィー，CT，MRI が用いられる。とくに MRI は骨傷のない脊髄損傷の診断に必須であり，脊髄の腫脹，圧迫，断裂，髄内輝度変化などを観察することができる。また，神経学的高位の診断は，治療方針の決定にもつながるので重要である。

治療▶ 症状の悪化や新たな発生を予防するために，患者の搬送や移動時には局所の安静を保つように十分注意することが必要である。急性期には患者の救命が最も重要であり，頭部外傷や骨盤臓器損傷など，生命予後を左右する合併損傷に注意する。頸髄損傷患者の場合には呼吸モニタリングが必須である。神経保護の目的でステロイド薬の投与が行われる場合がある。また脊椎の整復，除圧，安定化を目的に手術が行われることがある。

　　　　急性期の症状が安定したら，早期からリハビリテーション，排尿管理，褥瘡予防を行う。とくに残存機能の維持・増強が，社会復帰へのカギとなる(▶285 ページ・315 ページ)。

② 末梢神経損傷

　　　　軽度の末梢神経麻痺は，整形外科臨床ではよくみられる症状であり，注射などによって医原性に生じることもある。麻痺の種類や症状を理解することは，発生の予防や治療において非常に重要である。

1 分類と診断

分類▶ 末梢神経損傷は臨床的には，セドン H. J. Seddon による分類が有用であるので，これにしたがって説明する(▶図 5-24)。

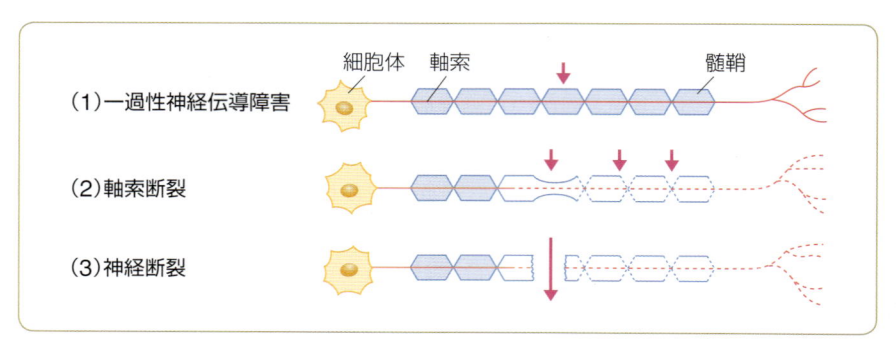

▶図 5-24　神経損傷の分類

[1] **一過性神経伝導障害**neurapraxia：髄鞘の部分的損傷による一過性の運動麻痺で，末梢神経の変性をおこさないもの。ほとんどの場合，麻痺や感覚障害は完全に回復する。

[2] **軸索断裂**axonotmesis：神経線維の軸索が損傷されることによっておこる。損傷部位より末梢ではウォラー Waller 変性[1]を生じる。神経内膜には損傷がないため，損傷部位から再生した軸索が遠位にのびていく。再生軸索は残存した神経内膜の道筋をたどってもとの終末器官に到達するため，予後は比較的良好である。

[3] **神経断裂**neurotmesis：軸索・髄鞘の完全損傷によって連続性が断たれるため，近位断端と遠位断端に間隙が生じる。軸索再生は近位断端からおこるが，間隙があるためにそのままでは神経回復は望めない。外科的な神経縫合術あるいは神経移植術が必要である。

　神経の再生速度は，1日平均約1mmであるといわれている。

症状▶　末梢神経損傷は一般に次のような症状を伴う。

　①**運動麻痺**　弛緩性麻痺をおこし，筋力が低下・消失する。徒手筋力テストが有用な検査である。

　②**感覚麻痺**　損傷神経の支配皮膚域に感覚障害をおこすもので，関連の感覚固有域を検査する。

　③**筋萎縮**　神経原性筋萎縮であり，2〜3か月で症状が最高に達し，ほぼ6か月で固定する。

　④**自律神経障害**　血管運動障害として，初期には充血・皮膚温上昇，後期には冷感・皮膚蒼白を呈する。さらに，発汗異常などがおこる。正中神経損傷・坐骨神経損傷において，ときに**灼熱痛（カウザルギー causalgia）**がおこるので，反射性交感神経損傷と考えられる。

診断▶　末梢神経損傷の診断には次のものが基準になる。

　①**筋電図所見**　完全損傷時には無反応状態となるが，3週間後には線維性攣縮電位 fibrillation potential があらわれる。神経再生の過程では多相性電位 polyphasic potential がみられる。

　②**ティネル Tinel 徴候**　再生軸索の先端部を叩打することによる末梢への放散痛であり，再生の有無，再生部位の確認に利用される。

　③**その他**　その他の特殊診断法として，神経伝導速度や強さ時間曲線（与える刺激の強さと興奮が生じるまでの時間をあらわしたもの）の測定，発汗機能検査や皮膚温測定などの自律神経検査があげられる。

治療▶　保存療法として，良肢位の保持，関節可動域訓練や電気療法（平流・低周波電流）などを含む理学療法を実施する。手術としては，神経剥離術・神経縫合

---

1) 神経線維の軸索が損傷あるいは断裂されたとき，その部位より末梢側の神経線維に生じる変性をいう。

術・神経移植術・神経移行術などが行われるが，神経の回復が期待できない場合は，機能再建法として腱移行術・腱固定術・関節固定術などが実施されることもある。

2　腕神経叢麻痺

　　頸椎から鎖骨・腋窩部までの限局した部位では，第 5 頸髄神経から第 1 胸髄神経が図 5-25 に示すような複雑な神経分布をとって末梢にいたるので，解剖学的理解が必須である。

原因▶　外傷性の腕神経叢損傷は，オートバイ事故などの直達外力によるものが多い。

病態と診断▶　頸髄から神経根が引き抜かれる場合(節前損傷，引き抜き損傷)と，神経根部より末梢で断裂する場合(節後損傷)とがある。節前損傷では回復は期待できないが，節後損傷は末梢神経断裂であるため神経縫合が可能である。鑑別には MRI・脊髄造影・CT ミエログラフィーによる検査が有用である。

病型▶　以下の 3 つの型に分類される。

　　①上位損傷型　第 5・6 頸髄神経(C_{5-6})の麻痺によって，上腕・前腕筋の運動麻痺があらわれ，おもに肩関節・肘関節の運動が障害される。

　　②下位損傷型　第 8 頸髄神経(C_8)，第 1 胸髄神経(T_1)の損傷によって，母指球・小指球・骨間筋の運動麻痺がおこり，わし手とよばれる特有の運動麻痺を示す(▶115 ページ，図 5-26-b)。T_1 の交感神経障害があると，**ホルネル Horner 徴候**(▶111 ページ)を合併する。

　　③全型　C_5 から T_1 までの 5 本すべての損傷で，患肢全体が完全な弛緩性麻痺となる。

治療▶　外傷性の腕神経叢損傷では，節前損傷か節後損傷かで治療法が異なる。短期間の観察ののち，回復がわるい場合は腕神経叢展開術を行い，上位神経根の引き抜き損傷(節前損傷)の場合は肋間神経移行術(肘屈曲の再建のために肋間神経を筋皮神経に移行)，節後損傷の場合は神経縫合術か神経移植術が行われる。

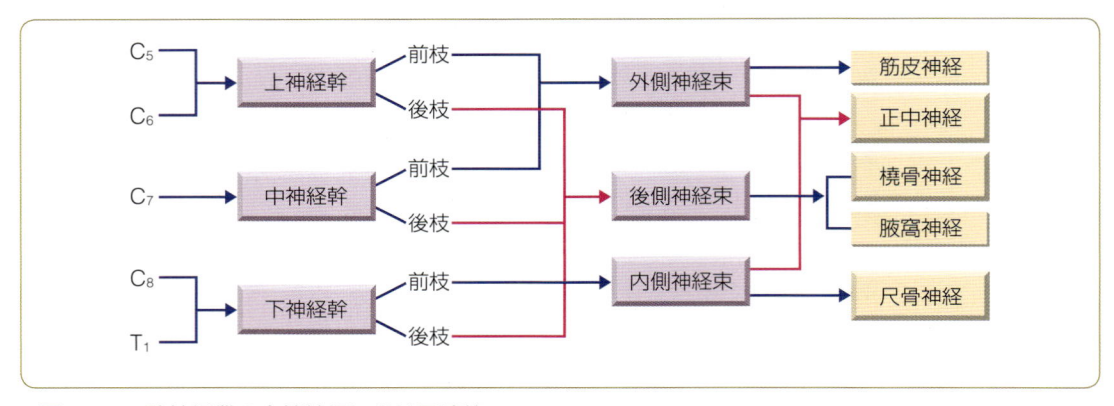

▶図 5-25　腕神経叢の末梢神経における連絡

これらの手術は，受傷後6か月以内に行わなければならない。機能再建術としては，腱移行術・腱固定術・関節固定術などが用いられる。

3 分娩麻痺

出産時の障害による腕神経叢損傷を分娩麻痺という。新生児の肩または頭が産道の狭窄部にとらえられ，それを解離しようと頸部を側屈したり，肩を下方に牽引することによっておこる。頭位分娩の場合，まず上位の部分が損傷を受け，外力が強くなるにしたがい損傷は下位に及ぶ。骨盤位分娩の場合は，上位に限局した損傷が多い。両側例はすべて骨盤位分娩で生じる。

分娩麻痺による障害は，神経損傷による麻痺と，神経の再生過程で生じた過誤神経支配による運動時の多数の筋の同時収縮による運動障害，その結果生じる骨格系の変化と関節拘縮である。

かつては，ある程度の回復は望めるため保存療法が行われてきたが，最近では麻痺の回復状態がわるい症例や，過誤神経支配による運動障害がおこることが予想される症例に対しては，手術的治療が行われる。

4 その他の末梢神経損傷

末梢神経損傷にはさまざまな種類のものがあり，これらを理解するためには，神経の走行に関する解剖学的な知識が必要である。

● 橈骨神経麻痺

上腕における特徴的な解剖学的走行から，腕枕などによる圧迫麻痺，上腕骨骨幹部骨折の合併症，薬剤注射の誤用によって本麻痺をきたすことが多い（▶222ページ，図6-15）。

運動麻痺として下垂手（かすいしゅ）を呈し，手関節伸筋と手指伸筋の運動が不能となる（▶図5-26-a）。感覚障害は母指背側の固有感覚領野にみられる。

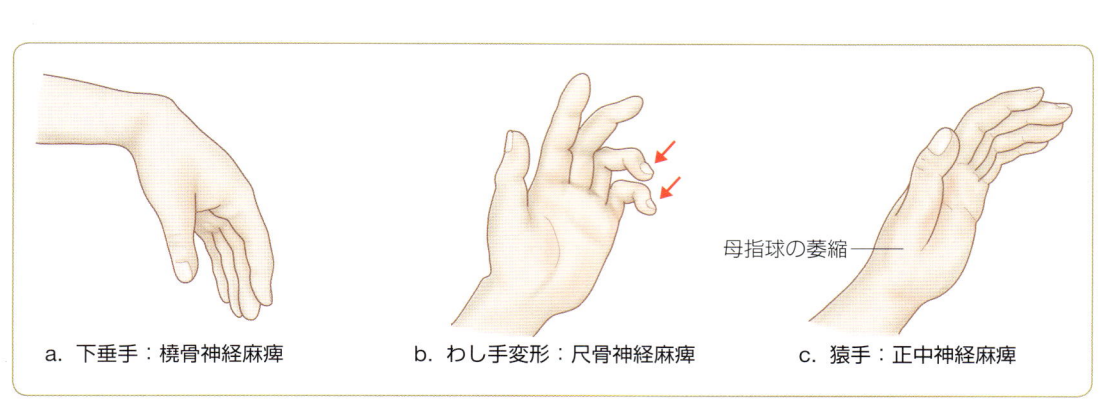

a. 下垂手：橈骨神経麻痺　　b. わし手変形：尺骨神経麻痺　　c. 猿手：正中神経麻痺

母指球の萎縮

▶図5-26　末梢神経麻痺時の手の症状

● 尺骨神経麻痺

尺骨神経は，上腕骨内側顆の尺骨神経溝を通っているため，上腕骨内側上顆骨折・肘関節脱臼の際に損傷を受けやすい。肘関節の構造上の問題のために徐々に生じる麻痺を，**遅発性尺骨神経麻痺**という。上腕骨外顆骨折の変形治癒の結果である外反肘の形成によっておこる事例が最も多い。

わし手変形をおこし，母指の内転不能(**フロマン Froment 徴候**[1])，骨間筋萎縮・小指球萎縮がみられる(▶図 5-26-b・225 ページ，図 6-18)。環指・小指はMP 関節部で過伸展位，PIP・DIP 関節部で屈曲位をとり，屈曲拘縮がおこる。

● 正中神経麻痺

前腕屈側末梢部の切創・刺傷によっておこることが多く，母指の対立運動が障害されて**猿手** ape hand とよばれる変形がおこる(▶図 5-26-c)。母指球萎縮，母指・示指・中指の屈筋麻痺が主要な症状である(▶223 ページ，図 6-16)。

● 坐骨神経麻痺

殿部筋肉内注射や股関節の外傷性脱臼などに伴っておこる。骨盤内高位での損傷の場合は完全麻痺となる可能性が高く，膝の屈曲も不可能となる。股関節部や大腿部での損傷では，膝屈筋の分枝後であるため，膝屈曲はわずかに弱くなる程度で，それ以下の麻痺が主症状となる。坐骨神経は損傷部位から支配筋までの距離が長いため，予後がよくない。

殿部筋肉内注射を行う場合は，必ず外上側の 1/4 に行うべきである。

● 腓骨神経麻痺

腓骨神経は，総腓骨神経が坐骨神経から分枝して膝窩の外側へ下り，腓骨頭からその頸部をまわって下腿前面に出て，浅腓骨神経と深腓骨神経に分かれる。腓骨頭部におけるこのような解剖学的走行から，この部分への圧迫や外傷によって容易に運動麻痺をおこし，下垂足となり**鶏歩**[2]を示す(▶226 ページ，図6-19)。

---

1) 母指と示指の間に紙をはさませ，はさんだ紙を検者が引き抜こうとすると，母指内転筋の弱化の代償として母指屈筋が作用して，IP 関節が屈曲する現象をいう。
2) 遊脚期には足を高く運び，着床時にはパタンと足全体を床に落とす歩き方をいう。「跛行(異常歩行)」の項(▶57 ページ)を参照。

E 筋・腱・靱帯などの損傷

① 筋断裂（いわゆる肉離れ）

自家筋力による筋肉組織の損傷で，下腿三頭筋，ハムストリング（大腿二頭筋，半膜様筋，半腱様筋），大腿四頭筋，股関節内転筋などにおこることが多い。

病態▶ スポーツ活動などに際し，筋肉に強い張力が作用することにより筋線維あるいは筋線維束間結合組織の一部に損傷をきたす。その程度は，筋線維間結合組織に限局した軽度のものから，筋線維の断裂を伴う高度のものまでさまざまである。多くの場合は，断裂による疼痛に加えて内出血と腫脹に伴う疼痛が加わる。

診断▶ 局所に強い圧痛が存在し，受傷部の筋を伸展することによって痛みが誘発される。筋線維断裂を伴う例では，断裂部において陥凹（かんおう）を触知できる。画像検査としては，MRI 検査や超音波検査が有用である。

治療▶ 受傷直後には局所を冷やし，圧迫挙上して安静を保つこと（RICE）が重要である。その後は，消炎鎮痛薬の内服や外用薬を投与し，2〜3週程度は荷重走行を制限する。歩行が困難な重症例では，松葉杖による免荷やギプス固定を要することもある。

② アキレス腱断裂

人体で最も強靱な腱であるが，スポーツ外傷として跳躍（ちょうやく）競技などの際に断裂することが多い。多発年齢は20〜30歳であるが，中年以降でもおこる。性別では男性が女性の3倍多い。

病態▶ ジャンプやダッシュなどの動作時に下腿三頭筋に急激な収縮力が加わったり，足関節の過度の伸展（背屈）を強制されたときに，腱部に鋭い激痛を伴って断裂がおこる。断裂部は，鋭利に切断される場合と，筆状に縦に引き裂かれる場合とがある。受傷時に断裂音を自覚することが多く，しばしば「後ろからたたかれた」などと訴えることもある。

診断▶ 皮下断裂が大部分で，踵骨への腱付着部から2〜4cm上方に陥凹を触知できる。足底の屈曲力が低下するため，踵を上げてつま先立ちをすることが不可能となる。診断にはトンプソンテスト[1] Thompson squeeze test が行われる。

治療▶ 治療には，ギプスによる保存療法，観血的な腱の端々縫合術，皮下縫合術が行われる。

---

1) アキレス腱断裂を調べる検査で，正常では下腿三頭筋の筋腹を手でつまむと足関節の底屈がおこるが，アキレス腱の完全断裂ではこれがおこらない。

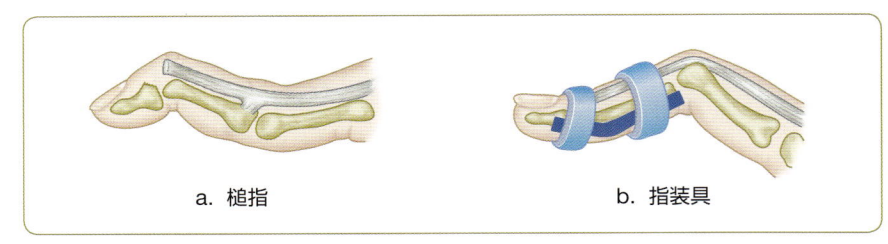

a. 槌指　　　　　　　　　　b. 指装具

▶図5-27　指（槌指）の装具固定

③ 手の外傷

　手の外傷治療では，物を握る・つまむ・下げるなどの機能を保持させることが第一の目的となるが，複雑な解剖学的特性のため技術的に困難なことが多い。とくに，軟部組織である腱・筋肉・神経・血管の処置は重要である。開放性損傷においては，感染防止のために皮膚欠損の被覆が第一に行われ，時間をおいてから二次的にほかの軟部組織の修復をはかることが多い。

治療▶　手の腱断裂では，屈筋腱と伸筋腱とで治療法が異なる。手掌部のPIP関節からMP関節までの範囲（zone II）での屈筋腱断裂は縫合しても癒着を生じやすく，この部分をノーマンズランド no man's land という。この部分の屈筋腱断裂では原則として一次的に縫合せず，二次的に修復することがすすめられてきたが，最近では縫合糸や縫合法の進歩，術後早期リハビリテーションなどによって，一次縫合術の成績は安定してきた。一方，伸筋腱ではこのような問題はない。

　槌指 mallet finger は指伸筋腱付着部付近における腱断裂あるいは裂離骨折によるものであり，伸筋腱断裂のなかで最も高頻度にみられる。治療法としては，早期に伸展位で固定する（▶図5-27）。骨性の場合には，経皮的鋼線固定などの手術が行われることもある。

　手指の骨折・脱臼の治療はほかの部位と同じであるが，機能の保持にはとくに注意を要する。なかでもMP関節は拘縮を生じやすく，伸展位拘縮は大きな機能障害を残すことになるので，つねに注意する必要がある。また，解剖学的な構造上，固定がむずかしいのが，第1中手骨基部の斜骨折と脱臼の合併である（ベネット Bennett 脱臼骨折）。可動域の減少と疼痛が残りやすいので，解剖学的整復としっかりとした固定を行う必要がある。

④ 手指の腱断裂

　指の過伸展や骨の突出部によって屈筋腱や伸筋腱の断裂がおこることがある。痛みは受傷時に感じるのみで，腱の断裂による運動障害が主訴となる。

病態▶　深指屈筋腱の損傷は，柔道などのスポーツで相手選手のユニフォームなどを

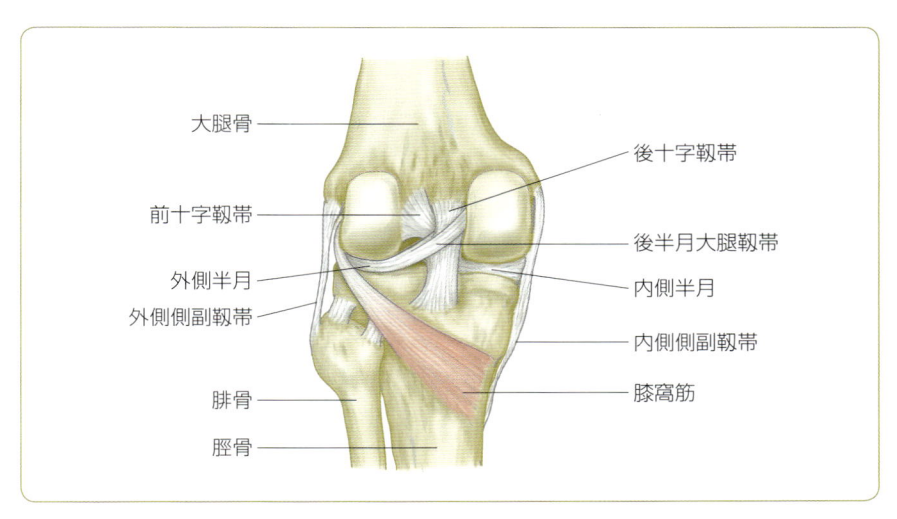

▶図 5-28　膝の関節構成体（左膝を後方から見たところ）

つかんだ手を振りほどくときに生じることが多く，指の過伸展によって腱停止部で断裂する。長母指伸筋腱の断裂は橈骨骨折に伴うことが多いが，スキーのストックを持って転倒した場合などにおこることもある。骨折による骨の隆起やリスター Lister 結節部の骨の突起によって断裂すると考えられている。総指伸筋腱の断裂は，関節リウマチなどによる遠位橈尺関節の亜脱臼によって生じる。長母指伸筋腱と同様に，亜脱臼した尺骨頭によって断裂すると考えられている。

診断▶　伸筋腱の場合は腱のレリーフを触知できないので診断は容易である。画像検査としては超音波や MRI が有用である。

治療▶　観血的な腱の縫合術が必要である。新鮮例は端々縫合が可能であるが，陳旧例では腱移行術や腱移植術が必要になる。関節リウマチの場合は，腱の縫合とともに関節形成術を行って遠位橈尺関節亜脱臼を解消するのが一般的な治療である。

⑤ 膝内障

膝関節は解剖学的形状から，それ自体では安定性がなく，運動の安定性を得るために**関節構成体**が大きな役割を果たしている（▶図 5-28）。これらの関節構成体が外傷によって損傷を受けた場合において，骨折と脱臼を除いた外傷を総称したのが，**膝内障**である。損傷の部位によって，①半月（板）損傷，②側副靱帯損傷，③十字靱帯損傷，などに分類できる。

1　半月（板）損傷

半月（板）meniscus は大腿骨と脛骨の関節面の接触の安定性を高め，衝撃を

分散させるはたらきをしているが，膝が屈曲位で回旋を強制されたときに損傷を受ける。内側と外側では形態が異なり，内側側副靱帯と密に連結している内側半月のほうが損傷を受けやすいとされ，欧米では内側半月損傷のほうが多い。わが国では，先天性の円板状半月 discoid menicus が多く，これは外側に存在するため，外側半月損傷が多かった。しかし，最近では，手術例では内側対外側が 2 対 1 と諸外国に近づいている。

症状 ▶ 症状は膝関節の疼痛，とくに運動痛であり，関節裂隙に圧痛がある。膝関節の血症や水症を伴うことがあり，一定の角度で屈曲したまま伸展できなくなる嵌入（ロッキング locking）現象を示すこともある。

検査・診断 ▶ 徒手検査法としては，マクマレー McMurray テスト[1] やアプリー Apley テスト[2] がある。

画像診断法としては MRI 検査が有用である。確定診断のためには関節鏡検査が行われる。

治療 ▶ 血管侵入のある辺縁部の損傷の場合，局所の安静による保存療法で修復されることもあるが，半月の実質部には血管がなく再生能に乏しいため，辺縁部以外の損傷部の保存療法による修復は困難である。

損傷が軽度で症状が軽い場合は保存的に治療することもあるが，疼痛・嵌入・関節水症などが持続する場合は，損傷の部位および程度に応じて，半月の縫合術・部分摘出術が行われる。これらの手術は関節鏡視下に行われることが多い。

2 靱帯損傷

下腿が外反・外旋あるいは内反・内旋を強制された場合や，過伸展を強制された場合，あるいは脛骨上端に後方への直達外力が加わった場合に，膝の靱帯損傷がおこる。スポーツ傷害，労働災害，交通事故などでしばしばみられる外傷である。

症状 ▶ 側副靱帯損傷では，膝の痛みと可動域制限を訴える。

十字靱帯は関節内に存在するため，その損傷では関節血症をおこす。前十字靱帯損傷の陳旧例（発生から時間が経過した例）では，脱力感や膝くずれ giving way 現象を呈する。

診断 ▶ 内側側副靱帯損傷では外反動揺性，外側側副靱帯損傷では内反動揺性がみられ，外反あるいは内反を強制すると急性期には強い痛みを訴える。

前十字靱帯損傷ではラックマンテスト Lachman test，前方引き出しテスト anterior drawer test，軸移動テスト pivot shift test，N テストが，後十字靱帯損

---

1) 半月（板）損傷の有無を調べる検査法で，下腿を回旋させながら膝関節を伸展させていくと，膝関節の疼痛や軋音（クリック）を生じる。
2) マクマレーテストと同様な目的で行われるもので，膝関節を 90 度曲げた状態で下腿に長軸方向の圧迫力を加えつつ内外旋すると，関節に疼痛を生じる。

傷では後方引き出しテスト posterior drawer test が陽性になる。

　画像診断としては MRI が有用である。

治療▶　側副靱帯損傷は，損傷の程度によって弾性包帯・副子・ギプスのいずれかで固定し，その後に可動域訓練と筋力訓練を行うという保存療法で回復することが多い。十字靱帯は，早期に外科的に修復しても受傷前と同じ強度をもった靱帯に回復することはほとんどないため，急性期の治療が終了したのち，膝くずれや歩行の不安定性などの症状がみられる場合は，靱帯再建術が行われる。自家腱や自家靱帯を用いるのが一般的である。

3 ばね膝 snapping knee

　膝を屈伸させるとある一定の角度でひっかかり，それをこえるとはじかれるように急に動き出す。これを**弾発現象**といい，このような現象を示す膝を**ばね膝**という。円板状半月などの断裂が原因であることが多い。

⑥ 区画（コンパートメント）症候群 compartment syndrome

　区画（コンパートメント）症候群とは，四肢の筋膜によって区画された空間の内圧の上昇によって，その空間に存在する組織（筋肉や神経など）の血流と機能が障害される疾患の総称である。**フォルクマン Volkmann 拘縮**は前腕に生じた区画症候群である。区画内圧上昇の原因は，きつい包帯やギプス，筋膜欠損部の無理な縫着，骨折や血管損傷部からの出血などである。強い打撲などでもおこりうるので，本疾患の存在を認識しておくことが最も重要である。また，下腿の前脛骨区画症候群はスポーツ傷害として生じることもある。

症状▶　動脈性血行障害の徴候として，疼痛(pain)，蒼白(pallor)，感覚障害(paresthesia)，運動麻痺(paralysis)，末梢動脈拍動の消失(pulselessness)という 5P のサインが有名だが，すべてのサインがそろうのはまれである。鎮痛薬でも軽減しない強い痛みを訴えるのが特徴的である。

診断▶　前述した 5 つの症状が出そろうのを待っていると治療のタイミングを逸する。区画内の筋群が腫脹してかたく触れ，筋肉を他動的に伸張すると疼痛が増強する場合は本疾患を疑う。診断の確定と治療法の選択のためには，区画内圧の測定を行う。水銀血圧計，三方活栓，注射針，生理食塩水，点滴チューブがあれば測定できる。正常な区画内圧はほぼ 0 mmHg であり，30〜45 mmHg 以上あるいは拡張期血圧より 10〜30 mmHg 低い値以上であれば，ある程度の阻血が存在すると言われている。

治療▶　まず，ギプスの場合はシャーレ（縦半分に切ったもの）とし，包帯や綿包帯は縦割する。このような処置で症状の改善がなく，区画内圧が前述した値であれば筋膜切開術を行う。筋組織は阻血が 6 時間以上持続すると不可逆的な変化を受けるので，手術はなるべく早く行う必要がある。

Ⅱ 内因性（非外傷性）の 運動器疾患

A 先天性疾患

　運動器の先天性疾患はきわめて多数存在するが，ここでは頻度の高い代表的疾患のみを取り上げる。それぞれの疾患の症状・病態生理および治療について学んでおこう。

① 先天性筋性斜頸 congenital muscular torticollis

病態と症状▶　先天性筋性斜頸は，胸鎖乳突筋の筋性拘縮によって発生する斜頸である（▶図 5-29）。子宮内での圧迫などが原因と考えられている。

　症状としては，生後1週目ごろに胸鎖乳突筋の分岐部に小腫瘤が発生し，しだいに増大するにつれて，かたくなる。腫瘤は3週目ごろに最も大きくなるが，しだいに吸収されて，多くは4～6か月ごろに消失する。

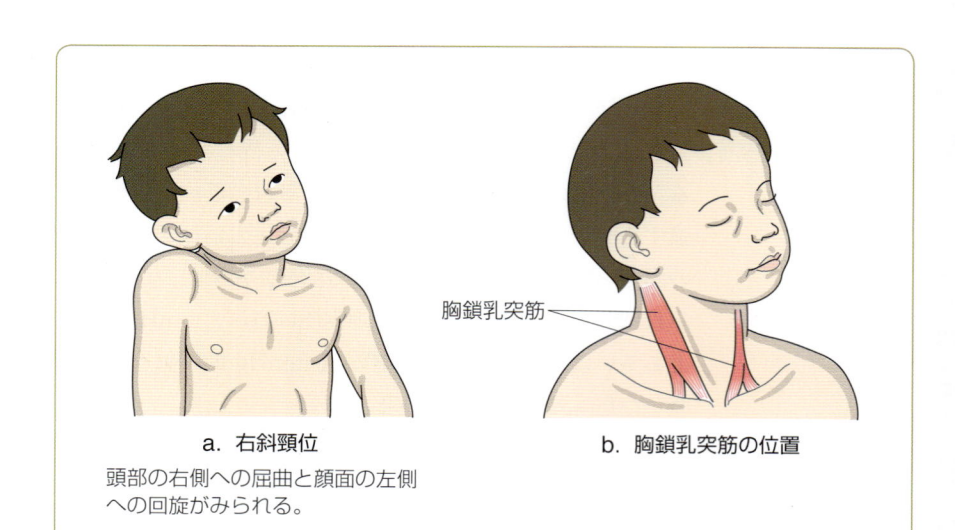

a．右斜頸位
頭部の右側への屈曲と顔面の左側
への回旋がみられる。

胸鎖乳突筋

b．胸鎖乳突筋の位置

▶図 5-29　筋性斜頸の症状

まず，胸鎖乳突筋血腫が発生して，つづいて器質化による瘢痕化がおこる。そのために索状の緊張がみられるようになる。

本症の定型例では，①頭部の患側への屈曲と顔面の健側への回旋がみられ，②血腫期には腫瘤が，瘢痕期には索状の緊張が触知され，さらに③長期に斜頸が存在するときは二次的変形がおこり，脊椎の側彎，顔面・頭蓋の不均整がみられる，という特徴がある。

治療▶ かつては保存療法として，マッサージおよび徒手矯正・矯正位保持が行われていたが，自然治癒例が非常に多く，早期からのマッサージは逆に胸鎖乳突筋の瘢痕拘縮を促す可能性があるため，最近ではマッサージや矯正を行わないで経過をみる治療法がすすめられている。生後 6 か月以上経過して治癒傾向がみられず，不可逆的変形がおこるおそれがある場合は，2〜3 歳になっても改善がみられない場合には全身麻酔下に腱切り術が行われる。

その他の斜頸▶ 先天的に骨性の要素で斜頸を生じる場合があり，これを**骨性斜頸**という。頸椎の形成不全やシュプレンゲル Sprengel 変形（肩甲骨高位症）による。

後天的にも，種々の原因によって斜頸はおこる。頸部の深部リンパ節が炎症をおこして，深部の筋肉が反射的に緊張したために斜頸となるものを**リンパ性斜頸**といい，10 歳前後の小児に多い。これは，リンパ節の炎症を治療すると治癒する。また，錐体外路系の障害によって，頸部の筋肉がさまざまな痙性収縮をおこして斜頸となることがあり，これを**痙性斜頸**という。このほかに，瘢痕性斜頸，眼性斜頸（眼筋麻痺による複視のため），耳性斜頸（迷路性）などがある。

② 発育性股関節形成不全 developmental dysplasia of the hip

発育性股関節形成不全[1]では，患者は出生前から脱臼準備状態にあることが多く，周産期および出生後の発育過程において大腿骨頭が関節包内で脱臼している状態になる（▶図 5-30-a）。この疾患概念には，出生前後の脱臼に加え，亜脱臼や将来脱臼をきたす可能性がある臼蓋形成不全を含めた脱臼準備状態が含まれる。出産後における股関節・膝関節の伸展位保持がリスクを高めるといわれている。

病態▶ 発育性股関節形成不全の発病の機序については，先天性素因という内的因子が基礎にあって，それに外的因子である環境因子が加わって発生する，という見解が有力である。患者は出生時にすでに脱臼準備状態にあり，乳児期に入って定型的な脱臼をおこす二次性のものが大部分で，胚芽欠損による一次性のものとは区別する。発生頻度は，出生児 1,000 人に対して 1 人の割合といわれた

---

1) 以前は先天性股関節脱臼とよばれていたが，先天的な要因に加えて周産期や発育期の要素が原因となって生じるため，現在ではこのようによばれている。

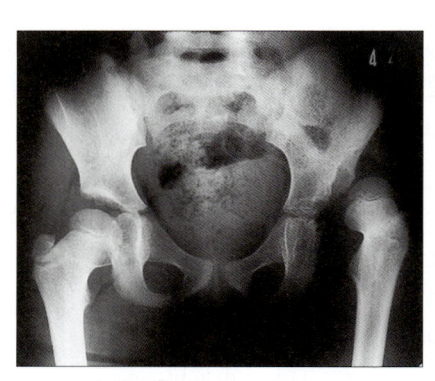
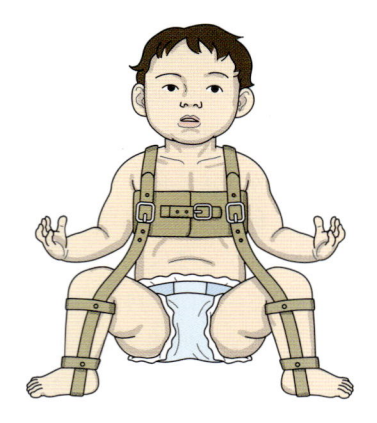

a. 歩行開始後に脱臼が発見された
幼児の X 線像

b. リーメンビューゲル装具
（生後 4 か月以降の乳幼児に使用）

▶図 5-30　発育性股関節形成不全

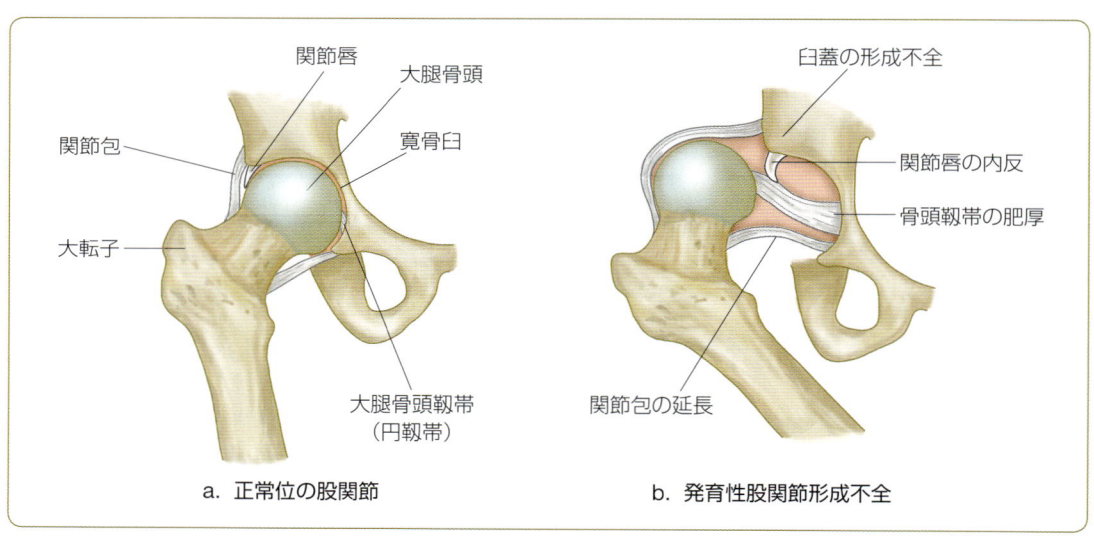

a. 正常位の股関節

b. 発育性股関節形成不全

▶図 5-31　発育性股関節形成不全における変化

　が，現在では非常に少なくなっている。

　　脱臼の程度によって，脱臼前状態，亜脱臼，脱臼に分けられる。

　　発育性股関節形成不全を引きおこす骨の変化としては，①寛骨臼が浅く，臼
蓋部の発育不全による急峻な傾斜を伴う骨形成異常，②大腿骨頭核の骨化の遅
延と変形，③大腿骨頸部の短縮，④外反股，⑤前捻角の増大，などがある（▶図
5-31）。

　　軟部組織の変化としては，関節包内脱臼型であるため，関節包の拡大・延長
が後上方におこり，大腿骨頭靱帯（円靱帯）が肥厚し，関節唇が内反して関節内

に存在する。筋肉の変化としては，中殿筋の萎縮・機能不全がみられる。

症状▶ すべての症状は，大腿骨頭が寛骨臼内にないことに由来する。新生児期では，股関節雑音としての**オルトラーニ Ortolani 徴候（整復音）**の存在が知られている。歩行開始までの乳児期の症状としては，①大腿部皮膚溝の非対称，②脱臼側の下肢の短縮，③大転子高位，④開排制限，⑤**スカルパ Scarpa 三角**[1]の空虚（骨頭抵抗の触知不能）があげられる。

幼児期では，①処女歩行（支えなしのひとり歩き）の遅延，②弾性墜下性跛行としてのトレンデレンブルク徴候と体幹の横揺れがみられる。そのほか，③下肢の仮性の短縮，④両側脱臼ではアヒル様歩行や殿部の後方突出などの特徴があげられる。

治療▶ 早期発見・早期治療が一般的な治療原則であるが，最近では発見の遅れる例が多く，問題となっている。治療は骨頭骨端核を損傷する危険のなくなる生後4か月目以降に開始される。1歳以下の乳児では，**リーメンビューゲル Riemenbügel 装具**（▶図 5-30-b）の装着によって，80〜90％ は整復され治癒に向かう。整復に導かれない残りの 10〜20％ に対しては徒手整復を試み，整復された場合は1か月以内の短期間ギプス固定を行い，その後リーメンビューゲル装具装着に戻る。1歳以上の幼児に対しても，原則的には同様の治療体系で治療されるが，年齢が長じると保存的に整復される確率は低くなる。

徒手整復のかわりに，入院させて持続的な頭上牽引 over-head traction 法を行って愛護的に整復を試みる施設もある。

非観血的方法で効果のない場合は，観血的整復術が行われるが，幼児期の場合，大腿骨減捻内反骨切り術や臼蓋形成術を併用する場合が多い。

③ 先天性内反足 congenital clubfoot, congenital talipes varus

原因によって一次性（胚芽欠損による脛骨欠損）と二次性（子宮内での圧迫による負荷・抑制によっておこるもの）に区分できるが，大多数が二次性である。頻度は男子が女子に比べて2倍高く，わが国では 1,000〜2,000 人に対して1人の割合で発生するといわれている。距骨下亜脱臼ともいわれる。

病態▶ 先天性内反足に伴って，①尖足，②内反足，③凹足，④内転足，⑤下腿内方捻転がみられるが，おもな変化は内反尖足である（▶図 5-32-a）。

出生時にすでに特有の足の変形が存在し，はじめは軟部組織の機能的な拘縮にとどまっているが，しだいに固定性拘縮へと進展する。症状が高度なときはアキレス腱が短縮し，足外縁をあてて歩行するため胼胝（たこ）形成がおこる。

単純X線所見として，距骨・踵骨の前後面における長軸のなす角度が減少するとともに，側面における長軸が平行になる。

1）鼠径三角ともいわれ，鼠径靱帯，縫工筋と長内転筋からなる三角形である。

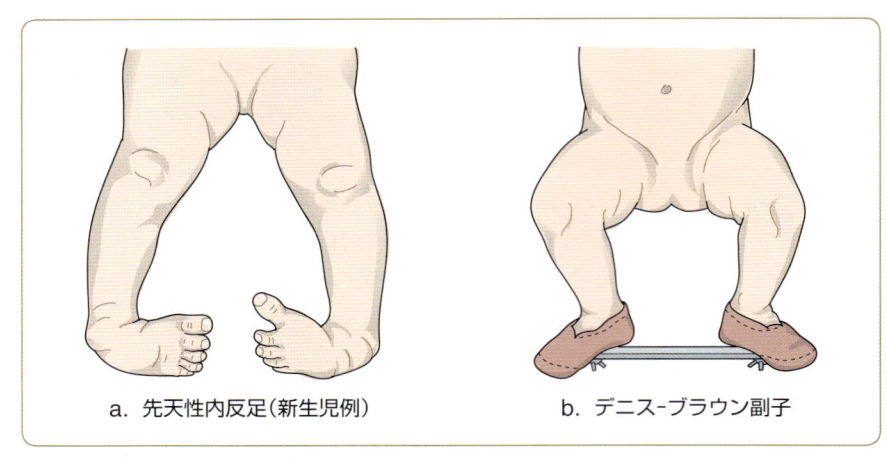

a. 先天性内反足(新生児例)　　　　　b. デニス-ブラウン副子

▶図5-32　先天性内反足

治療▶　治療は生後できるだけ早期に始め，早ければ早いほどよい。しかし，治療を早期に始めた場合でも，成長とともに再発する可能性があるので，数年間にわたる治療が必要であり，学童期まで経過を観察しなければならない。

　新生児期には絆創膏固定が用いられることもあるが，固定が確実な**矯正ギプス corrective cast 固定**のほうがよい。状態によっては楔状ギプス矯正固定も行われる。数か月から1年，矯正ギプスを続けるが，この間は通常1〜2週ごとにギプスを巻きかえる。

　矯正ギプス後の矯正保持には，**デニス-ブラウン Denis Browne 副子**(▶図5-32-b)が用いられる。この副子は，患児が自然に行う両下肢の運動が矯正力としてはたらくようなしくみになっている。あとは歩行とともに矯正靴を使用させ，夜間は装具をつける。

　保存的矯正の要点は，内転足・内反足の矯正をまず行い，最後にアキレス腱切断術によって尖足の矯正を実施することである(ポンセティ Ponseti 法)。また，踵骨の引き下げが肝要であり，単に足背屈を強制するだけでは舟底足変形をおこす。

　保存療法を行っても変形が残存したり，矯正されても変形が再発したりした場合には，変形の程度に応じて，アキレス腱延長術，関節包解離術・内側解離術，腱移行術などが行われる。年長児や成人では，足根部の関節固定術や踵骨の骨切り術が行われる。

④ 骨系統疾患

　種々の原因によって，生まれつき全身の骨格に病的変化があらわれることがある。これを**骨系統疾患**という。このうちのいくつかの疾患については，学問の進歩とともに骨の代謝過程に欠陥があることがわかり，分離されて代謝性骨

疾患に分類されるようになったものもある。最近の分子生物学の進歩により，骨系統疾患の原因遺伝子が解明されつつある。

1 軟骨無形成症 achondroplasia

常染色体性優性遺伝の先天性疾患で，軟骨細胞の異常のために，骨の長径成長が障害されておこる。体幹に比べて四肢は太くて短く（四肢短縮型低身長），腰椎の前彎が増大して，頭蓋が相対的に大きく，額が広くて鼻根部が陥没し，一見してそれとわかる身体的特徴がある（▶図 5-33-a）。サイトカイン受容体である FGFR3（3 型線維芽細胞増殖因子受容体 fibroblast growth factor receptor 3）の遺伝子の異常であることが明らかになっている。

低身長に対して脚延長術が行われることがある。脊柱管狭窄症による脊髄の圧迫障害のため，除圧手術を要することもある。

2 脊椎骨端異形成症 spondyloepiphyseal dysplasia

先天性のものでは著明な低身長を呈し，脊椎の変形と長管骨の骨端軟骨の障害が特徴である。伴性劣性，常染色体性優性，常染色体性劣性の遺伝形式がある。

先天性のものと遅発性のものとの 2 型に分類される。脊椎の変形によって体幹が短縮し，四肢は体幹に比して長く見える体幹短縮型低身長となる（▶図 5-33-b）。多くの症例で，軟骨の主成分である II 型コラーゲン遺伝子の異常が原因であることが報告されている。

成人では，二次性の変形性関節症が問題となり，人工関節置換術を行うこと

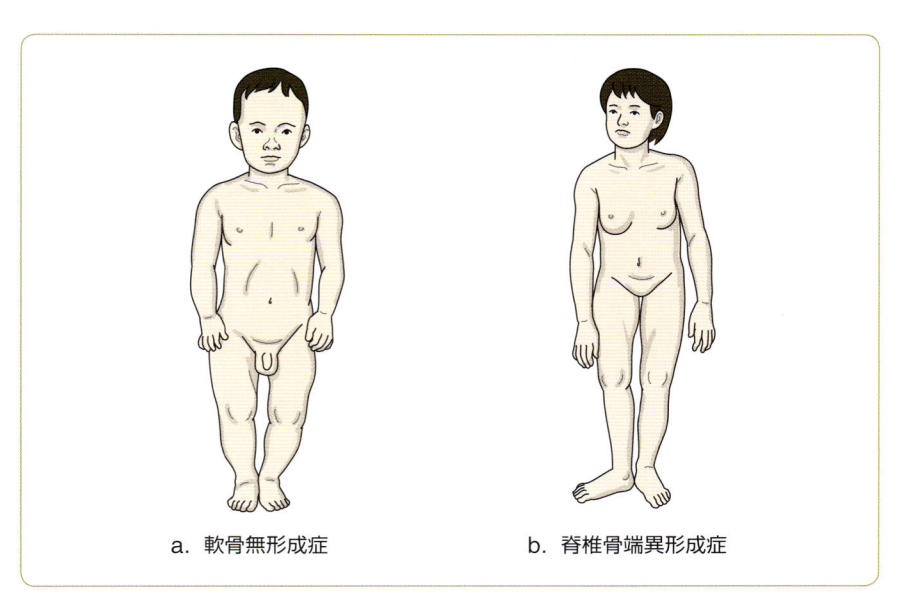

a. 軟骨無形成症　　　　b. 脊椎骨端異形成症

▶図 5-33　軟骨無形成症と脊椎骨端異形成症の身体プロポーションの差

もある。椎間板ヘルニア，扁平椎，後彎変形などによって神経根や脊髄の障害をきたすことがある。

モルキオ Morquio 病もこのような体型を示す異形成症であるが，近年になってムコ多糖分解酵素の先天異常によることが明らかになり，ムコ多糖症IV型として区別されるようになった。

3　骨形成不全症　osteogenesis imperfecta

骨粗鬆化と易骨折性を特徴とする，常染色体優性または劣性の遺伝形式をとる先天性疾患である。骨や腱・皮膚など結合組織の主要な基質であるI型コラーゲンの合成・分泌に関与する遺伝子の先天的異常によって生じる場合が多い。

繰り返す骨折のため，四肢，とくに下肢の変形，側彎，胸郭変形，関節弛緩性がみられる。

臨床病型にはシレンス Sillence 分類が用いられることが多く，最も一般的にみられるI型は，骨の脆弱性に加え，青色強膜 blue sclera，成人型難聴を伴う。

繰り返す骨折によって四肢長管骨に大きな変形を生じた場合は，節状骨切り術による変形矯正を行うこともある。

⑤ その他の先天性疾患

1　手の先天異常

手の先天異常は体表の先天異常の約20%を占め，出生1,000に対して1.25と比較的頻度が高い。日本手外科学会先天異常委員会により，形成障害，分化障害，重複，指列誘導障害，過成長，低成長，絞扼輪症候群，骨系統疾患および症候群の部分症，その他という9のカテゴリーに分類されている。

わが国における発生頻度は，母指多指症，握り母指，合指症，短合指症，絞扼輪，裂手症，橈側列形成不全の順である。

すべてが手術の対象になるわけではないが，多指症，合指症，裂手症，絞扼輪は手術のメリットが大きいのでよい適応である。

2　マルファン症候群　Marfan syndrome

くも指 arachnodactyly，水晶体脱臼，心血管系異常を3大徴候とする疾患で，身長が高く四肢が長い体型で，関節弛緩性があり，側彎症を合併することがある。解離性大動脈瘤や大動脈拡張などの心血管系異常によって生命予後がおびやかされることもある。

常染色体優性遺伝で，発生頻度は100万人中1.5人と推定されている。弾性線維の構成成分であるフィブリリン fibrillin–1 の遺伝子異常であることが明ら

かになっているが，一部の症例では結合組織形成に重要な役割を果たすサイトカインである TGF-β transforming growth factor-β の受容体の遺伝子異常がみられることが報告されている。

3 エーレルス-ダンロス症候群 Ehlers-Danlos syndrome（EDS）

皮膚の過伸展性と関節弛緩性を特徴とする症候群で，創治癒の遷延や動脈破裂，皮膚や眼球の易損性，出血傾向などもみられる。頻度は 5,000 人に 1 人程度とされており，臨床病型は EDS I 型から X 型の 10 種類に分類されている。

EDS I 型と EDS II 型は V 型コラーゲンの遺伝子異常，EDS IV 型は III 型コラーゲンの遺伝子異常，EDS VI 型はリジン水酸化酵素 lysyl hydroxylase の欠損，EDS VII 型は I 型コラーゲンの遺伝子異常であることがわかっている。

B｜骨・関節の炎症性疾患

骨・関節の炎症性疾患は，感染症によるものから，自己免疫性や代謝性のものまで，その原因は多種に及び，多くの疾患がある。ここでは，炎症性疾患のうち主要なものについて学んでおこう。

① 骨・関節の感染症

1 骨髄炎 osteomyelitis

骨髄炎は，細菌による骨の感染症の総称である。抗菌薬が用いられるようになるまで骨髄炎は予後不良の疾患であったが，抗菌薬の開発は骨髄炎の治療・予後に大きな変化をもたらした。しかしその反面，抗菌薬の濫用を主因とする**薬剤耐性菌**の出現・増加が問題になっている。また，糖尿病患者，ステロイド薬の使用患者，担がん患者，生物学的製剤使用中の関節リウマチ患者など，免疫機能が低下した宿主（易感染性宿主）が増加していることも，感染症が増加する原因になっている。

● 急性化膿性骨髄炎

感染経路は，先行する感染巣からの血行性感染，隣接する感染巣からの波及，開放骨折などによる直接感染などである。血行性感染による骨髄炎は成長期の小児に発生し，好発部位は大腿骨，脛骨，上腕骨の骨幹端部である。一方，成人では脊椎が最も多い。

原因と病態生理▶ ①起炎菌　起炎菌としては黄色ブドウ球菌が圧倒的に多い。

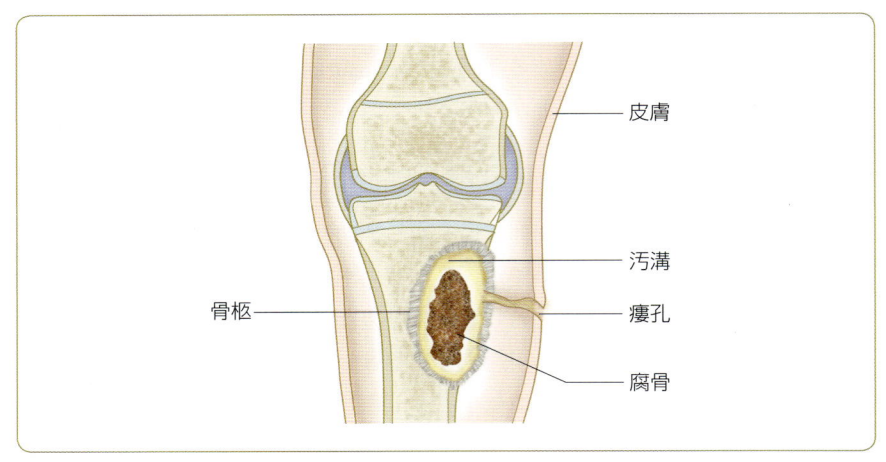

▶図5-34　骨髄内（大腿骨）腐骨形成

皮膚

汚溝

瘻孔

腐骨

骨枢

②**発症病理**　起炎菌による炎症は，骨幹端から骨幹部に広がるとともに，骨皮質に広がり，さらに骨膜へ進行して骨膜下に膿瘍をつくる。膿はさらに，骨膜穿孔によって軟部組織を経て皮膚に破れ出る。骨髄内では壊死骨である腐骨 sequestrum が形成され，反応性に形成された骨組織である骨枢 involucrum がこれを囲み（骨の硬化性反応），外界と通じる瘻孔が形成される（▶図5-34）。

症状▶　局所症状としては，骨髄内圧上昇に起因する激痛を発し，罹患部全周にわたって特徴的な腫脹を示す。小児では患肢の不動がみられる。全身症状は菌血症を原因とする生体反応によるもので，ときとして高熱を発し，重篤な症状を示す。

診断▶　白血球増加，C 反応性タンパク質（CRP）増加，赤沈の亢進などの炎症反応がみられる。血液培養は陰性の例もある。進行すると単純 X 線像上で骨破壊や骨膜性骨新生の所見がみられるが，早期には MRI が有用である。

治療▶　まずは起炎菌の同定が最も重要であり，穿刺液培養，血液培養，組織培養などにより同定に全力をつくす。菌が同定されたら，感受性のある抗菌薬の投与を行うとともに，ドレナージによる排膿を行う。腐骨形成期には腐骨摘出術が行われるが，病的骨折予防のためにも骨欠損部の充塡を行うことが重要である。易感染性患者の場合は，基礎疾患のコントロールが重要である。

● 慢性骨髄炎

　急性骨髄炎の診断や治療が遅れたり，腐骨が残存したりすると，慢性骨髄炎に移行する。骨幹端に空洞ができ，周囲に骨硬化像がみられる。全身症状は軽度であるが，疲労時や体調不良時に感染が再燃し，急性炎症症状を示す。血液検査では白血球や CRP が異常を示さないことがある。診断には単純 X 線や MRI が有用である。急性期症状を欠き，限局した形をとる特殊型としてブ

ローディ Brodie 骨膿瘍があり，骨腫瘍との鑑別を要することもある。

治療▶　治療としては，腐骨の徹底的な摘出と病巣部の掻爬が原則である。大きな骨欠損を生じた場合には，骨移植や創外固定器を用いた骨延長なども併用する。軟部組織の欠損に対しては，筋皮弁などによる充填や皮膚移植が必要になることもある。

2　その他の感染症

● 化膿性脊椎炎

　高齢者や免疫機能が低下している成人患者(易感染性宿主)の増加に伴い，化膿性脊椎炎が増加している。骨盤などの感染病巣の細菌が，椎骨静脈叢を経由して椎体に達して発症する。起炎菌としては黄色ブドウ球菌や大腸菌などが多いが，弱毒菌や真菌によるものも増えている。

症状▶　症状は腰痛・背部痛，とくに体動時の疼痛であり，急性期には CRP 上昇や白血球の増加がみられる。進行すると著明な骨破壊を呈するが，早期の診断には造影 CT や MRI が有用である。

治療▶　治療は，膿瘍や病巣組織の採取によって起炎菌を同定し，感受性のある抗菌薬を投与するという保存療法が中心である。保存療法が無効な症例や，骨破壊によって不安定性が生じた場合には，病巣掻爬や脊椎固定術が行われる。

● 化膿性関節炎

　関節内に細菌が侵入することによって生じる炎症性関節炎である。起炎菌としては黄色ブドウ球菌が大多数を占めるが，表皮ブドウ球菌，レンサ球菌，グラム陰性桿菌なども起炎菌となる。感染経路は，血行性，伝播性，外来性に区別される。外来性のものとしては，開放骨折や手術，関節穿刺によって感染をおこすことがある。

　乳幼児期(とくに生後 1 か月以内の新生児期)には血行性の化膿性股関節炎が多く，食欲不振・発熱といった非特異的な症状に加えて，おむつ交換時に痛がって泣く，などの症状を示す。症状が強いと疼痛のために患肢を動かさず，麻痺のようにみえる状態(偽性麻痺)を呈する。感染は進行性であり，処置が遅れると軟骨の破壊が不可逆的に進行し，股関節機能を失うことになるため，早期診断・早期治療がきわめて重要である。化膿性股関節炎が疑われたら，迷いなく関節穿刺を行い，穿刺液の白血球数算定，グラム染色，細菌培養を行う。白血球数が 10 万/mL をこえる場合は感染を強く疑う。関節液の採取後，すみやかに抗菌薬投与を開始するとともに，関節切開による排膿や関節鏡視下での関節腔洗浄を行う。

　近年，成人の易感染宿主における化膿性関節炎が増加している。感染が疑われたら，やはりすみやかに穿刺，培養，抗菌薬投与，排膿を行う。

② 関節リウマチとその類縁疾患

　「リウマチ性疾患」という場合には，関節リウマチなどの自己免疫疾患や膠原病以外に，痛風などの代謝性疾患を含む。

　ここでは，代表的なリウマチ性疾患を示す。

1 関節リウマチ rheumatoid arthritis（RA）

　関節リウマチは免疫機構の破綻によって生じ，関節滑膜を疾患の主座とする全身の炎症性疾患である。原因は不明であるが，遺伝的因子と環境因子が発症に関与する。有病率は0.2〜1.0％とされる。遺伝的因子に加えて，環境因子としては喫煙や歯周病があげられている。20〜50歳代の女性に好発し，女性では男性の3〜5倍の高率を示す。最近では高齢発症例も増加している。

症状と病態生理 ▶　病変部の中心は関節滑膜で，次のような症状がみられる。

　①**関節の変化**　滑膜の炎症性反応による結果として，滑膜の肥厚・増殖とリンパ球をはじめとした細胞浸潤，血管新生，パンヌス（軟骨・骨に破壊性に浸潤した炎症滑膜）の形成などがみられる（▶図5-35）。

　②**局所症状**　典型的なものでは，早期には小関節を中心とした関節腫脹や疼痛が出現し，徐々に大関節へと広がる。炎症が持続すると顕著な関節破壊へといたる。関節炎は特有の関節に好発し，変形では，手指の尺側偏位，スワンネック変形，ボタン穴変形（▶49ページ，図3-4-a, b），膝関節・肘関節の屈曲拘縮，足趾における外反母趾変形などがよくみられる（▶図5-36）。そのほか，皮下にリウマトイド結節がみられることがあり，肘頭部などに好発する。

　単純X線所見としては，罹患関節周囲の骨萎縮（傍関節性骨粗鬆症）を初発症状とし，しだいに関節裂隙の狭小化，骨びらんがおこり，骨破壊のために変

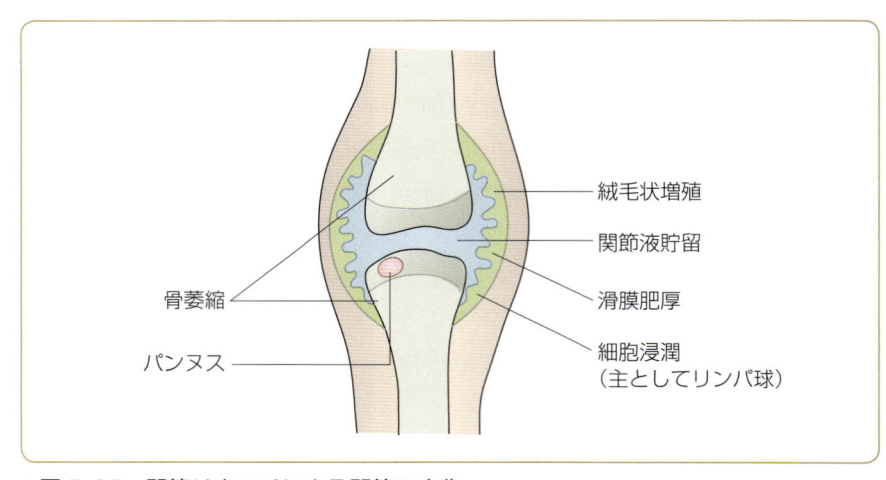

▶図5-35　関節リウマチによる関節の変化

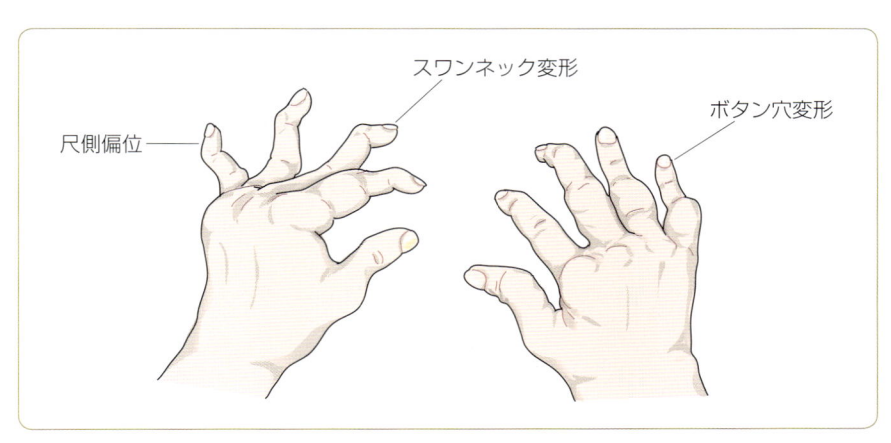

▶図5-36　関節リウマチによる手の変形

形が加わるが，変形性関節症や脊椎関節炎にみられるような骨増殖性変化は少ない。最終的に骨性 強 直（関節をはさむ２つの骨が骨性に連結すること）にいたることもある。

　③**全身症状**　貧血，微熱，全身倦怠感などがおこるが，これらは一般に局所症状に比べれば軽度であるのが特徴であり，全身症状が強く前面に出ている場合は，ほかの疾患を疑わなければならない。

　特殊なものとして，**悪性関節リウマチ** malignant rheumatoid arthritis（MRA）とよばれる病態がある。これは関節リウマチに血管炎をはじめとする関節外症状をみとめ，難治性もしくは重篤な病態を伴うものをいう。皮膚潰瘍，間質性肺炎，腎不全などの重篤な全身症状を示すことがある。

診断▶　関節リウマチの診断には，2010年にACR（アメリカリウマチ学会）とEULAR（ヨーロッパリウマチ学会）が作成した分類基準が用いられる（▶表5-1）。この基準の使用には，関節リウマチ以外の疾患を除外する能力が要求されるため，リウマチ専門医の関与がますます重要性を増してくると考えられる。

病状の評価▶　病状の評価には，ACRコアセットやDAS28（Disease Activity Score 28）が用いられている。

検査▶　診断と疾患活動性を評価するため，表5-2に示すような検査がよく行われる。CRPと赤沈は，炎症の程度をみるために測定される。**リウマトイド因子**（RF）は，免疫グロブリンG（IgG）に対する自己抗体で，関節リウマチ患者の70〜80％で陽性であり，特異度は86％程度である。C型肝炎（40％），SLE（20％），シェーグレン症候群（70％）でも陽性になるので注意が必要である。

　抗環状シトルリン化ペプチド抗体 anti-cyclic citrullinated peptide antibody（抗CCP抗体，ACPA）は，感度は57〜66％とRFより低いが特異度が93〜97％と高く，発症前から陽性になるなど関節リウマチの早期診断に有用であり，分類基準にも採用されている。

▶表5-1　アメリカリウマチ学会・ヨーロッパリウマチ学会による関節リウマチ（RA）の分類基準（2010）

前提条件
・少なくとも1か所の関節で炎症性滑膜炎が存在する。 ・関節炎の原因としてRA以外の疾患を除外できる。
判定
1）単純X線像で典型的な骨びらんが存在すればRAと診断する。 2）X線変化がない場合，以下の項目のスコア合計点が6点以上でRAと診断する。
腫脹または圧痛のある関節数（中・大関節：肩，肘，股，膝，足関節）
中・大関節に2〜10個　　　　　　　→1点 　小関節に1〜3個　　　　　　　　　→2点 　小関節に4〜10個　　　　　　　　　→3点 　最低1つの小関節を含む11か所以上　→5点
血清反応（低値：正常上限値の1〜3倍，高値：3倍以上）
RF，抗CCP抗体のいずれかが低値陽性→2点 　RF，抗CCP抗体のいずれかが高値陽性→3点
罹病期間
滑膜炎持続期間が6週以上　　　　　→1点
炎症反応
CRP，ESRのいずれかが異常高値　　→1点

(Aletaha, D., et al. : 2010 Rheumatoid arthritis classification criteria. *Arthritis & Rheum* 1988, 62 : 2569-2581, 2010 による，著者訳)

▶表5-2　関節リウマチで検査すべき項目

1. 血液生化学的検査，尿検査，糞便検査	血球計算（白血球数，白血球分画，ヘモグロビン濃度，血小板数），ALT（GPT），AST（GOT），尿酸，BUN，クレアチニン，CK，アミラーゼ，CRP，血液（赤沈），フィブリノゲン，尿定性・沈渣，NAG，β_2MG，便潜血
2. 免疫学的検査	リウマトイド因子（RA試験，RAHA試験，IgG-RF），抗CCP抗体，補体，抗核抗体，免疫複合体，免疫グロブリン
3. 画像検査	骨X線検査，超音波検査，MRI，CT
4. その他	胃内視鏡，血清MMP-3など

　画像検査としては，関節破壊の評価には単純X線検査が必須であるが，早期病変や滑膜炎の評価には超音波検査やMRIが有効である。

治療▶　治療法は，①薬物療法，②手術療法，③リハビリテーションに大別される。

[1] 薬物療法

　①非ステロイド性抗炎症薬　関節リウマチの薬物療法において，疼痛改善の目的で非ステロイド性抗炎症薬（NSAIDs）が使用されるが，消化管潰瘍や腎障害などの副作用に注意する必要がある。

②**副腎皮質ステロイド薬** 副腎皮質ステロイド薬はNSAIDsと同様に抗炎症作用を有し，疾患活動性の抑制に一定の効果があるが，やはり感染や骨粗鬆症などの副作用に十分注意する必要がある。これらの使用は必要最低限の量・期間にとどめるべきである。

③DMARD 関節リウマチの薬物療法の中心は，疾患修飾性抗リウマチ薬 disease-modifying antirheumatic drug（DMARD）とよばれる一群の薬剤である。DMARDは，メトトレキサート（MTX）などの従来型抗リウマチ薬 conventional synthetic DMARD（csDMARD）と，生物学的製剤 biological DMARDs（bDMARD）に大きく分類される。さらに最近では，有効性の高い低分子標的薬が登場し，tsDMARD（targeted synthetic DMARD）とよばれている。治療目標を寛解とし，抗リウマチ薬を主体にして早期から積極的に治療を行うという考え（目標達成に向けた治療 Treat to Target；T2T）が主流である。

[2] **手術療法** 関節リウマチにおける手術療法は，滑膜による炎症を軽減するために行う滑膜切除術と，失われた機能を再建する機能再建術に分けられる。

①**滑膜切除術** かつては積極的に行われたが，治療薬の進歩により，最近では症例を選んで行われるようになった。侵襲を小さくするため，関節鏡を用いて行われることも多い（鏡視下滑膜切除術）。

②**機能再建術** 関節形成術，関節固定術，人工関節全置換術などがあり，関節の種類や破壊の程度によって使い分けられる（▶表5-3）。なかでも，手関節形成術，股関節・膝関節の人工関節手術，前足部に対するMTP関節形成術が比較的頻度の高い手術である。

[3] **リハビリテーション** 関節リウマチ患者のリハビリテーションは，関節機能を保つために重要である。訓練の強度は，痛みや炎症の程度などを目安にして決定される。疾患活動性が高い場合には，疼痛の増悪や変形の進行を防ぐため過度の訓練を禁止し，安静を保ちながら日常生活に必要な動作について訓練する。薬物療法によって炎症が落ち着いていれば，関節の運動や筋力増強訓練などを積極的に行う。また，関節の変形や腱の断裂を予防するための生活指導も重要である。関節の変形を生じている場合も，日常生活や作業を行えるように自助具や装具を処方する。

▶表5-3 関節リウマチ患者によく行われる機能再建術

頸椎	環軸椎後方固定術・椎弓形成術・椎弓切除術	指関節	母指IP関節固定術・人工関節置換術
股関節	人工関節置換術	膝関節	人工関節置換術
肩関節	人工関節置換術・人工骨頭置換術	足関節	関節固定術・人工関節置換術
肘関節	人工関節置換術・関節形成術	趾関節	MP関節形成術・母趾MP関節固定術
手関節	関節形成術・関節固定術		

2 痛風 gout

　　痛風は，西洋では紀元前から知られていたが，わが国では明治以降にみられるようになり，食生活の変化に伴って患者数が増加している。プリン体の代謝異常による高尿酸血症を基盤として，体液中で飽和した尿酸塩が原因となって発症する急性関節炎，尿路結石，腎障害などを示す一連の症候群である。高尿酸血症は性・年齢を問わず，血清尿酸値が $7.0\,mg/dL$ をこえるものと定義される。

症状 ▶　症状の経過からは，第1期として急性関節炎を発症する以前の状態にある時期(無症候性高尿酸血症の時期)，第2期として痛風発作がおこり周期的に襲来する時期(急性期)，および第3期の慢性期に分けられる。このサイクルが5〜10回以上繰り返し，ついには多数の関節がおかされると，**痛風結節**という特有の症状がみられることもある(▶図5-37)。これは，関節内外の軟部組織に尿酸-1-ナトリウムが針状結晶として析出し，沈着することによっておこる。

　　症状の特徴としては，①発作性疼痛が突然あらわれ，激痛を伴うとともに広範な発赤・腫脹がみられる，②中間期はまったく無症状で経過する，③さらに進行すると発作も頻繁にみられるようになる(慢性痛風)，④尿酸結石から腎不全へと進行する，などの点があげられる。

診断 ▶　痛風の診断は，アメリカリウマチ学会の診断基準(▶表5-4)を用いて行われる。臨床症状から診断するのが一般的であるが，診断が困難な場合は関節液を採取して，偏光顕微鏡で尿酸ナトリウムの針状結晶を証明する。

　　罹患部位としては，母趾の中足趾節関節(MTP関節)が圧倒的に多く過半数

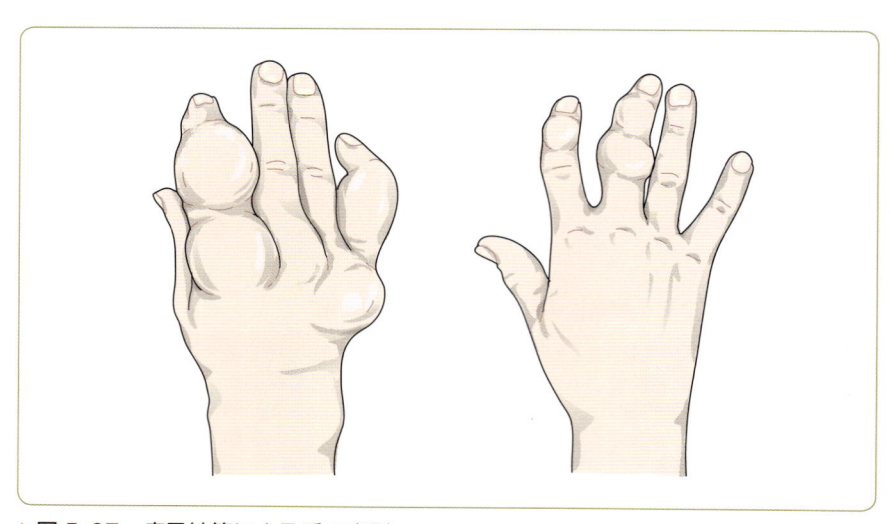

▶図5-37　痛風結節による手の変形

▶表5-4　アメリカリウマチ学会による痛風の診断基準（1977年）

a)尿酸塩結晶が関節液中に存在すること　　b)痛風結節の証明
c)以下の項目のうち6項目以上を満たすこと

1）2回以上の急性関節炎の既往がある。
2）24時間以内に炎症がピークに達する。
3）単関節炎である。
4）関節の発赤がある。
5）第一中足趾節関節の疼痛または腫脹がある。
6）片側の第一中足趾節関節の病変である。
7）片側の足根関節の病変である。
8）痛風結節（確診または疑診）がある。
9）血清尿酸値の上昇がある。
10）X線上の非対称性腫脹がある。
11）発作の完全な寛解がある。

(Wallace, S.L., et al. : Preliminary criteria for the classification of the acute arthritis of primary gout. *Arthritis & Rheum* 1977, 20（3）: 895-900, 1977による. 著者訳)

を占め，ついで足関節，膝関節の順である。単純X線所見では骨端部の円形透亮像[1] punched-out lesion あるいは蚕食像がみられ，しだいに骨皮質破壊をおこす。

治療▶　高尿酸血症の患者には，生活指導が必要である。生活指導としては，肥満の解消，アルコール飲料の制限（とくにビール），水分摂取の推奨，ストレス発散などがある。急性発作時には，コルヒチンあるいはインドメタシンやジクロフェナクなどの非ステロイド性抗炎症薬の投与，中間期には尿酸排泄促進薬としてプロベネシドやベンズブロマロン，あるいは尿酸合成阻害薬としてアロプリノールの服用，および食事療法が併用される。最近では，新たな作用機序を有する尿酸生成抑制薬としてフェブキソスタットが使用されるようになった。

3　偽痛風 pseudogout

関節液中のピロリン酸カルシウム結晶によって，痛風のような急性関節炎をおこす疾患である。家族発生例を除けば高齢者に多く，膝関節に多い。半月板の石灰化を示す軟骨石灰化症は，偽痛風の基礎疾患と考えられている。

症状▶　痛風と同じ急性関節炎発作であるが，発熱や全身倦怠感などの全身症状を伴うことが多い。手術や安静臥床によって誘発されることもあり，両側性や多発性に発生することもある。関節水症を伴うことがほとんどで，関節液は黄白色で混濁しているため，化膿性関節炎との鑑別が必要である。関節液の偏光顕微鏡検査でピロリン酸カルシウムの結晶が証明できれば，診断は確定する。

治療▶　インドメタシンやジクロフェナクのような効果の強い非ステロイド性抗炎症薬の投与で軽快する。

4　脊椎関節炎 Spondyloarthritis（SpA）

血清リウマトイド因子や抗シトルリン化タンパク抗体（抗CCP抗体）が陰性

1）単純X線像において，X線透過性が高い部位はほかよりも黒く抽出される。実質のない部分ほどこの程度が著しく，この部位の像を透亮像という。

であり，腱や靱帯付着部の炎症を伴い，仙腸関節炎や脊椎炎などの共通項をもつ疾患を包括した概念の関節炎である。主要組織適合性抗原複合体の HLA（ヒト白血球抗原 human leucocyte antigen）-B27 をもつ頻度が高く，B27 関連関節炎ともよばれる。強直性脊椎炎，乾癬性関節炎，反応性関節炎，腸炎関連関節炎などを含む。SAPHO 症候群（▶139 ページ）も類似した症状をとる場合がある。眼，皮膚，粘膜などの関節外症状を合併することがある。関節破壊が進行した症例に対しては手術が行われる。

● 強直性脊椎炎 ankylosing spondylitis

がんこな殿部痛，腰痛，背部痛で始まり，進行するとその名が示すように，脊椎が強直して1本の骨のようになってしまう（bamboo spine；▶図 5-38）。強直が進行し，腰椎前彎が喪失すると，背中が丸くなり前屈円背姿勢となる。肋骨脊椎関節および肋骨横突起関節に病変が及ぶと，胸郭拡張性が低下する。仙腸関節炎はほぼ必発で，最も早期に炎症性変化を示す。ぶどう膜炎や虹彩炎などの眼症状を高頻度に合併する。

関節リウマチとは反対に男性に多く，約 80％が男性である。進行期には炎症反応（血沈，CRP）の上昇がみられることが多い。HLA-B27 が約 90％の患者で陽性である。

診断▶ 診断はニューヨーク診断基準を用いて行われる。最も重要な項目は仙腸関節 X 線像の変化であり，これに腰痛，脊椎の可動域制限，胸郭運動制限などの臨

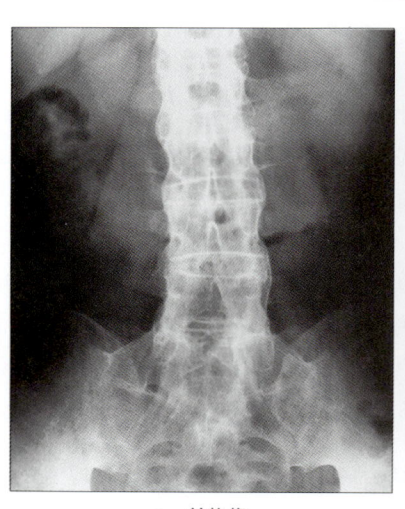

a. 前後像　　　　　　　　　　　b. 側面像

強直性脊椎炎の典型的な X 線像である。脊椎を連結する靱帯が骨化して，脊椎は可動性を失う。1本の竹のようであるので，bamboo spine とよばれる。前後像（左）では，仙腸関節が不整で関節裂隙が狭小化し，一部は癒合している。

▶図 5-38　強直性脊椎炎

床症状を加えて行われる。MRI が早期診断に有用である。朝方などで安静にしていると痛みは強くなり，運動することでよくなるという症状が持続するのが特徴である。

治療▶ 治療には，鎮痛効果を期待して非ステロイド性抗炎症薬が使用される。副腎皮質ステロイド薬は局所注射薬として用いられることが多い。サラゾスルファピリジンが有効とされ，近年では抗 TNF-α 抗体の有用性が示されている。薬物療法に加えて，強直を避けるための可動域訓練などの生活指導が重要である。関節症状が進行した症例では，人工関節置換術などの手術が行われる。

● 乾癬性関節炎 psoriatic arthritis

乾癬性関節炎の多くは，脊椎関節炎の末梢型に分類される。わが国では乾癬患者の30％程度でみられ，男女差はなく，若年者に発症することが多い。乾癬に伴って生じる手指関節炎が多く，DIP 関節に関節炎が出現するのが特徴的である。しばしば，爪の変形もみとめられる。関節炎が皮膚症状に先行することもある。

治療は非ステロイド性抗炎症薬，DMARD などが使用され，難治例には抗 TNF-α 抗体や抗 IL-17 抗体などの生物学的製剤が用いられる。関節症状が進行した症例では，人工関節置換術などの手術が行われる。

● 反応性関節炎・腸炎関連関節炎

反応性関節炎▶ 反応性関節炎 reactive arthritis は，尿路感染症や感染性腸炎など，関節以外の部位の細菌感染症後に伴って生じる関節炎であり，以前はライター症候群とよばれていた。古典的には尿道炎，結膜炎，関節炎の3つの症状を示し，クラミジア属(尿路感染症)やサルモネラ属(感染性腸炎)が原因となる。通常，関節炎，仙腸関節炎，腱付着部炎などの症状を呈する1〜4週間ほど前に，尿路感染症などの細菌感染症が先行する。少数関節炎として発症することが多い。治療としては，非ステロイド性抗炎症薬や副腎皮質ステロイド薬が使用される。サラゾスルファピリジンが使用されることもある。

腸炎関連関節炎▶ 腸炎関連関節炎 arthritis associated with inflammatory bowel diseases は，炎症性腸疾患(潰瘍性大腸炎，クローン病)に伴って生じる関節炎である。関節炎は少数関節炎の場合と多発関節炎の場合とがあるが，通常，骨の破壊は生じない。治療には，非ステロイド性抗炎症薬に加えて，サラゾスルファピリジンが使用されることも多い。抗 TNF-α 抗体などの生物学的製剤は，本疾患にも効果が示されている。

● SAPHO 症候群

滑膜炎 Synovitis，座瘡 Acne，膿疱症 Pustulosis，骨化過剰症 Hyperostosis，骨炎 Osteitis という特徴的な症状を呈するもので，その頭文字を取って SAPHO

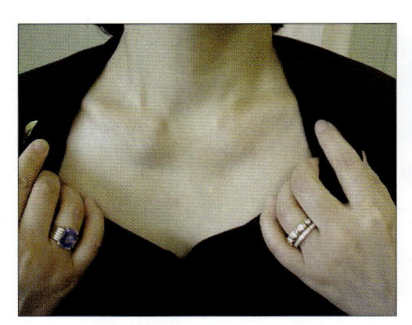
胸肋鎖骨部の腫脹がみられる。

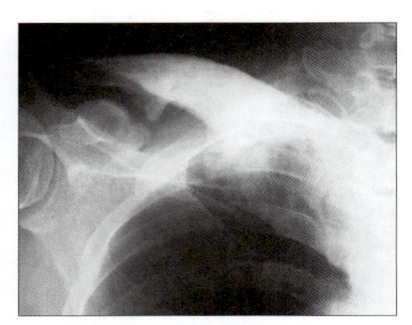
鎖骨近位部の骨の肥大がみられる。

▶図5-39　掌蹠膿疱症性骨関節炎

症候群とよばれる。なかでも炎症性の骨炎が重要な構成要素である。関節炎としては末梢関節炎のほかに胸鎖・胸肋関節炎および異常骨化が特徴的で，これに加え脊椎や仙腸関節炎などの軸性関節炎も出現し，HLA-B27や炎症性腸疾患（クローン病，潰瘍性大腸炎）とも関連する可能性が示唆されている。とくに掌蹠膿疱症 palmoplantar pustulosis（PPP）に伴うものは，掌蹠膿疱症性骨関節炎と称する場合もある。掌蹠膿疱症患者の約10％にみられ，女性にやや多い。

症状▶　症状としては，体軸部や前胸部の病変が特徴的で，ほとんどの患者に存在する。臨床症状は，胸肋鎖骨部の腫脹と疼痛であり，単純X線像では鎖骨近位部の骨の肥大，胸鎖関節や胸肋関節の破壊像がみられる（▶図5-39）。このほか，脊椎炎による背部痛や腰痛，手指・手関節・膝関節などの末梢関節炎，仙腸関節炎がみられることもある。まれに，下腿骨や大腿骨に慢性骨髄炎と同じような慢性炎症がおこることもある。

治療▶　治療では非ステロイド性抗炎症薬の投与が行われるが，一種の反応性関節炎という考えもあり，短期間の抗菌薬投与が有効なこともある。生物学的製剤が有効であるという報告もある。

5　リウマチ性多発筋痛症 polymyalgia rheumatica

リウマチ性多発筋痛症（PMR）とは，頸部，腰背部，四肢近位部の筋肉に1か月以上続く強い痛みとこわばりを特徴とする疾患で，高齢者に多発し，女性に多い。

体幹や体幹に近い部位の筋肉痛があり，発熱，倦怠感，うつ状態や体重減少などの全身症状を伴う。痛みは突然出現するが進行は遅く，激しい疼痛を訴えるが局所所見は筋肉の把握痛程度と軽い。赤沈値の亢進はあるが，リウマトイド因子や抗CCP抗体は通常陰性である。

診断はEULAR/ACRの診断基準（2012年）にしたがって行われる。ステロイド薬が有効で，症状の改善がみられたら漸減する。予後は良好である。

③ 関節の変性疾患：変形性関節症 osteoarthritis(OA)

症状・病態生理▶　年齢を重ねて中年以降になると，それまで荷重に耐えていた関節が退行変性をおこし，有痛性の関節運動制限を呈するようになる。このような疾患群を総称して**変形性関節症**とよび，好発部位は膝関節と股関節である。特徴としては，関節軟骨における退行性変化がまずおこり，つづいて反応性に骨増殖性変化が生じて，関節の形態が変化する。

　変形性関節症は，一次性(原発性)関節症と二次性(続発性)関節症に区別されるが，わが国では前者は膝関節に多く，後者は股関節に頻度が高いという特色がある。

1　変形性股関節症

　わが国では，二次性のものが一次性のものより多い。二次性のものは，とくに発育性股関節形成不全，臼蓋形成不全，ペルテス病，大腿骨頸部骨折などの骨折・化膿性股関節炎などの関節炎の後遺症として，関節窩と骨頭との不均衡が長期間持続した結果おこってくる。30歳代後半から40歳を過ぎたころに急速に増悪し，更年期以降の女性に多い。

病態生理▶　病像としては，長期にわたって受けた荷重による機械的負荷のため，関節軟骨の摩滅・菲薄化・軟骨下骨の露出がおこり，骨頭の変形が進行する(▶図5-40)。つづいて骨棘の形成がおこり，荷重部の軟骨下骨は硬化し，軟骨下には骨囊胞が形成される。

症状▶　疼痛が特徴的で，とくに運動や荷重負荷の際に増悪する。骨性支持力が低下するので，筋性支持に過度の負担が加わる結果，筋の過緊張や痙直をおこす。また，関節可動域の制限がみられる。結果として進行すると，著明な歩行障害をきたす。

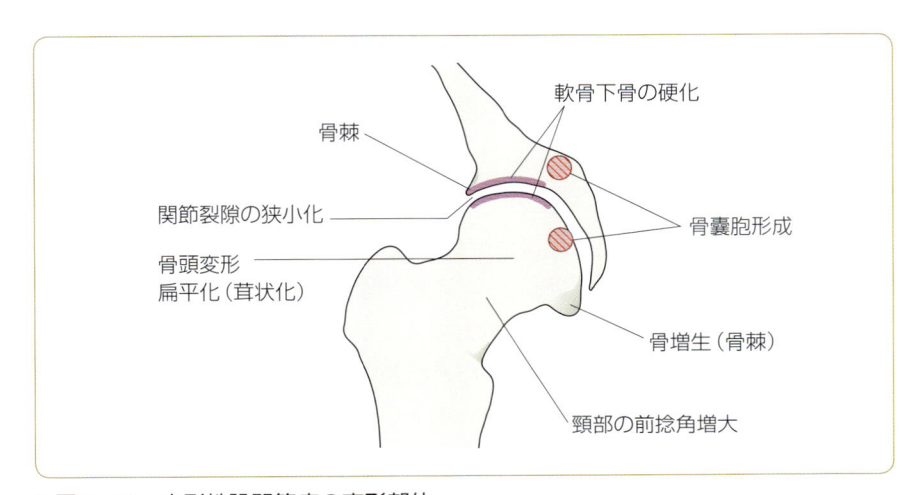

軟骨下骨の硬化
骨棘
関節裂隙の狭小化
骨頭変形
扁平化（茸状化）
骨囊胞形成
骨増生（骨棘）
頸部の前捻角増大

▶図5-40　変形性股関節症の変形部位

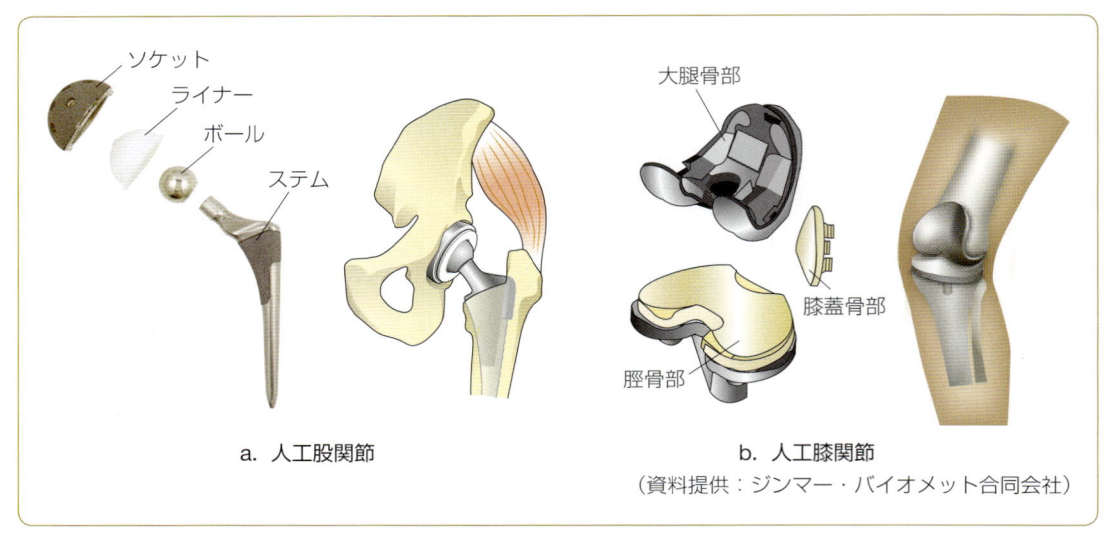

ソケット
ライナー
ボール
ステム

大腿骨部
膝蓋骨部
脛骨部

a. 人工股関節

b. 人工膝関節

（資料提供：ジンマー・バイオメット合同会社）

▶図5-41　人工股関節・膝関節置換術

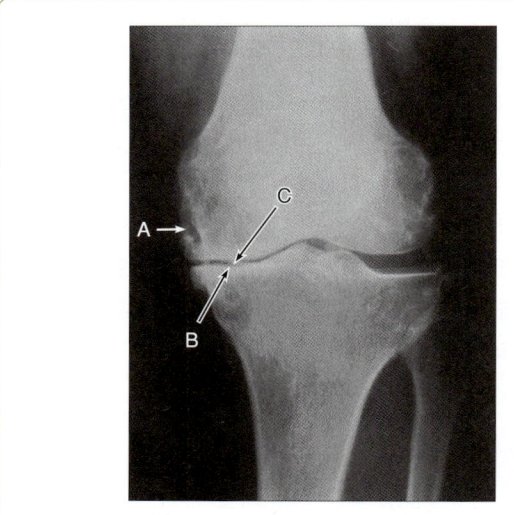

A：骨棘の形成
B：軟骨下骨の硬化
C：関節裂隙の狭小化

▶図5-42　変形性膝関節症

診断▶　単純X線像で関節裂隙^(れつげき)の狭小化と骨棘形成がみられる。骨嚢胞形成もみられることが多い。二次性関節症では臼蓋形成不全がみられることが多い。

治療▶　局所に対する保存療法には，局所安静や筋力訓練などがある。薬物療法としては，非ステロイド性抗炎症薬やアセトアミノフェンが用いられることが多い。

疼痛や歩行障害が著しい症例に対しては，手術療法が行われる。臼蓋形成不全のある前股関節症や初期股関節症には寛骨臼回転骨切り術や寛骨臼移動術，骨棘形成のある進行期股関節症においては大腿骨外反骨切り術や内反骨切り術，

進行期から末期股関節症で臼蓋の被覆が不十分な症例ではキアリ Chiari 骨盤骨切り術などが行われる。50 歳以上の進行期あるいは末期股関節症に対しては，人工股関節全置換術が行われるのが一般的である(▶図 5-41-a)。

2 変形性膝関節症

変形性関節症のうち最も頻度の高いもので，畳の上に座るという日本人の生活習慣が影響していると考えられる。股関節とは異なって一次性のものが多く，中年以降のとくに肥満した女性に頻発する。

症状 ▶ 膝関節の疼痛と変形を主訴とする。関節の可動域制限はそれほど著しくないが，最大伸展位をとることができず(屈曲拘縮)，運動時の軋轢音，関節裂隙の圧痛がみられる。関節水症やベーカー Baker 嚢腫を呈することも多い。高度になると，内反膝あるいは外反膝の変形がおこるが，わが国では内反膝変形が多い(▶図 5-42)。

診断 ▶ 単純 X 線像で，関節裂隙の狭小化や骨棘形成がみられる。MRI による関節軟骨の評価も行われる。

治療 ▶ 肥満の人には体重を軽くするように指導するとともに，大腿四頭筋の筋力強化をすすめる。過度な運動や正座など，膝の深屈曲をなるべく避けるように指導する。楔状足底挿板などの装具療法を行う場合もある。薬物療法としては非ステロイド性抗炎症薬の内服あるいは貼付，ステロイド薬やヒアルロン酸製剤の関節内注入などが行われる。

これらの治療法に抵抗する場合は，手術療法が考慮される。内側のみに障害がみとめられる場合は高位脛骨骨切り術や人工膝関節単顆置換術が行われる。高度な関節破壊のある場合には人工膝関節全置換術が行われ，良好な結果が報告されている(▶図 5-41-b)。

3 その他の変形性関節症

手指の変形性関節症として，遠位指節間関節(DIP 関節)におこるヘバーデン Heberden 結節と，近位指節間関節(PIP 関節)におこるブシャール Bouchard 結節があり，これらは指の紡錘状膨隆をまねく。年齢とともに頻度は増加する。わが国には少ないが，海外では変形性肩関節症，変形性肘関節症の患者も多く，手術が行われている。

C| 骨腫瘍および軟部腫瘍

骨腫瘍 bone tumor の本態・発生病理については，いまだ不明である。骨腫瘍は，原発性骨腫瘍，骨腫瘍類似疾患，続発性骨腫瘍に分類される。分類法に

▶表5-5　原発性骨・軟部腫瘍の分類

	良性	悪性
1. 軟骨性	骨軟骨腫 内軟骨腫	軟骨肉腫
2. 骨性	骨腫	骨肉腫
3. 骨髄性	好酸球性肉芽腫	ユーイング肉腫 多発性骨髄腫 白血病
4. 血管性	血管腫	血管肉腫
5. 脂肪性	脂肪腫	脂肪肉腫
6. 神経性	神経線維腫	悪性神経鞘腫
7. 脊索性		脊索腫
8. その他	骨嚢腫 良性巨細胞腫	未分化多形肉腫 悪性巨細胞腫

〔注〕代表的なものを抜粋。

ついては多種の報告があるが，ここでは日本整形外科学会骨腫瘍委員会の分類を参考にして述べる（▶表5-5）。

　原発性骨腫瘍は良性腫瘍と悪性腫瘍（**肉腫**）に分類される。続発性骨腫瘍の多くは**がんの骨転移**であり，乳がん，肺がん，前立腺がんなどでは骨転移を生じやすい。

診断▶　骨腫瘍の診断においては，臨床所見とともに画像診断と組織病理診断が重要である。とくに良性・悪性の鑑別は治療と予後を左右するものであり，慎重を要する。

治療▶　治療法は，**手術療法**，**薬物療法（化学療法）**，**放射線療法**に大きく分けられる。良性骨腫瘍の場合には手術療法が中心になる。悪性腫瘍に対しては，まず診断を確定し，薬物療法や放射線療法が有効な腫瘍ではこれらの治療を行い，その後に手術的に切除する。薬物療法や放射線療法が無効な腫瘍では，手術療法が主体となる。

　軟部腫瘍 soft tissue tumor は比較的よくみられる疾患で，良性腫瘍が多い。原発性悪性骨腫瘍が 10〜30 歳代の比較的若い世代におこるのに対して，悪性軟部腫瘍で頻度の高いものは比較的高齢者におこることが多い。診断には MRI が有用である。

① 良性骨腫瘍

　ここでは，おもな良性腫瘍を示す。なお，骨巨細胞腫についてはここで説明するが，悪性のものもあるので注意が必要である。

1 内軟骨腫 enchondroma

腫瘍細胞は軟骨細胞からなる。単発性にも多発性にも発生するが，単発性のものが多く，主として手指・足趾の小骨にみられる。発生部位は骨幹端部から骨幹部に及ぶ。骨陰影は卵円形，透明巣の腫瘍で，膨張・増大する。多発性のものは**多発性軟骨腫**とよばれ，血管腫を伴うものはときに悪性化する危険性がある（マフッチ Maffucci 症候群）。治療としては掻爬および骨移植が第一選択である。

2 骨軟骨腫 osteochondroma

軟骨性外骨腫ともよばれ，単発性と多発性に分かれ，多発性のものは骨の系統疾患として扱われることもある。20 歳以下に発見されることが多く，扁平骨・長管骨骨端部に好発する。軟骨組織を主体とする外層と，骨組織の内層とからなる。すべてが切除の対象とはならないが，圧迫性疼痛，可動域制限，美容的悪化，急速に増大するなどの悪性化の徴候があれば，切除術が行われる。

3 骨巨細胞腫 giant cell tumor of bone

巨細胞に富む骨腫瘍である。好発年齢は 20～40 歳で，長管骨の骨端部から骨幹端部にかけて発生する偏心性腫瘍である。全症例の 2/3 が大腿骨遠位端・脛骨近位端・橈骨遠位端に発生し，良性から悪性のものまでいろいろなものがある（▶図 5-43-a）。

治療では，病巣の切除に加えて骨欠損部への骨移植をあわせて行う。再発例

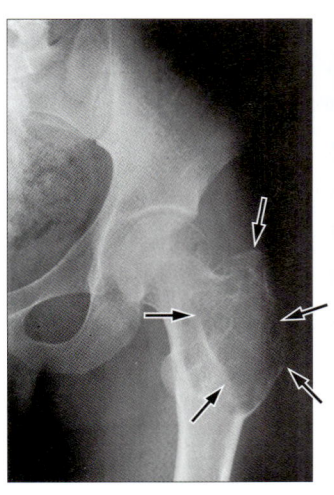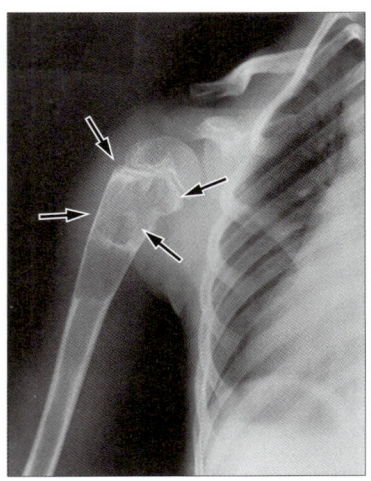

| a. 骨巨細胞腫（良性） | b. 上腕骨骨嚢腫 |

▶図 5-43 骨の良性腫瘍

も少なくなく，再発の際は広範切除術を行い，人工関節など人工物による再建を行うこともある。薬物療法は無効とされていたが，近年では抗 RANKL 抗体製剤であるデノスマブの有効性が報告されており，多くの症例で用いられている。

4　骨嚢腫　bone cyst

　ごく少数，多発性のものがあるが，多くは単発性であるため，**単発性骨嚢腫** solitary bone cyst ともよばれる。好発年齢は 10 歳代であり，骨成長の盛んな骨幹端部に初発する。上腕骨骨幹近位部が全症例の 50％ を占める（▶図 5-43-b）。
　病理学的には，形態は線維性被膜に包まれた骨空洞で，内容物として漿液性の液体を含む。臨床症状は軽度で，主徴は疼痛だけであるが，ときに病的骨折をおこして発見されることがある。
　治療では手術的搔爬術が行われ，骨欠損部に対する骨移植が併用されることがある。

5　類骨骨腫　osteoid osteoma

　おもに長管骨の骨皮質内や骨髄内に発生する腫瘍で，発症年齢は 10～20 歳代が大半を占める。70％ 以上は下肢長管骨の骨幹部に発生する。臨床症状として強い夜間痛を示すこと，アスピリンなどの非ステロイド性抗炎症薬が奏効することが特徴的である。画像所見では，著明な骨硬化像に囲まれた透明巣のなかにナイダス nidus とよばれる小円形硬化像が存在する。単純 X 線像ではっきりしない場合は，CT や MRI で確認する。治療においては，ナイダスを含めて手術的に摘出する。

6　非骨化性線維腫　non-ossifying fibroma

　発育期の大腿骨遠位および脛骨近位骨幹端部に好発し，組織学的には限局性の線維性組織球性細胞の増殖が主体である。単純 X 線像では，骨幹端部の骨皮質に辺縁硬化像を有する多胞性の骨透亮像を示す場合（線維性骨皮質欠損）と，偏在性に骨髄内に増殖する場合がある。多くは無症状で，偶然に発見される場合と病的骨折をおこしてから発見される場合がある。無症状で病的骨折の危険がないものは経過観察でよいが，病巣が大きく病的骨折をおこす危険があるものや，ほかの腫瘍との鑑別を要するものは搔爬と骨移植を行う。

② 悪性骨腫瘍

　原発性悪性骨腫瘍としては，骨肉腫，軟骨肉腫，ユーイング肉腫などがある。続発性のものとしては，がん患者の増加に伴って転移性骨腫瘍が増加している。

1 骨肉腫 osteosarcoma

　　骨肉腫は原発性悪性骨腫瘍のうちで最も多くみられ，大腿骨遠位部・脛骨近位部に好発する（▶図5-44-a）。15歳前後に好発するが，近年は40歳以降の割合が増加している。

症状▶　多くは運動痛を初発症状とし，自発痛や局所腫脹を呈するようになる。病的骨折で発見される場合も少なくない。

診断▶　単純X線像で骨溶解像と種々の新生骨形成がみられる。骨膜反応を示すことも多い。骨内外への腫瘍の広がりを調べるためには造影MRIが有用である。肺転移（▶図5-44-b）の有無が予後に影響するため，胸部X線検査（単純X線，CT）も重要である。組織学的には類骨や骨形成像がみとめられる。

治療▶　生検によって診断が確定したら，すみやかに術前化学療法を行い，腫瘍の縮小化をはかって手術を施行し，術後も化学療法を継続する。1970年代までは5年生存率が15〜20％であったが，多剤併用化学療法の導入によって現在では70％以上に改善している。

　　化学療法に用いられる薬剤は，シスプラチン，アドリアマイシン，メトトレキサート，イホスファミドが中心であり，原則的に多剤併用療法が行われる。骨髄抑制，心筋障害，腎障害，肝障害などの重篤な副作用に注意が必要である。

　　手術療法としては，周囲組織を含めた広範切除術が行われる。術前化学療法が無効で神経血管を巻き込んでいる場合などは切断術の適応となるが，現在では症例の90％以上で患肢温存が可能になっている。

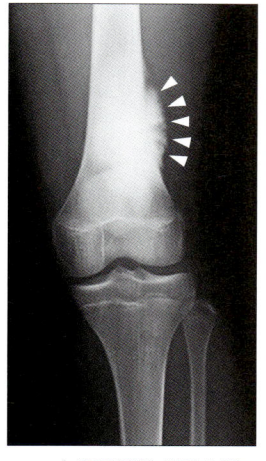

a. 大腿骨遠位部骨肉腫

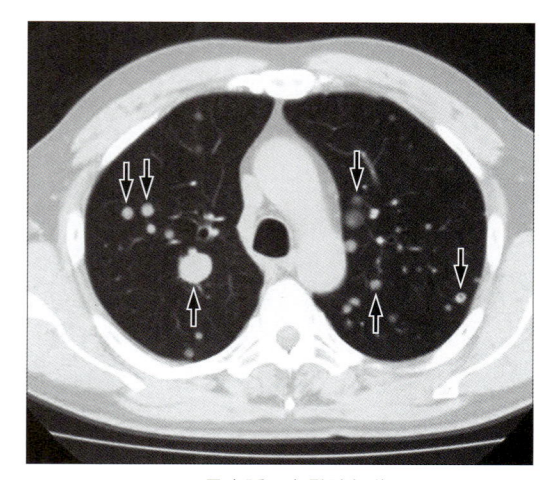

b. 骨肉腫の多発肺転移

▶図5-44　骨の悪性腫瘍

2 軟骨肉腫 chondrosarcoma

　　軟骨基質を形成する悪性腫瘍であり，骨髄腫を除くと骨肉腫についで2番目に頻度が高い。10〜70歳代の年齢層に均等に発生し，発生頻度はやや男性に多い。好発部位は骨盤，大腿骨，上腕骨，肋骨，肩甲骨である。

　　化学療法は無効であり，確立された有効な治療法は手術療法のみである。広範切除術を行うのが一般的治療法であるが，患肢温存手術が不可能な場合は切断術を行うこともある。

3 ユーイング肉腫 Ewing sarcoma

　　おもに小児の骨に発生する悪性腫瘍であり，80％以上は10歳代に発生する。男女比は3：2と男児にやや多い。

　　炎症症状が強いのが特徴であり，局所の疼痛，腫脹，熱感が著しく，発熱を伴うことが多い。検査所見でも，白血球数の増加，赤沈値やCRPの亢進がみられ，急性化膿性骨髄炎との鑑別が重要である。

　　いずれの骨にも発生するが，好発部位は大腿骨，骨盤，脛骨，肋骨，腓骨，上腕骨の順である。組織学的には，小型の細胞が密に配列するという特徴があり，多くの腫瘍で融合遺伝子（*EWS–FLI1* あるいは *EWS–ERG*）が検出される。

　　化学療法や放射線療法が有効であり，局所療法は放射線療法と手術療法の併用で行われることが多い。遠隔転移の予防には，術前および術後の化学療法が行われる。

4 転移性骨腫瘍 metastatic bone tumor

　　骨組織は，がん転移の好発部位である。原発性がんの骨への転移の頻度は，乳がん，肺がん，前立腺がん，甲状腺がん，腎がんなどで高い。これらは血行性に骨組織に転移をきたすもので，脊椎・骨盤などに好発し，長管骨では大腿骨近位端に多い。

　　病態上，溶骨性転移と造骨性転移の2型に区別できる。大部分は溶骨性で，造骨性は前立腺がんに多く，乳がんや肺がんの一部にみられる。単純X線所見では，溶骨性転移は骨陰影の透亮像としてみられ，骨膜反応はみとめられない。造骨性転位では，骨硬化像がみられる。

　　治療としては放射線療法，薬物療法（ゾレドロン酸水和物，デノスマブ），手術療法を行う。最近では原発巣に対する治療が進歩し，がん患者の生存率向上に伴って，QOLやADL改善を目ざした手術，リハビリテーションが積極的に行われるようになっている。

③ 良性軟部腫瘍

　　良性軟部腫瘍は，腫瘤を触知する以外の症状はないのが一般的である。した
がって，血管や神経を圧迫する，腫瘍の存在が痛みの原因になっている，など
の症状がなく，臨床所見と画像所見から良性軟部腫瘍と考えられる場合は経過
を観察してよい。しかし，診断を確定するためには組織診断が必要であるため，
悪性の可能性を否定できない場合は切除生検が行われる。ここではおもな軟部
腫瘍について述べる。

1　脂肪腫 lipoma

　　成熟した脂肪組織からなる腫瘤性病変で，日常診療でよくみられる。表在性
のものと深在性のものがあり，表在性の場合は正常組織との判別が困難なこと
もある。腫瘤以外の愁訴はないことが多い。MRI や CT で脂肪と同じ信号強
度で均一に描出されるので診断は容易である。画像診断で隔壁がみられる場合
や，腫瘤が大きい場合は，脂肪肉腫の可能性を考慮して生検術を行うこともあ
る。

2　血管腫 hemangioma

　　最もよくみられる腫瘍の 1 つであり，幼少期に発見されることが多い。大
部分は表在性であるが，肝臓などの内部臓器にみられることもある。圧迫を加
えることによって腫瘤体積が徐々に減少するという特徴的な所見が診断に役だ
つ。自発痛を訴えることもある。四肢全体に大きく広がり，機能障害をきたす
例もある。

　　単純 X 線像で小円型石灰化像を呈する。MRI は特徴的な所見を示すので，
診断に有用である。組織学的には毛細管状血管腫と海綿状血管腫に分類される。

　　症状を有するものは手術的に摘出する。表面的な血管腫は美容的な問題があ
るが，完全切除は困難である。

3　神経鞘腫 neurinoma

　　通常は孤立性で，頭頂部や四肢の神経に発生する線維性被膜におおわれた腫
瘍で，表在性に存在する場合と深部に存在する場合がある。細胞成分に富んだ
部分と粘液性の部分がはっきり分かれていることが多いため，MRI で特徴的
な所見を示し，診断に有用である。

　　治療においては，手術的に摘出する。神経の後遺障害をきたすおそれがある
場合は核出術が行われる。

④ 悪性軟部腫瘍

長期間存在してもサイズの大きいもの，あるいは短期間で増大したものは悪性の可能性が高い。悪性軟部腫瘍には，未分化多形肉腫 undifferentiated pleomorphic sarcoma，脂肪肉腫，線維肉腫，滑膜肉腫，血管肉腫，平滑筋肉腫，横紋筋肉腫などがある。近年ではさまざまな分子標的薬が開発されている。

1 未分化多形肉腫 undifferentiated pleomorphic sarcoma

従来，悪性線維性組織球腫 malignant fibrous histiocytoma（MFH）とよばれていたものに相当する。悪性度が高く多形性を示す。組織球様の細胞と線維芽細胞様細胞からなる腫瘍で，その組織像は多彩である。

好発年齢は 50〜70 歳代の中高年で，若年者には少ない。大腿部などの四肢におこることが多く，5 cm 以上の大きな腫瘤として発見されることが多い。腫瘍はかたく触れ，通常は疼痛，熱感，発赤はみられない。診断には，造影 CT および造影 MRI が有用である。

治療は広範切除術が基本となる。化学療法の有効性は証明されていないが，ときに有効な症例もあるため施行する施設が多い。転移は 9 割が肺に生じる。5 年生存率は 50〜60％とされる。

2 脂肪肉腫 liposarcoma

悪性軟部腫瘍のなかで，最も頻度が高いものである。組織学的に脂肪芽細胞を確認することによって診断される。従来は高分化型，脱分化型，粘液型，多形型の 4 つの組織型に分類されていたが，現在では高分化型は良悪性中間型に分類されている。

50 歳代に好発し，大腿部や後腹膜に発生することが多い。四肢・体幹では弾性軟の腫瘤として触知され，15 cm 以上の巨大な腫瘍として発見されることも少なくない。CT や MRI では脂肪と同様に描出されるため，診断は容易である。

治療は広範切除術が基本となるが，未分化で悪性度の高いものには化学療法や放射線療法が併用されることもある。

D｜代謝性骨疾患

骨は一見変化していないように見えるが，実際は一生を通じて新陳代謝を続けている（▶22 ページ）。この代謝過程のいずれかに異常があると，代謝性骨疾患を引きおこす。

① 骨粗鬆症 osteoporosis

　骨粗鬆症とは，骨組織には器質的な異常はないが，骨梁がまばらとなり，そのために骨量が減少して骨密度が低下することで骨の強度が低下し，骨折リスクが高まった病態をいう(▶図 5-45)。現在のところ原因は不明であるが，閉経による女性ホルモンの欠乏や加齢現象によるとされている。正常な骨では，骨吸収と骨形成が等しい状態にあるため骨量が一定に保たれているが，骨粗鬆症では骨吸収が骨形成を上まわっている。骨吸収・骨形成ともに亢進している高代謝回転型と，いずれも低下している低代謝回転型がある。

　診断は，日本骨代謝学会による原発性骨粗鬆症診断基準(2012 年改訂版，▶表 5-6)に基づいて行う。

症状▶　高齢者では，骨強度が低下することにより定型的骨折(脊椎椎体骨折，上腕骨近位部骨折，橈骨遠位端骨折，大腿骨近位部骨折)をおこすリスクが高い。とくに大腿骨近位部骨折は高齢者において頻度が高く，また適切な治療を行わないと重大な合併症を併発する。

検査▶　高齢者人口の増加とともに，高齢者の QOL を維持するため，骨粗鬆症の予防が重要になっている。骨折リスクを評価するためには，**骨密度測定**が有効である。正確な骨密度測定には，二重エネルギー X 線吸収法 dual energy X-ray absorptiometry（DXA 法）による腰椎と大腿骨近位部の骨密度測定が標準的な方法である。ほかにも，手の単純 X 線写真を骨量ファントム(基準となる物質)と一緒に撮影し，骨と基準物質との濃淡を比較して骨量を算出するマイクロデンシトメトリー microdensitometry（MD）法，CT を使用して骨密度を測定する定量的 CT（QCT）法，踵骨における超音波の伝導度を測定することによって骨密度を推定する定量的超音波法 quantitative ultrasound（QUS）などがある。

　また，骨代謝の動態や薬物の治療効果をみるためには，骨代謝マーカーが有用である。代表的な骨代謝マーカーとしては以下のものが知られている。

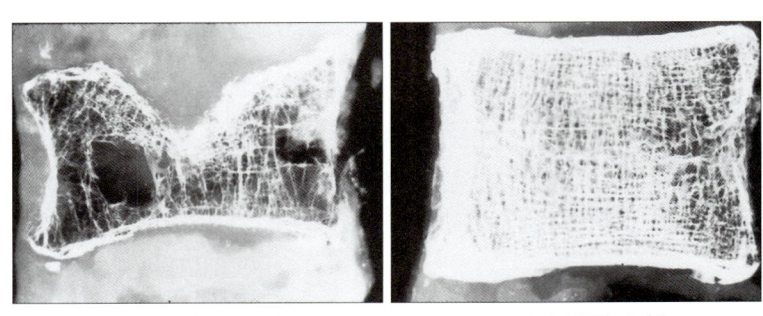

| a. 高度に低下した例 | b. やや低下した例 |

▶図 5-45　骨密度の低下した骨(腰椎椎体)

▶表 5-6　原発性骨粗鬆症の診断基準(2012 年度改訂版)

低骨量をきたす骨粗鬆症以外の疾患または続発性骨粗鬆症を認めず,骨評価の結果が下記の
条件を満たす場合,原発性骨粗鬆症と診断する。

Ⅰ．脆弱性骨折(注 1)あり
1．椎体骨折(注 2)または大腿骨近位部骨折あり 2．その他の脆弱性骨折(注 3)があり,骨密度(注 4)が YAM の 80％未満

Ⅱ．脆弱性骨折なし
骨密度(注 4)が YAM の 70％以下または−2.5SD 以下

YAM：若年成人平均値(腰椎では 20〜44 歳,大腿骨近位部では 20〜29 歳)
注 1　軽微な外力によって発生した非外傷性骨折。軽微な外力とは,立った姿勢からの転倒
　　　か,それ以下の外力をさす。
注 2　形態椎体骨折のうち,3 分の 2 は無症候性であることに留意するとともに,鑑別診断
　　　の観点からも脊椎 X 線像を確認することが望ましい。
注 3　その他の脆弱性骨折：軽微な外力によって発生した非外傷性骨折で,骨折部位は肋骨,
　　　骨盤(恥骨,坐骨,仙骨を含む),上腕骨近位部,橈骨遠位端,下腿骨。
注 4　骨密度は原則として腰椎または大腿骨近位部骨密度とする。また,複数部位で測定し
　　　た場合にはより低い％値または SD 値を採用することとする。腰椎においては L1〜L4
　　　または L2〜L4 を基準値とする。ただし,高齢者において,脊椎変形などのために腰
　　　椎骨密度の測定が困難な場合には大腿骨近位部骨密度とする。大腿骨近位部骨密度に
　　　は頸部または total hip(totalproximal femur)を用いる。これらの測定が困難な場合は
　　　橈骨,第二中手骨の骨密度とするが,この場合は％のみ使用する。
付記 骨量減少(骨減少)：骨密度が−2.5SD より大きく−1.0SD 未満の場合を骨量減少とする。

(日本骨代謝学会・日本骨粗鬆症学会合同,原発性骨粗鬆症診断基準改訂検討委員会：原発
性骨粗鬆症の診断基準(2012 年度改訂版). *Journal of Bone and Mineral Metabolism*
(2013)31：247-257, *Osteoporosis Japan* 21(1)：9-21, 2013 による)

(1)骨形成マーカー：Ⅰ型プロコラーゲン-N-プロペプチド(P1NP),骨型アル
　　カリホスファターゼ(BAP),オステオカルシン
(2)骨吸収マーカー：尿中ピリジノリン,デオキシピリジノリン,尿中あるい
　　は血清中Ⅰ型コラーゲン N 末端テロペプチド(NTX),酒石酸抵抗性酸ホス
　　ファターゼ(TRACP-5b)

治療▶　治療薬としては,①骨吸収を抑制する女性ホルモン剤,選択的エストロゲン
受容体修飾薬(SERM；ラロキシフェン塩酸塩,バゼドキシフェン酢酸塩),ビ
スホスホネート製剤,破骨細胞分化誘導因子(RANKL)に対する抗体製剤(デノ
スマブ),②骨形成を促進する副甲状腺ホルモン(PTH)製剤(テリパラチド酢
酸塩),③それ以外のものとして活性型ビタミン D 製剤,カルシウム剤,カル
シトニン製剤,ビタミン K 製剤などが用いられる。

　身体的に活発に運動することが骨量の維持に役だつため,高齢になっても適
切な運動を行うことを忘れてはならない。

　骨折をおこした場合には,骨折部位や種類に応じて適切に保存的あるいは外
科的治療を行う。

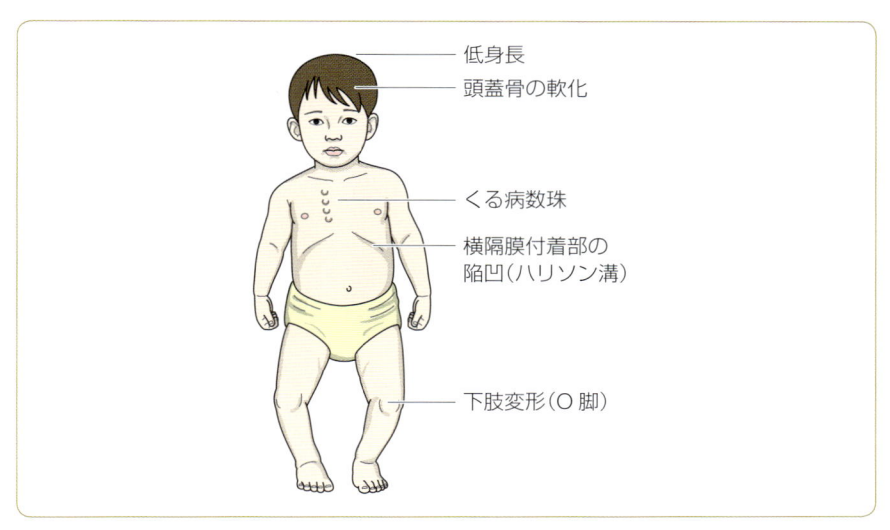

低身長
頭蓋骨の軟化
くる病数珠
横隔膜付着部の陥凹(ハリソン溝)
下肢変形(O脚)

▶図5-46　くる病

② くる病・骨軟化症 rickets/osteomalacia

　類骨組織の石灰化異常に起因する骨代謝異常である。ビタミンD欠乏，ビタミンD作用不全，リン欠乏，消化管吸収障害，ファンコニFanconi症候群，腫瘍などによって生じる。胃・十二指腸切除後，膵臓疾患，肝・胆道疾患ではビタミン吸収障害がおこるので，ビタミンDの摂取が十分でも欠乏症になることがある。

　骨端線閉鎖前に生じた場合には**くる病**，閉鎖後の成人に生じた場合を**骨軟化症**という。くる病では低身長や特徴的な変形(低身長，O脚変形など)を生じる(▶図5-46)。骨軟化症では脆弱性骨折がみられる。単純X線像では，くる病では骨幹端の杯状陥凹，線拡大や毛ばだち，骨軟化症ではルーザーLooser骨改変層がみられる(▶図5-47)。

1 ビタミンD欠乏性くる病・骨軟化症 vitamin D-deficient rickets/osteomalacia

　ビタミンDとカルシウムの摂取不足または吸収不良などによって生じるもので，胃切除後や肝・胆道疾患でみられる。またビタミンDは紫外線を受けて皮膚で合成されるため，生活習慣などの影響から日光への曝露が不足すると，ビタミンD不足状態となる。

　血清25水酸化ビタミンD〔25(OH)D〕低値，低リン血症，または低カルシウム血症，高アルカリホスファターゼ血症を示し，小児では単純X線像で典型的な骨変化を呈する。

　治療は天然型ビタミンDの補充である。

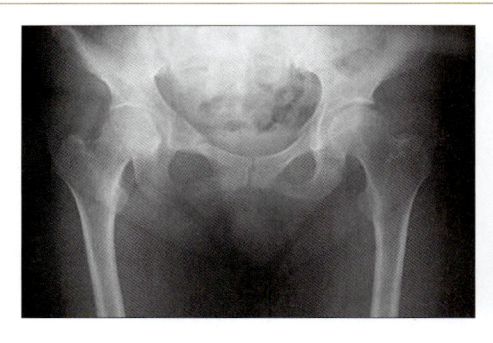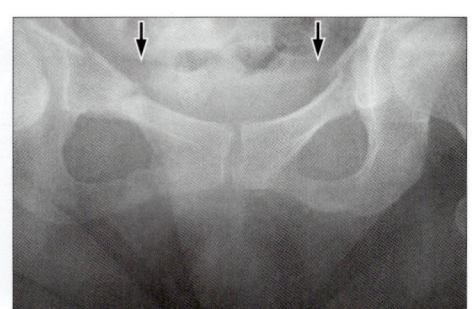

ルーザー骨改変層がみられる。

▶図 5-47　骨軟化症の X 線像

2　ビタミン D 依存性くる病・骨軟化症　vitamin D-dependent rickets/osteomalacia

　　ビタミン D は，腎臓と肝臓で酵素による水酸化を受けて活性型となり生理作用を示すが，遺伝的な問題により，ビタミン D の作用が不足する病態である。常染色体劣性遺伝性に腎臓での 1 α 水酸化酵素が欠損している I 型と，ビタミン D 受容体の先天性異常による II 型がある。

　　臨床所見は，ビタミン D 欠乏によるくる病と同様である。I 型は活性型ビタミン D 投与の最もよい適応であるが，II 型の治療は困難である。

3　ビタミン D 抵抗性くる病・骨軟化症　vitamin D-resistant rickets/osteomalacia

　　別名，低リン血症性くる病・骨軟化症とよばれる。著明な低リン血症とくる病の臨床所見を示し，通常のビタミン D 治療量には抵抗性を示す。多くは線維芽細胞増殖因子 23（fibroblast growth factor23〔FGF23〕）作用の亢進によるものであることが明らかにされている。それに伴い，腎尿細管でのリン再吸収障害，腸管におけるリン吸収障害の結果として低リン血症を発症し，くる病をきたす。腫瘍性骨軟化症も腫瘍による FGF23 の過剰産生が原因である。

　　活性型ビタミン D，リン酸塩，カルシウム剤の投与による薬物療法を行う。

③ 副甲状腺（上皮小体）機能亢進症　hyperparathyroidism

　　副甲状腺（上皮小体）の腺腫・過形成やがんによって**副甲状腺ホルモン** parathyroid hormone（PTH）が過剰に産生・分泌されると，骨のカルシウムが動員されて腎臓から体外に排出される。この結果，高カルシウム血症・低リン血症を示し，骨は脱灰現象[1] を示す。

---

1) 石灰脱失ともいい，体中の骨組織から石灰塩（カルシウム塩）が失われていくこと。

　高カルシウム血症の症状として，倦怠感，食欲不振，吐きけ，多尿，口の渇きなどがみられる。典型的な骨病変は線維性骨炎 osteitis fibrosa といわれ，骨吸収の著名な亢進と，吸収された骨が線維組織に置換された病理像を示す。単純 X 線像では，手指骨の骨膜下骨吸収像や皮質骨の菲薄化，長管骨骨幹部の囊腫様骨透亮像(褐色腫)や病的骨折がみられる。

　治療としては，副甲状腺病変の切除を行う。

④ 骨パジェット病 Paget's disease of bone

　欧米では頻度が高いが，わが国での有病率は非常に低い。中年以降に発症し，おもに大腿骨，下腿骨，骨盤，頭蓋骨に骨変化がおこる。骨が腫大あるいは軟化して痛みを訴え，荷重の影響を受けて徐々に不自然に彎曲・変形する。組織学的には，局所性の骨吸収の著しい亢進と不規則で無秩序な骨形成が生じる。原因は不明であるが，ウイルス感染との関連が指摘されている。

　単純 X 線像は，骨形成と骨吸収の混在する特徴的な所見を示す(▶図 5-48)。検査所見では，血清アルカリホスファターゼ活性が上昇するが，血性カルシウムやリンの値は正常である。

　治療は対症的に行われ，骨吸収の強い症例にはビスホスホネート，骨痛に対してはカルシトニン製剤が用いられる。

⑤ 慢性腎臓病に伴う骨ミネラル代謝異常(CKD-MBD)

　慢性腎臓病に伴う骨ミネラル代謝異常 chronic kidney disease-mineral and bone disorder (CKD-MBD)とは，腎疾患，とくに慢性腎不全に伴う骨障害である。腎臓は活性型ビタミン D の産生器官であるが，同時にビタミン D,

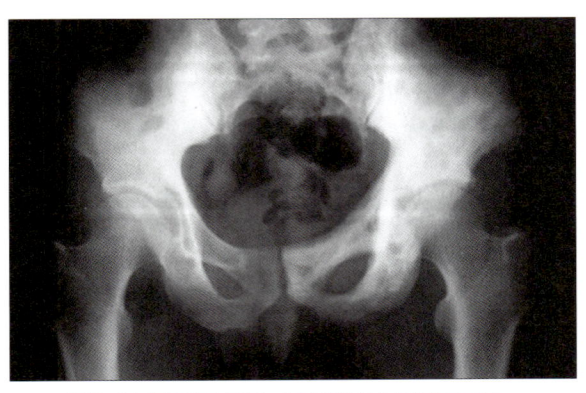

骨形成と骨吸収が混在する特徴的な所見を示す。

▶図 5-48　骨パジェット病の X 線像

PTH（副甲状腺ホルモン），FGF23（線維芽細胞増殖因子23）の標的器官であり，さらにカルシウムとリンの排泄器官であることから，人体のミネラル代謝制御において重要な役割を果たしている。従来，腎臓病に伴う病態は腎性骨異栄養症とよばれてきたが，血管石灰化などを介して生命予後も左右することから，全身性疾患として捉えられるようになっている。

　早期には腎臓からのリン排泄低下によるリン蓄積，それに伴うFGF23産生亢進がみられる。FGF23は腎臓での活性型ビタミンD産生を抑制し，PTH分泌亢進の原因となる。腎機能障害が亢進すると高リン血症および低カルシウム血症となり，二次性副甲状腺機能亢進症を生じて線維性骨炎などの骨病変をきたす。また，血管石灰化の進行に伴って，心血管障害のリスクも高まる。

E｜腱の疾患

　腱の周囲は滑膜組織によっておおわれているが，部位によってはさらに靱帯性腱鞘によっておおわれ，腱がその走行部から逸脱しないようになっている。細菌性腱鞘炎は周囲組織の癒着をおこし，滑動装置としての役割を失わせる。腱鞘炎はそのほか，結核・関節リウマチなどによってもおこるが，指の酷使など純粋な機械的刺激によって発生する非細菌性の腱鞘炎や，スポーツなどによる使い過ぎによる障害（腱症）も比較的多い。

① ばね指 snapping finger/trigger finger

　成人にみられるものは，母指から小指のすべての指に発生するが，中指・環指に多い。初期にはMP関節掌側に痛みを訴え，圧痛が存在する。この部分に肥厚した腱鞘を触知し，伸展によって痛みが増強する。進行すると腱の円滑な運動が妨げられ，屈曲した状態で引っかかりを生じ，伸展を強制すると引っかかりが突然解除される**ばね現象** snapping がみられる。局所の安静や副腎皮質ステロイド薬の腱鞘内注入で改善することが多いが，保存療法で改善しない場合は腱鞘切開術が行われる。

　ばね指は幼児にみられることもあり，この場合は圧倒的に母指に多い。先天的に腱の肥厚があるためにおこると考えられている。自然治癒することも多いが，5〜6歳までに改善しない場合は腱鞘切開術が行われる。

② 狭窄性腱鞘炎 stenosing tenosynovitis

　ドゥケルヴァン de Quervain 病ともいわれる。長母指外転筋，短母指伸筋の

腱が靱帯性腱鞘を通過する橈骨茎状突起部に生じる腱鞘炎で、この部分の疼痛を訴える。母指を手のひら(掌)に入れてほかの指を屈曲させた形で、手関節を尺屈すると疼痛を生じるフィンケルシュタイン Finkelstein テストが陽性となる。

母指を酷使する人に多いが、とくに妊娠中や産後・更年期の女性に多発する。多くは装具による局所安静や腱鞘内への副腎皮質ステロイド薬注入などの保存療法によって軽快する。再発を繰り返す場合は、腱鞘切開術が行われる。

③ デュピュイトラン拘縮 Dupuytren contracture

手掌腱膜の縦走線維(腱上索)およびその延長である指掌深筋膜の肥厚による、進行性の指の屈曲拘縮である。原因は不明であるが、保存療法は無効とされ、手術(腱膜切除術)が行われる。最近では、コラゲナーゼ注射が有効であることが報告されている。

④ 上腕骨上顆炎

上腕骨外側上顆には回外筋や手指・手関節伸筋腱、内側上顆には回内筋や手指手関節屈筋が付着している。前腕の回内外、手関節の掌背屈、手指の屈伸などの動作を繰り返すことによって、これらの筋腱の付着部である外側上顆や内側上顆に機械的炎症(腱症)を生じる。部位によって上腕骨外側上顆炎と内側上顆炎に分けられる。スポーツを契機に発症することも多く、外側上顆炎はテニス肘、内側上顆炎はゴルフ肘ともよばれる。

治療は、局所の安静、ストレッチ、特殊なベルトによる前腕筋腹部の固定、副腎皮質ステロイド薬の局所注射などが行われる。症状が強い場合は外科治療も行われる。

⑤ アキレス腱周囲炎

アキレス腱周囲には腱鞘は存在しないが、それに類似したはたらきをする腱傍結合組織(パラテノン)が存在する。過度に足を使うと、このパラテノンを中心に炎症をおこす。

治療には、局所の安静、炎症に対する対症療法、理学療法などが行われる。症状が強い場合は、外科治療も行われる。

⑥ ガングリオン ganglion

手関節の手背部に最も高頻度にみられる。腱鞘や関節周囲に発生するゼラチン様の内容物をもった囊腫で、腱鞘瘤ともよばれる。思春期の女子に多い。

通常は無痛性の腫瘤として気づかれることが多いが，神経や血管の圧迫により疼痛を訴えることもある。

穿刺して内容物を吸引することによって消失するが，再発する例が多い。神経や血管を圧迫する場合や，再発を繰り返す場合は，摘出術を行うこともある。

F｜神経・筋疾患

神経機能が障害されると麻痺が出現する。麻痺性疾患の理解には中枢神経と末梢神経，および運動神経と感覚神経の解剖学的構造とその支配領域に関する知識が必要である。

① 脳性麻痺 cerebral palsy

脳性麻痺は，脳の発達過程における脳障害の後遺症としておこる運動麻痺の総称である。頻度は 1,000 出生あたり 2.0 前後である。原因として，従来は分娩時の脳外傷，出生時仮死などの周産期の障害や，新生児重症黄疸などが多いとされていたが，最近では早産，低出生体重児の低酸素性虚血脳病変によるものが増加している。

麻痺のタイプによって，痙直型（痙性麻痺を示す），アテトーゼ型（不随意運動を示す），失調型，強剛型（筋緊張が強い），筋緊張低下型などに分けられるが，実際にはさまざまな型がまざっている場合が多いため，主としてどの型の傾向が強いかによって分類されている。これらのなかでは，痙直型が最も多く，ついでアテトーゼ型が多い。

治療▶　治療は機能訓練を主体とし，長期にわたって持続する必要がある。近年，痙直型に対してボツリヌス毒素注射などが行われている。

② 急性脊髄前角炎（急性灰白髄炎，ポリオ） anterior poliomyelitis

急性脊髄前角炎（急性灰白髄炎）をポリオといい，ポリオウイルスの感染によって脊髄前角細胞がおかされ，脊髄運動神経の麻痺によっておこる弛緩性麻痺である。

ポリオウイルスに対するワクチンがつくられてからは，小児に対する大きな脅威であったこの疾患も，新たな発生はほとんどなくなった。現在のわが国では，かつて罹患した患者の変形・運動機能の障害がみられる場合がほとんどである。

③ 末梢性ニューロパチー peripheral neuropathy

あらゆる原因による末梢神経障害を末梢性ニューロパチーと総称する。整形外科領域でしばしば用いられる「神経炎」という名称は，病理学的な炎症を意味するのではなく，末梢性ニューロパチーと同義語で用いられることが多いので注意を要する。

末梢性ニューロパチーは以下の 3 つに分類される。

(1) 単ニューロパチー：神経障害の分布が単一神経の支配領域に一致するもので，絞扼神経障害，外傷，栄養血管の障害などがある。

(2) 多発性単ニューロパチー：単ニューロパチーが複数の神経に不規則におこったもので，各神経の障害の程度や時間的経過がばらばらである。原因としては，血管炎，糖尿病，サルコイドーシスなどがある。

(3) 多発性ニューロパチー：障害の分布を末梢神経の支配領域で説明できない末梢神経障害で，ギラン-バレー症候群や糖尿病性ニューロパチーの頻度が高い。

1 絞扼性神経障害 entrapment neuropathy

末梢神経は，その走行上に機械的に損傷を受けやすい部位が存在する。これらの部位は通常関節の近くにあって骨に接しており，さらに骨が床で筋膜や靱帯などの線維性組織が天井となる一種のトンネルを形成している。このため，関節運動に際して緊張を生じやすく，トンネル内に存在する腱鞘滑膜の増殖や腫瘍によって，容易に圧迫障害を受けやすい。このような部位を**神経絞扼点**とよび，ここに生じる限局性の末梢神経障害を**絞扼性神経障害**とよぶ。これらの障害の診断には，末梢神経麻痺の臨床症状（▶113 ページ）に加えて神経伝導速度測定が重要である。感覚障害が主症状である間は保存療法で改善することもあるが，運動麻痺を生じた場合は観血的治療を要する。

● 手根管症候群 carpal tunnel syndrome

正中神経は手関節掌側で屈筋腱群とともに走行しているが，その掌側は厚い横手根靱帯によっておおわれている。この部分で腱周囲に炎症性浮腫・腫脹などが生じると，容易に神経の圧迫症状がおこる。腱の炎症のほかに，腫瘍・手根骨骨折・ガングリオン，透析患者におけるアミロイド性滑膜炎などでも同様の正中神経圧迫症状が出現する。これらを**手根管症候群**という。

症状▶ 自覚症状としては，母指，示指，中指，環指橈側のしびれと感覚低下がある。しびれは，夜間就寝時や早朝に強くなる。短母指外転筋麻痺によりつまみ動作が困難になり，母指と示指とで円（perfect O）がつくれなくなる。また母指球筋の萎縮がみられ，手根管近位のティネル Tinel 徴候，フェイルン（ファーレン）Phalen テストが陽性になる。神経伝導速度測定が補助診断法として有用で

ある。

治療▶　装具や局所ステロイド注射などの保存療法で改善しない場合は，手根管開放術が行われる。内視鏡手術が行われることもある。

● 肘部管症候群 cubital tunnel syndrome

尺骨神経は，肘関節内側において上腕骨内側上顆背側に存在する尺骨神経溝を通って前腕屈筋群の背側から掌側に走行する。尺骨神経溝部およびその遠位では，靱帯および靱帯性の筋膜によってトンネルが形成されている。この部分で尺骨神経の障害をきたす疾患を肘部管症候群という。幼少時の上腕骨外顆骨折の不適切な治療による外反肘によっておこる遅発性尺骨神経麻痺や変形性肘関節症に伴うものが大部分を占める。

治療▶　保存療法は無効なため，外反肘には尺骨神経前方移行術，変形性肘関節症に伴うものには内上顆切除と尺骨神経剝離術の併用手術（キング King 変法）が行われる。

● 尺骨管症候群 ulnar tunnel syndrome

尺骨管は手根部尺側に存在し，豆状骨と有鉤骨鉤に囲まれ，出口は短小指屈筋が腱弓を形成しており，ギヨン Guyon 管とよばれる。尺骨神経はこの部分で運動枝と感覚枝に分かれるため，障害部位によって症状が異なる。発症の原因は，外傷，手根部への反復する圧迫，腫瘍性病変などである。反復する圧迫には，畳職人などの職業によるもの，自転車などのスポーツによるものがある。腫瘍性病変としてはガングリオンがほとんどで，診断には超音波検査や MRI 検査が有効である。

治療▶　外傷では自然回復が期待できるが，それ以外では観血的治療が行われる。

● 足根管症候群 tarsal tunnel syndrome

脛骨神経は，足関節内果後方で，動静脈，腱とともに屈筋支帯におおわれたトンネル（足根管）を通って足底に向かうが，この部分でおこる絞扼性障害が足根管症候群である。筋力低下が自覚されることはほとんどなく，症状は足根管部の疼痛，足底部の感覚鈍麻やしびれ感などである。原因はガングリオンや神経鞘腫などの腫瘍性病変，併走する腱の腱鞘炎，内果部の外傷後の変形や腫脹などである。

治療▶　腫瘍性病変以外では，投薬やステロイド薬の局所注射などの保存療法が有効である。

● モートン病 Morton disease

底側趾神経は中足骨頭近位部付近で，中足骨頭を連結する深横中足靱帯の足底側から背側へ走行する。また，第3・4趾間への底側趾神経は内側・外側足

底神経の分枝が合流して形成されるという特徴がある。つま先立ち，ハイヒール着用などで中足趾節関節の背屈を強制すると，底側趾神経は伸展され緊張した靱帯によって圧迫され，反復する神経障害によって有痛性の神経腫を形成して痛みやしびれ感を訴える。これをモートン病とよび，第3・4趾間に好発する。

診断 ▶ 診断は趾間の感覚障害，中足骨頭間の圧痛，足趾の背屈ストレスや中足骨頭の側方からの圧迫による症状の再現などによって行われる。

治療 ▶ 扁平足や開張足変形を伴うことが多いので，はき物の調整や足底装具の装用などの保存療法で軽快することが多い。保存療法が無効で症状が持続する症例には，神経腫切除術が行われることもある。

2 多発性ニューロパチー polyneuropathy

多発性ニューロパチーの臨床像の特徴は，左右対称，遠位が優位，運動障害か感覚障害のいずれか，あるいはその組み合わせ，ときに自律神経障害を合併し，手袋・靴下型の感覚障害，腱反射低下などである。

● ギラン-バレー症候群 Guillain-Barré syndrome

多発性ニューロパチーの代表的疾患で，急性の四肢麻痺を生じる神経筋疾患では最も頻度が高い。多くは上気道炎などの感染から1～3週後に筋力低下で発症する。呼吸筋や嚥下筋の麻痺が生じることもあり，人工呼吸器管理が必要になったり，死にいたる場合もあるが，通常は数か月で回復する。病因は完全には解明されていないが自己免疫疾患説が有力で，病原体の交叉抗原に対する抗体が自己抗体として神経障害を生じるという説が提唱されている。

髄液中のタンパクとくにIgG分画の増加がみられるが，細胞数はほぼ正常である。急性期に血清中の抗ガングリオシド抗体が上昇する。

治療 ▶ 有効性が確立された治療としては，単純血漿交換療法と免疫グロブリン大量静注療法がある。急性期を過ぎたあと，積極的に理学療法を行う。

● 糖尿病性ニューロパチー

頻度は糖尿病患者の15～20％とされるが，軽症まで含めるともっと頻度が高いと考えられている。糖尿病のコントロールが長期間不良のものに多い。多発ニューロパチーの形をとることが多いが，多発単ニューロパチーを呈することもある。

治療 ▶ 原因治療としては，厳格な血糖管理の有効性が証明されており，HbA1c値7％未満を目ざす。アルドース還元酵素阻害薬やビタミンB12が補助薬として使用される。また，痛みに対する対症療法が行われる。

④複合性局所疼痛症候群（CRPS）

さまざまな外傷や疾病に続発し，原疾患の程度につり合わない，異常に強い痛みとともに，血管運動障害，発汗障害，栄養障害などの自律神経障害を生じる特殊な病態がある。このうち，神経損傷がないものは反射性交感神経性ジストロフィー reflex sympathetic dystrophy（RSD），切断など神経損傷を伴うものはカウザルギー causalgia とよばれてきた。しかし，1994年世界疼痛学会は**複合性局所疼痛症候群** complex regional pain syndrome（CRPS）という名称を提唱し，従来 RSD とよばれたものを CRPS Ⅰ型，カウザルギーを CRPS Ⅱ型とよぶことになった。

症状▶ その症状は，①自覚症状として痛みと感覚障害，②他覚症状として血管運動障害，発汗障害，栄養障害，③精神症状の3つからなり，これらが互いに悪影響を与えながら増悪していく。

治療▶ 明らかに有効性の証明された治療法はないが，早期から鎮痛と理学療法を柱とした治療を行う。鎮痛には神経ブロックや薬物療法，理学療法としては交代浴などが用いられる。さらに，行動療法的アプローチやバイオフィードバック訓練などの精神心理療法も用いられる。

⑤進行性神経障害

進行性神経障害には，脊髄前角細胞の障害，脊髄性筋萎縮症，遺伝性運動感覚神経障害がある。いずれも神経内科で治療されることが多いが，整形外科分野でも理解しておくべき疾患である。

1 筋萎縮性側索硬化症 amyotrophic lateral sclerosis（ALS）

原因不明の神経変性疾患で，上位運動ニューロンと脊髄前角細胞以下の下位運動ニューロンの変性による筋萎縮と運動麻痺が進行性に四肢をおかし，さらに球麻痺も生じて，人工呼吸管理をしなければ数年で死亡する。有病率は10万人に2〜7人であり，男女比は2：1と男性に多い。好発年齢は50〜60歳代である。

四肢の筋萎縮に加えて筋の線維束性攣縮，腱反射亢進を伴うが，感覚障害や膀胱直腸障害はなく，褥瘡もできない。筋電図検査では神経原性波形を示す。

根本的治療はないため，誤嚥による肺合併症に注意し，筋の廃用性萎縮を極力防ぐ必要がある。

2 脊髄性進行性筋萎縮症 spinal progressive muscular atrophy

常染色体劣性の遺伝性疾患で，脊髄前角細胞の選択的な変性脱落により，近位筋の萎縮を示す。発症年齢と重症度によって3つの型に分類される。1型は

生後 6 か月以内に発症し，2〜3 年以内に呼吸不全で死亡する。3 型は 3〜18 歳で発症し，四肢の近位筋萎縮が徐々に進行するが，軽症で予後は良好である。2 型はこの中間で，発症は 2 か月〜4 歳で，4 年以上生存する例もある。

3 遺伝性運動感覚性神経障害 hereditary motor sensory neuropathy

シャルコー–マリー–トゥース Charcot–Marie–Tooth 病ともよばれる。運動・感覚両神経を障害する遺伝性末梢神経障害で，進行性であるが生命予後は良好である。Ⅰ型〜Ⅲ型の 3 つの病型に分けられる。Ⅰ型は末梢神経の肥厚性障害で，10 歳以下に発症する。凹足や下腿遠位部の筋萎縮で発症し，シャンペンボトル様の下肢を示すのが特徴である。感覚障害は軽度で進行は緩徐である。Ⅱ型は軸索変性が主体の病変で，発症年齢は 2/3 が 40 歳以降，感覚障害はきわめて軽度で，進行はきわめて遅い。Ⅲ型は，Ⅰ型の重症型で，幼児期に発症し，末梢神経の肥厚は高度である。感覚障害は中等度で，20 歳までに歩行不能となる。Ⅰ型とⅡ型を狭義のシャルコー–マリー–トゥース病，Ⅲ型をデジェリーヌ–ソッタス Déjerine–Sottas 病という。

Ⅰ型・Ⅱ型の足部変形に対しては，腱移行術などの手術療法の適応がある。

⑥ 筋ジストロフィー muscular dystrophy

筋の一次的変性疾患で，神経・筋接合部は正常である。左右の筋に対称性におこり，感覚・反射は正常である。原因は不明であるが，遺伝性である。

デュシェンヌ Duchenne 型，顔面肩甲型，肢帯型，ベッカー Becker 型の 4 型に分けられる。デュシェンヌ型は男性の幼年期に始まり，筋の仮性肥大がみられる。顔面肩甲型は思春期に始まり，男女ともにみられる。

発症年齢の遅いものは比較的予後がよい（▶『系統看護学講座 成人看護学 7 脳・神経』を参照）。

G 上肢および上肢帯の疾患

ここでは，上肢と上肢帯にみられるおもな疾患について学ぶ。

① 頸肩腕症候群 cervico-omo-brachial syndrome

頸部の異常で血管や神経が圧迫されると，肩から上肢にかけての種々の症状が出現する。これらは一括して**頸肩腕症候群**とよばれていた。しかし，これに含まれる疾患は非常に多岐にわたるので，最近では原因がはっきりしているも

のはその原因に基づく疾患名でよばれるようになり，原因や症状がはっきりしていないものに限って，頸肩腕症候群とよぶようになった。

　次に述べる胸郭出口症候群や頸椎症は，従来は頸肩腕症候群とされていたものである。

② 胸郭出口症候群 thoracic outlet syndrome

　頸・肩・上腕において，腕神経叢とそれに並走する鎖骨下動静脈や腋窩動静脈の血管系に圧迫が加わると，種々の疼痛・感覚異常・血管障害をおこす(▶図 5-49)。近年では，大部分は腕神経叢刺激過敏状態を示すとされている。腕神経叢牽引型と圧迫型に分類され，前者は圧倒的に女性に多く，後者は男性に多い。

　また，圧迫のおこる部位や原因によって，次のように分類される。

　①**頸肋症候群** cervical rib syndrome　第7頸椎の肋横突起の異常長大化(余剰肋骨)によっておこる神経圧迫に起因する症候群をいう。

　②**斜角筋症候群** scalenus syndrome　斜角筋の異常収縮によって腕神経叢・鎖骨下動静脈が閉塞圧迫症状をおこすもので，若い女性に好発する。治療には斜角筋切断術が行われる。

　③**過外転症候群** hyperabduction syndrome　腕の過外転によって，烏口突起部で異常圧迫がおこるものをいう。

　④**肋鎖症候群** costoclavicular syndrome　鎖骨と第1肋骨間における圧迫刺激によっておこるもので，リュックサック麻痺がその代表例である。

症状▶　症状としては，上肢を挙上する動作での頸部・肩・上肢の疼痛，しびれ・脱力感・倦怠感などの不定愁訴，握力低下，自律神経症状などがあげられる。

治療▶　治療は，原則として保存的治療を行う。姿勢の指導，肩甲帯装具，非ステロ

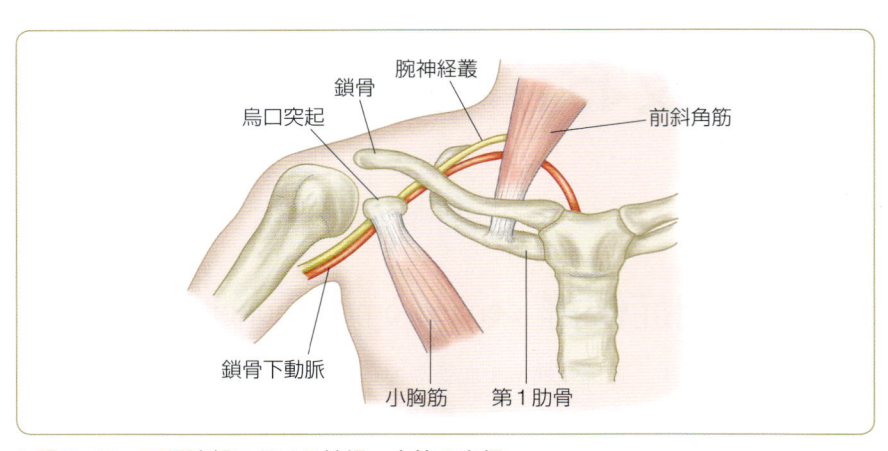

▶図 5-49　頸肩腕部における神経・血管の走行

イド性抗炎症薬の内服，不安感の強い症例には抗不安薬の内服，ブロック療法などを行う。症状が持続し，頸肋など，原因が明らかなものに対しては手術を行うこともある。

③ 肩関節周囲炎

40歳代以降の中年者に頻発するもので，一種の退行性変化と考えてよい。肩関節の疼痛と運動制限をきたすものの総称で，**五十肩**ともいわれ，欧米では凍結肩 frozen shoulder といわれる。

病態▶ その本態は，肩関節を構成する軟部組織(筋・腱・滑液包)の退行変性を基盤とし，その発生部位から次のように分類される。

(1) 大結節部に付着する腱，とくに棘上筋腱の変性・断裂・癒着・石灰化などの，多彩な慢性炎症。

(2) 肩関節周囲の慢性滑液包炎。ときに急性発症の石灰化性滑液包炎がみとめられる。

(3) 上腕二頭筋長頭腱の退行変性。

症状▶ 典型的なものは，炎症期 freezing phase，拘縮期 frozen phase，回復期 thawing phase を経て1〜4年程度の経過で治癒する。初発時は有痛性の肩関節可動域制限を主訴とし，前方・側方挙上，内外旋で運動制限が強く，日常生活では結髪や後方での帯結び動作が困難となる。夜間痛を訴えることもある。

治療▶ 炎症の強い初期には，三角巾を使った局所の安静や非ステロイド性抗炎症薬の内服，副腎皮質ステロイド薬やヒアルロン酸製剤の関節内・滑液包内注入が行われる。可動域訓練としては，愛護的な他動運動やコッドマン Codman 体操などが行われる。急性期の痛みが軽減したあとは，積極的に運動療法を行う。難治例に対しては鏡視下関節包切離術が行われることもある。

④ 月状骨軟化症 lunatomalacia

1910年にキーンベック Kienböck がはじめて記載した疾患で，月状骨の無腐性壊死である。**キーンベック病**ともよばれる。壊死に陥った月状骨は病的骨折を生じ，軸圧によりしだいに圧潰していく。月状骨周囲の関節に変形性関節症変化を生じることも多い。

手を頻繁に使用する職業の男性に多く発生し，利き手に発生することが多い。発症年齢は10歳代後半から40歳代で，20歳代が最も多い。主症状は手関節の運動痛，関節可動域制限，握力低下であり，月状骨部に一致した圧痛・腫脹がある。

治療▶ 治療としては，手関節固定装具などによる保存的治療に抵抗性の場合，月状骨に加わる軸圧の軽減を目的とした骨切り術，壊死部の血流再開を目的とする

血管柄つき骨移植術，壊死部の摘出や関節形成術，関節固定術などの手術療法が行われる。

H｜脊椎の疾患

脊椎は頸部から腰部まで体幹の支持器官として存在しているが，解剖学的構造からも機能上からも不安定になりやすく，頸部や腰背部に疼痛を生じる機会が非常に多い。

① 変形性脊椎症 sponlylosis deformans

脊椎は荷重をつねに受けるため，中年期以降の年代になると椎間板の退行性変化が生じる。それに伴って，椎間関節の退行性変化，弱体化を代償するための反応性骨増殖がおこり，椎体の上・下縁に骨棘形成がみられるようになる（▶図5-50）。これが高度になると，隣接椎体内に架橋状の骨増生像がみられるようになる。このような一連の病態を示す疾患群を**変形性脊椎症**という。さらに進行すると，強直性脊椎炎に近い像を示すことがあり，これを**強直性脊椎骨増殖症** ankylosing spinal hyperostosis という。

変形性脊椎症によって神経根や脊髄の圧迫を生じる場合は，頸椎症や腰部脊柱管狭窄症など，別の疾患として扱われる。

症状▶ 変形性脊椎症のおもな症状は，局所の痛み（頸部痛，背部痛，腰痛）であり，

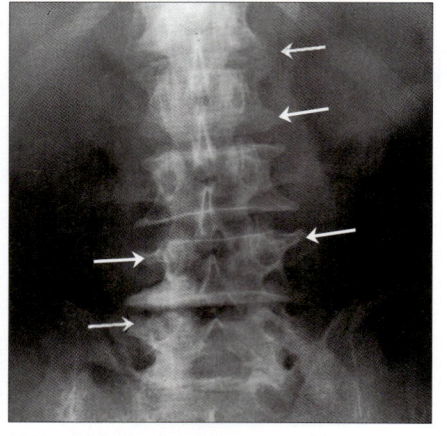

骨棘の形成がみられる。

▶図5-50　変形性脊椎症

痛みは起床時などの動作開始時に強く，動いていると軽減する。治療としては，非ステロイド性抗炎症薬や湿布などの薬物療法，理学療法や腰痛体操などの運動療法，軟性コルセットなどによる局所安静が行われる。

② 頸椎症 cervical spondylosis

椎間板の退行性変化を基盤として，椎間板の狭小化や後方への突出（ヘルニア），椎体辺縁や椎間関節周囲の骨棘などにより，神経根が圧迫されて症状をおこす疾患を**頸椎症性神経根症** cervical spondylotic radiculopathy，脊髄の圧迫症状を呈する場合を**頸椎症性脊髄症** cervical spondylotic myelopathy（頸髄症）とよぶ。これらは合併する場合もある。

症状▶ 頸肩部や上肢の疼痛に加え，頸椎の可動域制限や運動痛が出現する。

神経根症状は，障害された神経根が支配する領域のしびれや痛み，放散痛，感覚鈍麻や脱失であり，筋力低下がみられることもある。ジャクソン Jackson テストやスパーリング Spurling テストなどの誘発試験が陽性となる。

脊髄症状は，手指の巧緻運動障害や歩行障害であり，上下肢の腱反射亢進，病的反射の出現を伴い，しだいに痙性麻痺をおこすようになる。ときに，膀胱直腸障害を合併することがある。

治療▶ 神経根症に対しては，保存的には頸椎装具による局所安静や牽引が行われる。疼痛に対しては，非ステロイド性抗炎症薬，筋肉痛に対しては筋弛緩薬が用いられ，プレガバリンなどの神経障害性疼痛治療薬や弱オピオイドも有効である。

脊髄症に対しては，観血的治療が選択される場合が多い。前方からの限局した病変が主体の場合は前方除圧固定術，病変部が広範な場合は椎弓形成術（脊柱管拡大術）が行われることが多い。

③ 腰部脊柱管狭窄症 lumbar spinal（canal）stenosis

なんらかの原因によって腰部の脊柱管が狭くなり，馬尾（▶33ページ）や神経根を圧迫して神経症状を呈するようになった状態を**腰部脊柱管狭窄症**という。

原因としては，軟骨の変性や骨棘の増生などの退行性変化を起因とする脊椎症性が多いが，軟骨無形成症などでみられる先天性・発育性の狭窄，椎間板ヘルニア，すべり症，変性側彎症なども発症要因となる。

症状▶ 一定の時間，連続して歩行すると下肢や殿部に痛みやしびれ，だるさなどを感じて休息を要する状態（間欠〔性〕跛行）となるが，腰椎を前屈させて休むことによって改善する。症状は，神経根症状と馬尾症状に大きく分けられる。神経根症状としては，おもに片側（ときとして両側）の下肢痛がみられる。馬尾症状としては，両下肢，殿部，会陰部の異常感覚が出現し，頻尿・残尿や便秘などの膀胱直腸障害を伴うこともある。

治療 ▶　治療においては，腰椎前屈位を維持する硬性コルセットが用いられ，非ステロイド性抗炎症薬，循環改善薬，神経性疼痛治療薬などの薬物療法がおこなわれる。神経の圧迫症状が改善せず，ADL 障害が著しい場合は，除圧のために開窓術や椎弓切除術，不安定性に対しては脊椎固定術が行われる。近年では，内視鏡を用いた低侵襲手術も行われる。

④ 脊柱靱帯骨化症

脊柱を連結する靱帯には，前縦靱帯，後縦靱帯，黄色靱帯，棘間靱帯，棘上靱帯などがあるが，これらの靱帯が骨化することによって症状が発現した場合を**脊柱靱帯骨化症**と総称する。このうち，後縦靱帯と黄色靱帯は脊柱管内に存在するため，その靱帯骨化は脊髄の圧迫症状をきたして脊髄症をおこす。

後縦靱帯骨化症 ossification of posterior longitudinal ligament（OPLL）は 1960 年にわが国で最初に発表された疾患で，日本人に多いとされる。後縦靱帯に線維軟骨の新生増殖がみられ，さらに骨化へと進行する。加齢とともに発症頻度が増大する。潜在性で無症候性のものが多く，単純 X 線像で偶然発見されることが多い。骨化の形態によって，分節型，連続型，混合型，その他に分けられる（▶図 5-51）。

症状 ▶　症状は，初期には頸部痛のみであるが，増大すると脊髄症を生じる。麻痺を生じた場合は，手術治療の適応となり，その場合は脊柱管拡大術が行われることが多い。

胸椎では，OPLL に加えて黄色靱帯骨化症 ossification of the ligamentum flavum（OLF）が生じることがある。前者は上・中位胸椎が，後者は上・下位胸椎が好発部位である。

症状は胸部脊髄症（胸髄症）であり，徐々に症状が進行するため手術治療の対象となることが多い。

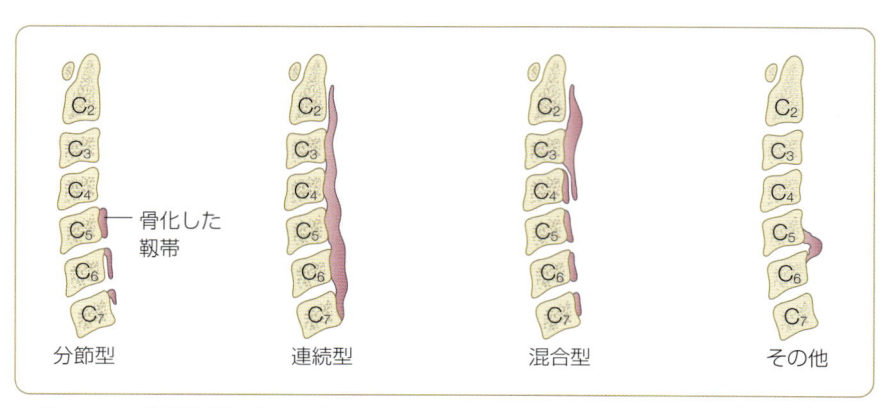

▶図 5-51　後縦靱帯骨化の分類

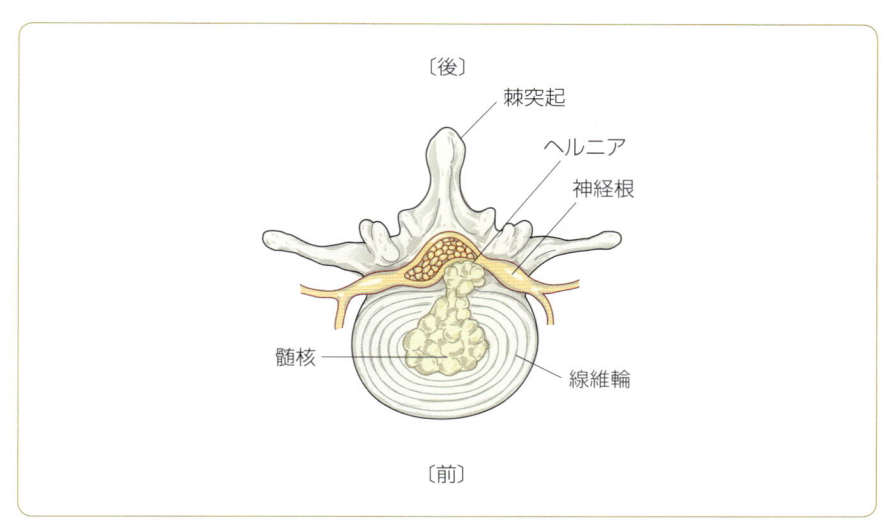

▶図 5-52　腰椎椎間板ヘルニア

⑤ 椎間板ヘルニア

　椎間板は上下の隣接する椎体を連結する組織で，線維輪と髄核からなっている。髄核は，椎間板前後の中心軸よりやや後方に位置し，その周縁を同心性に線維輪が取り囲んでいる。

　椎間板のおもな機能は，①可動作用，②緩衝作用，③脊柱の安定・支持作用である。腰椎では，生理学的には第 5 腰椎上下の椎間板に全体重の 60％の負荷がかかり，さらに前屈運動ではこれが 4〜5 倍に増強する。椎間板は 10 歳代後半から退行変性を開始し，加齢とともに弾力性を失っていく。弾力性の程度は生体の水分含有量に関係するとされ，椎間板の水分含有量は，新生児で 88％，18 歳で 80％，70 歳で 69％といわれている。

病態生理 ▶　椎間板ヘルニアは，髄核の後方脱出によっておこる神経根圧迫症状がおもな病態で，坐骨神経痛の大部分が本症と考えられる。髄核が後方線維輪内に存在したまま膨大する突出型 protrusion と後縦靱帯を破って脊柱管内に飛び出す脱出型 extrusion に分けられる（▶図 5-52）。

　腰椎では，発症部位は第 4〜5 腰椎間が最も多く，ついで第 5 腰椎〜第 1 仙椎の椎間板であり，この両者で 90％を占めている。左右の差はほとんどないが，正中ヘルニアがときにみられる。30〜50 歳代の壮年男性に多く，中腰姿勢での重量物の運搬などが誘因となる。

　頸椎では C_{5-6}，C_{4-5}，C_{6-7} の順に多く，同じく 30〜50 歳代の壮年男性に多い。

　胸椎では下位胸椎が好発部位で，30 歳以降にみられるが，腰椎・頸椎に比べるとまれである。

症状 ▶　腰椎での典型的な初発症状としては，腰部に瞬間的な激痛を発して体位変換

も不能となることが多い。短時日で自然軽快をみる症例が大部分であるが，再発を繰り返すことも多い。腰痛に加えて，下肢後面への放散痛（坐骨神経痛）がおこる。特有な坐骨神経痛性側彎を呈し，歩行は逃避性跛行を示す。

　重要な徴候として，坐骨神経の圧痛（ヴァレー Valleix の圧痛点）が高率にみられる。さらに特徴的な神経緊張症状として，次のテストで陽性となる。

・下肢伸展挙上テスト straight leg raising test（SLR テスト）：仰臥位で下肢を他動的に伸展・挙上させるときに大腿後面痛が誘発され，挙上制限がみられる。同様のものにラゼーグ Lasègue 徴候がある。L_5 または S_1 神経根の障害を示す。

・大腿神経伸展テスト femoral nerve stretch test（FNS テスト）：腹臥位で膝を他動的に屈曲するとき，大腿前面痛が誘発される。$L_2 \sim L_4$ 神経根の障害を示す。

　そのほか，神経根の支配領域にしたがって感覚障害，腱反射の低下ないしは消失，筋力低下をおこしてくる。

　頸椎では神経根症や脊髄症を合併し，頸部から肩甲部や上肢にかけての自発痛，しびれ感や頸椎運動制限がみられる。

　胸椎では，胸部脊髄症すなわち錐体路症状としての痙性麻痺が主症状となる。

診断・治療 ▶　本疾患の画像診断には，MRI が大きな威力を発揮する。さらに詳細な情報を必要とする場合は，脊髄造影および造影後 CT 検査を行う。

　急性期は保存療法が原則となり，腰椎では，安静，骨盤牽引，コルセット装用が行われる（▶281 ページ）。保存療法は奏効するが，再発することも多い。脱出型ヘルニアは 3〜6 か月ほど経過すると吸収されることが知られている。

　膀胱直腸障害を生じた場合には，48 時間以内の緊急手術がすすめられる。両下肢の麻痺や運動障害を生じた場合にも，早期の手術が必要である。また，再発を繰り返す場合や，疼痛のために社会活動が制限される場合などにも，手術療法が行われる。手術は，腰椎では骨形成的部分椎弓切除術，椎間侵入法による髄核摘出術（ラブ Love 法）が一般的に行われ，近年では内視鏡を用いた低侵襲手術も行われる。頸椎や胸椎では，前方侵入によるヘルニア摘出術および固定術が行われることも多い。

⑥ 脊椎分離症および脊椎すべり症

1 脊椎分離症 spondylolysis

　脊椎分離症とは，脊椎の上下関節突起間部の骨性連絡が断たれた状態をいう。第 5 腰椎，ついで第 4 腰椎に多い。診断には，腰椎 2 方向の単純 X 線像に加えて斜位撮影が有用であり，特徴的な画像（スコティッシュテリアの首輪）をみとめる（▶図 5-53）。

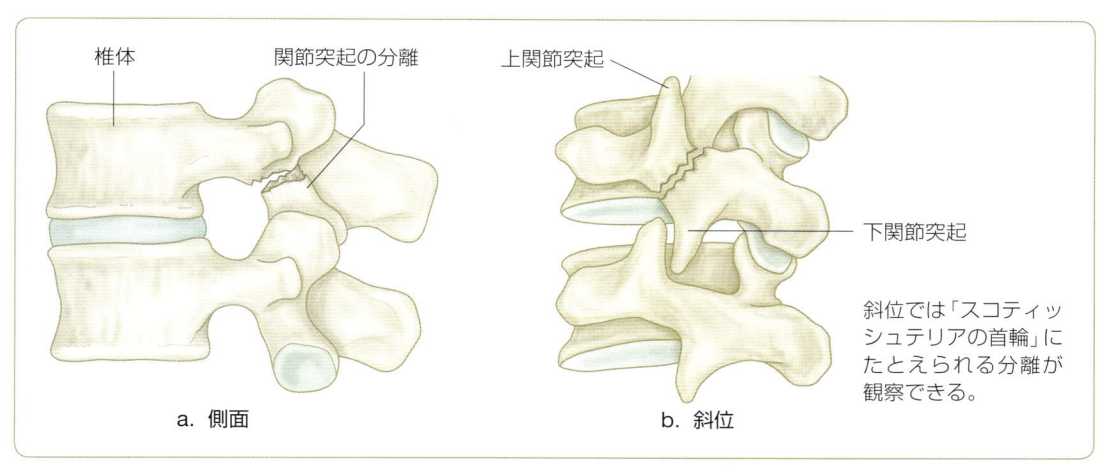

図中ラベル：
椎体　関節突起の分離　上関節突起
下関節突起
斜位では「スコティッシュテリアの首輪」にたとえられる分離が観察できる。
a. 側面　　b. 斜位

▶図5-53　脊椎分離症

全人口の約5%にみられ，先天性もしくは発育性の脆弱部にスポーツなどの慢性刺激が加わって思春期に発生する疲労骨折と考えられている。

治療▶　思春期に発見された場合は，コルセット装着による局所安静によって骨癒合が得られることもある。思春期に気づかれなかった場合や骨癒合が得られなかった場合は，分離部は結合組織によって連結された不安定な腰椎を形成することになる。無症状のことも多いが，腰痛を訴えることもある。この場合は，コルセット・腰痛体操・理学療法などの保存療法が行われる。発症後早期の場合には，保存的治療で骨性癒合が期待できる。

2 脊椎すべり症 spondylolisthesis

脊椎すべり症は，罹患椎体とその上位椎体が下位椎体に対して前方あるいは後方にすべり出した状態をいう。分離症の存在下に，椎間板や椎間関節の退行変性が加わって生じる場合が多いが(脊椎分離すべり症)，分離が存在しなくてもすべりを生じることもある(変性すべり症)。症状は腰痛がほとんどであり，棘突起の階段状突出変形がみられる。

治療▶　腰痛のみの場合は，脊椎分離症と同様に保存療法を行う。不安定性によるがんこな腰痛が存在する場合は脊椎固定術が行われ，前述の腰部脊柱管狭窄症の症状がある場合は，脊椎の除圧・固定術が行われることもある。

⑦ 骨粗鬆症性椎体骨折 osteoporotic vertebral fracture

椎体骨折は，骨粗鬆症(▶151ページ)に伴う代表的な脆弱性骨折であり，3分の2は無症状である。

診断は単純X線像で行われるが，椎体変形の形態によって，楔状椎，魚椎，

扁平椎などとよばれる。椎体骨折の評価は椎体変形の程度で行われ，その方法には定量的評価法 quantitative measurement（QM）と半定量法 semiquantitative method（SQ）がある。新たに生じた骨折の診断には MRI が有用である。

　椎体骨折に対する治療としては，急性腰痛の場合は短期間の安静ののち，理学療法・コルセット装用などを通常の腰痛症の治療に準じて行う。保存療法を行っても骨折が癒合しない場合，または下肢の麻痺を生じている場合には，手術を考慮する。また近年，圧迫骨折による後彎変形に伴う疼痛に対して，骨セメントを充填するバルーン椎体形成術 baloon kyphoplasty（BKP）も行われるようになってきた（▶104ページ，図5-18）。

　活発に運動することが骨量の維持に役だつため，高齢になっても適切な運動を行うことを忘れてはならない。

⑧ 二分脊椎（脊椎披裂）spina bifida

　二分脊椎とは，腰椎の椎弓の閉鎖不全がみられるものである。

潜在性二分脊椎 ▶　脊髄の奇形を伴わないものを潜在性二分脊椎 spina bifida occulta とよぶ。単純X線像で成人の8〜15%にみられるが，画像検査でたまたま見つかることが多い。幼児期は無症状であるが，のちに脊髄係留症候群を発症することがある。

顕在性二分脊椎 ▶　これに対して，顕在性二分脊椎 spina bifida aperta では髄膜が外部に向かって膨隆し，髄膜瘤や脊髄髄膜瘤を生じ，下肢の麻痺や排尿障害，脳水腫などを合併するため，外科的閉鎖が必要になることが多い。

⑨ 脊髄腫瘍 spinal cord tumor

　脊柱管内に発生した腫瘍を総称して脊髄腫瘍という。発生部位によって，①硬膜外腫瘍，②硬膜内髄外腫瘍，③髄内腫瘍の3つに分類される（▶図5-54）。このうち，硬膜内髄外腫瘍が60%を占めていて最も多く，ついで硬膜外腫瘍，髄内腫瘍の順となっている。がん転移によって生じる転移性腫瘍にも注意が必要である。

　高位別の発生頻度は，胸椎部が第1位で，ついで頸椎部，腰仙部の順である。病理学的には神経鞘腫 neurinoma と髄膜腫 meningioma が大部分である。

症状 ▶　背部痛や腰痛，しびれ・感覚鈍麻・疼痛などの感覚障害としてあらわれる神経根圧迫症状をもって初発することが多い。ついで多いのが運動障害としての脱力感で，進行すると麻痺症状を呈する。頸椎に発生した場合は手指の巧緻性の障害，頸椎や胸椎に発生した場合は痙性麻痺による歩行障害をきたす。膀胱直腸障害を生じることもある。

検査 ▶　単純X線像では，脊柱管腔の拡大，椎弓根間距離の不同，椎間孔の拡大などの所見がみられることがある。また髄液検査所見では，閉塞症状を示唆する

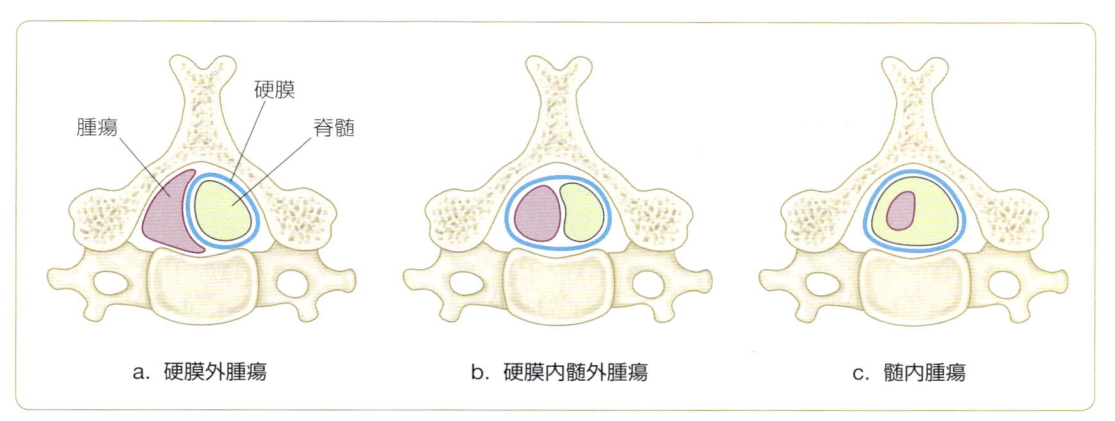

腫瘍　硬膜　脊髄

a. 硬膜外腫瘍　　　　b. 硬膜内髄外腫瘍　　　　c. 髄内腫瘍

▶図 5-54　脊髄腫瘍の分類

クエッケンステット Queckenstedt 徴候[1] が陽性となる。

　脊髄腫瘍の診断において，まず行うべき検査は MRI である。MRI 検査は腫瘍と脊椎・脊髄との関係を描出することができるため，CT や脊髄造影よりもはるかに有用性が高い。また MRI は，脊髄内部の状態もとらえることができるという点ですぐれている(▶図 5-55)。

　ただし，脊髄と神経根の状況を詳しく知る必要のあるときは，脊髄造影を行う。脊髄造影のあとには，必ず CT 検査を行う。これによって，MRI 検査では把握しにくい横断占拠部位の診断が可能となる。

治療▶　腫瘍の増大に伴って脊髄の圧迫症状は進行するため，腫瘍摘出術の適応となる。悪性腫瘍の場合には，化学療法や放射線療法，ホルモン療法(乳がんや前立腺がんの転移の場合)の適応になることもある。髄内腫瘍は浸潤性であるため，全摘出が困難な場合が少なくない。

⑩ 脊椎の姿勢異常

　胎児では一時的彎曲である脊椎全後彎の状態にあるが，出生後しだいに二次的彎曲がおこる。生後 4 か月で「首がすわる」という機転によって頸椎前彎がおこり，起立歩行を開始する生後 1 年半ごろから腰椎前彎が出現する。

　成人においては，脊椎側面像で，頸椎前彎・胸椎後彎・腰椎前彎・骨盤後傾という生理的彎曲を形成する(▶52 ページ，図 3-8)。この生理的彎曲をこえたものが脊椎の姿勢の異常で，これらを病的変形とする。

---

1) 側臥位で腰椎穿刺をした際，両側の頸静脈を圧迫して髄液圧の変化を調べるクエッケンステットテストで，髄液圧がすぐ上昇する場合をクエッケンステット徴候陰性(正常)とする。閉塞状態があれば髄液圧は上昇しないか，ゆるやかに上昇する。

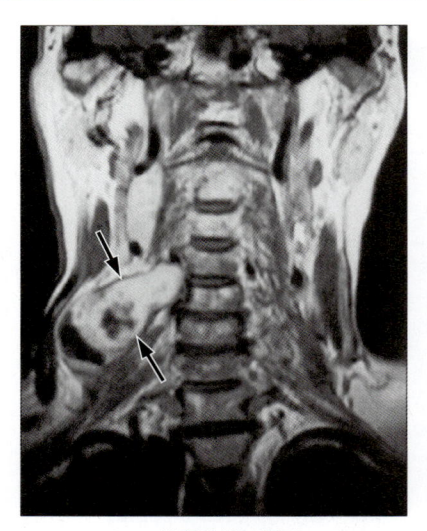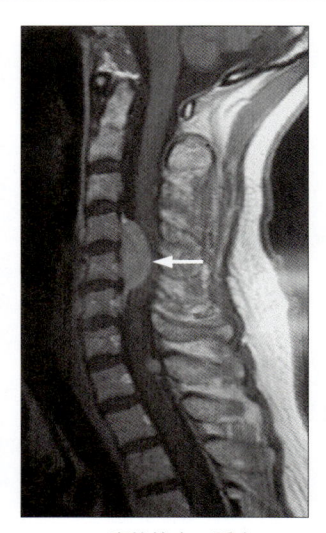

| a. 椎間孔外の腫瘍 | b. 脊柱管内の腫瘍 |

▶図 5-55　頸椎に生じた神経鞘腫（MRI 像）

1　脊椎変形　spinal deformity

　　　　脊椎変形は前額面での変形，矢状面での変形に大別される。前額面で脊柱が彎曲した状態を脊柱側彎という。脊柱側彎症の大部分は特発性側彎であり，思春期女性に多い。最近では高齢者の変性側彎症も増加している。矢状面での変形には後彎，前彎がある。高齢者の椎体骨折によって生じる後彎症が代表的である。

円背（全後彎）▶　主として胸椎部の後彎が増強しておこるもので，先天性に，またくる病や学童期の不良姿勢によっておこり，そのほか職業上から発生することもある。加齢性のものは，脊椎伸展筋の萎縮のほか，椎間板・椎間関節の退行変性，骨粗鬆症による椎体の圧潰が原因と考えられる。高度のものは胸部が折れ曲がり，腹部に接するほどになる。

凹背▶　とくに胸椎の後彎が消失し前彎位姿勢をおこしたもので，脊椎カリエス・圧迫骨折による代償性前彎があげられる。

凹円背▶　胸椎後彎と腰椎前彎が増強したものをいう。

平背▶　胸椎後彎と腰椎前彎がともに減少したものをいう。

　　　　その他，第3章を参照のこと（▶52ページ）。

2　側彎症　scoliosis

病態生理▶　側彎とは，脊椎が前額面で側方に偏位し，同時に捻転を伴う彎曲異常である。正常では脊椎の左右偏位はみられないため，わずかでも側彎があれば病的と考

えられるが, 手術を必要とするものは全体の数%にすぎず, ほとんどの患者が保存的な治療をうける。

側彎は, 機能性側彎(疼痛に対する防御反応や脚長差の代償など)と, 構築性側彎に分けられる。機能性側彎は, 原因を除外すれば消失する。構築性側彎は完全には自家矯正ができない側彎であり, 多くは成長期の間に進行する。

おもな側彎症には次のものがある。

①**特発性側彎症**　原因は不明で, 側彎症のうちで最も頻度が高い(側彎症の70〜80%程度)。10歳前後に発見され, とくに女子に多い。発症年齢によって乳幼児期, 学童期, 思春期側彎症に分類される。

②**先天性側彎症**　先天性の脊椎奇形によるもので, 半側椎・癒合椎・介入椎などが原因となる。

③**神経筋性側彎症**　神経疾患や筋疾患が原因で発生するものである。脳性麻痺, 筋ジストロフィーなどに伴って生じる。

④**症候性側彎症**　マルファン症候群や神経線維腫症などが原因で発生するものである。ときとして重度になり, 治療が困難となる。

症状▶　軽度のものでは側彎に気づかれないが, 彎曲が15度以上に達すると変形が明らかとなり, とくに体幹前屈時の肋骨隆起(1.5 cm以上で強く示唆する), 左右の肩高位の不均整, 腰側部三角の不同がみられる(▶図5-56-a)。

自覚症状は軽度であるが, 疲労感・限局痛などがある。コブCobb角(彎曲の上位終椎と下位終椎がなす角度)が30度以上のものは進行しやすい。進行すると(彎曲が50度以上)心肺機能障害をおこすこともあり, また, まれに神経圧迫症状として両下肢麻痺を生じることもある。

治療▶　治療の目的は, ①病変の進行防止, ②彎曲の矯正, ③彎曲の矯正位保持である。保存療法としては運動療法が行われることが多いが, 有効性を示すエビデンスは少ない。コブ角25度以上では, 装具療法を考慮する。装具としては, 従来, ミルウォーキーブレース(▶図5-56-b)が用いられてきたが, アドヒアランスの問題もあり, 最近ではアンダーアームブレースが用いられることが多い(▶図5-56-c)。

変形が高度であり進行がみられるもの, 機能的障害を生じているものに対しては, 脊椎固定術が行われる(▶79ページ, 図4-10)。先天性側彎症や症候性側彎症では手術が必要になることが多い。手術に伴う合併症(神経麻痺, 腸管麻痺, 血管障害など)に注意が必要である。

⑪ 腰痛 low back pain

腰痛の定義に確立したものはないが, 部位, 有症期間, 原因などによって分類される。「腰部に存在する疼痛や不安感」を総称して腰痛と定義することが多い。厚生労働省の平成25年国民生活基礎調査によると, 腰痛はわが国の有

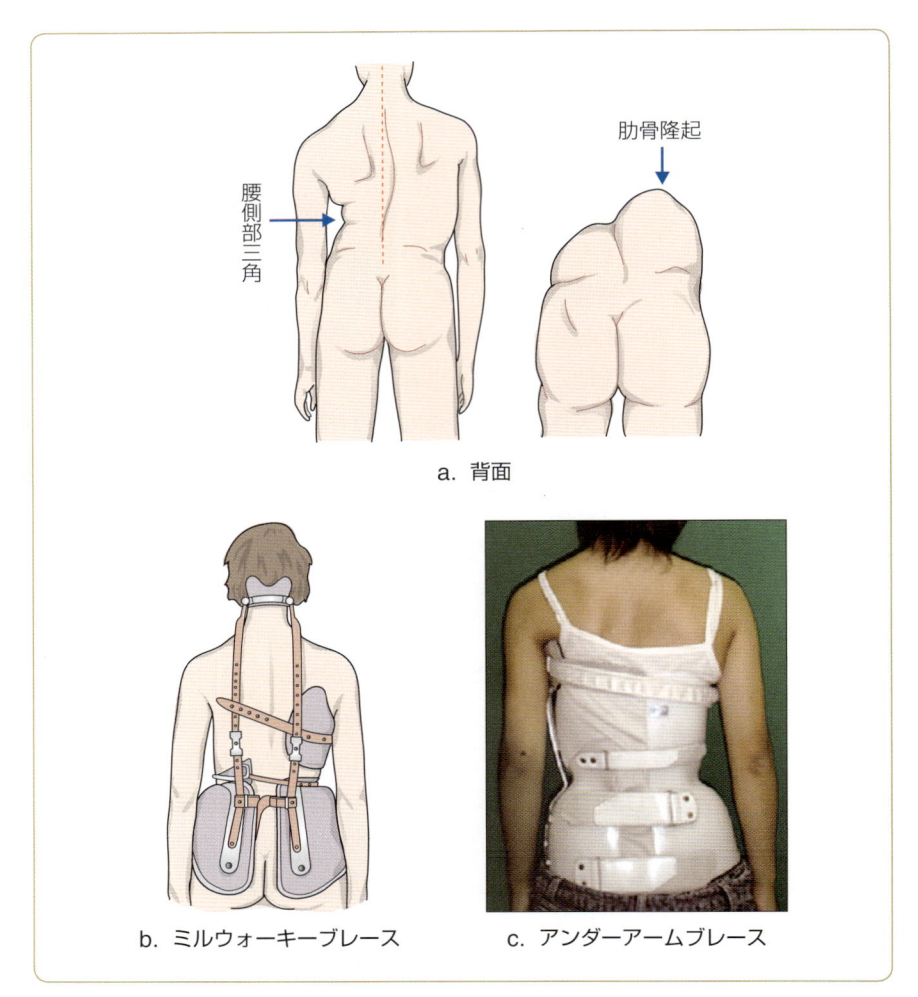

肋骨隆起

腰側部三角

a. 背面

b. ミルウォーキーブレース

c. アンダーアームブレース

▶図 5-56　側彎症

訴率のなかで男性では1位，女性では2位（1位は肩こり）である。女性においても 60 歳以上では腰痛が愁訴の1位となっている。

　原因としては，脊椎由来，神経由来，内臓由来，血管由来，心因性に大別される。重篤な脊椎疾患（腫瘍，炎症，骨折など）が疑われる腰痛や，神経症状を伴う腰痛などのように原因の明らかな腰痛と，明らかではない腰痛（**非特異的腰痛**）との区別が重要である。非特異的腰痛には，心理社会的因子が関与している場合も少なくない。

治療▶　非特異的腰痛に対する治療として，従来はベッド上安静が広く行われていたが，現在ではその効果は低い，あるいはかえって有害であるとされている。急性の痛みがあっても，なるべくふだんの活動性を維持することが，より早い痛みの改善につながり，休業期間の短縮とその後の再発減少にも効果的である。治療としては，運動療法，薬物療法，認知行動療法などが行われる。非特異的腰痛に対する外科治療の適応は慎重に決定する必要があるが，重度の慢性腰痛

をもつ患者に対して脊椎固定術を行うことにより，疼痛軽減および機能障害を減じる可能性が指摘されている。

I 下肢および下肢帯の疾患

ここでは，下肢と下肢帯のおもな疾患について学ぶ。

① 骨端症（骨端炎） epiphysitis

骨端部におこる阻血性骨壊死に由来する整形外科的疾患であり，とくに骨成長期に発生することが多いが，病態は不明である。大腿骨頭におこるペルテス病，脛骨結節粗面におこるオズグッド–シュラッター病が代表的である。

1 ペルテス病 Perthes disease

5〜10歳の男児に頻発し，多くは片側性である。主症状は股関節痛であるが程度は軽く，膝関節痛を訴えることもある。跛行で発見されることが多い。

単純X線像では，骨頭骨端核の分裂や扁平化が特徴的である（▶図5-57）。早期発見や病態の把握にはMRIが有用である。

治療▶　治療法としては，かつては壊死部の広がりを防ぎ，その血行再開を促す目的で，入院牽引・免荷装具装着・骨穿孔術などが行われてきた。しかし，壊死部は必ず修復されること，骨頭変形はこの過程でおきること，変形の程度は壊死の程度によって決まることが明らかになった。このため最近では，骨頭を臼蓋内におさめておくことの重要性が指摘され，保存療法としては外転装具が用いられ，6歳以上の場合や装具療法に非協力的な場合は，大腿骨内反骨切り術

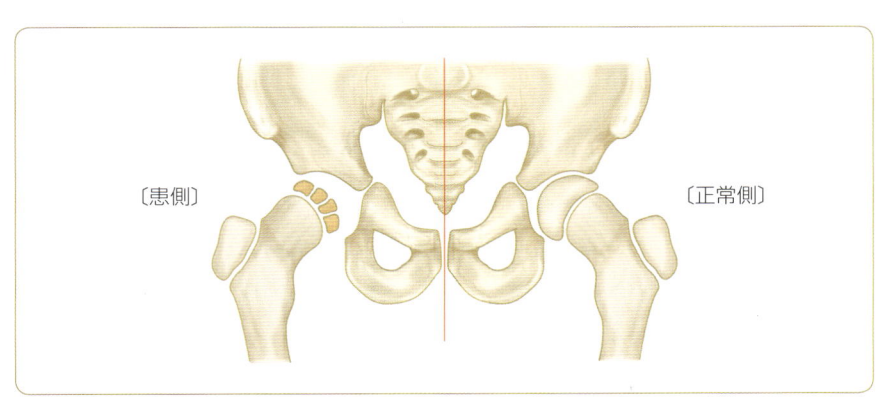

〔患側〕　　　　　　　　　　　　　　　　　〔正常側〕

▶図5-57　ペルテス病の骨頭変化

や骨盤骨切り術などの手術療法が行われるようになった。

2 オズグッド-シュラッター病 Osgood-Schlatter disease

　10〜15 歳の男子に多くみられ，多くは両側性である。原因は脛骨粗面の骨化障害であり，スポーツ傷害として発症することが多い。症状は，膝蓋腱付着部の腫脹・疼痛・圧痛である。局所の安静や疼痛に対する対症療法によって，半年から 1 年の経過で自然に治癒するが，脛骨粗面部の隆起は残ることが多い。

3 その他の骨端症

　ショイエルマン Scheuermann 病は思春期に椎体に発生する骨端症で，数個の椎体が楔状化し円背を呈する。第 1 ケーラー Köhler 病は 4〜8 歳の男児に好発する足舟状骨の骨端症である。フライバーグ Freiberg 病（第 2 ケーラー Köhler 病）は第 2 中足骨頭の骨端症で，思春期の女性に好発する。シーヴァー Sever 病は踵骨の骨端症で，学童期の男子に好発する。パンナー Panner 病は上腕骨小頭に生じるまれな骨端症であり，好発年齢が 10 歳以下と，同部位の離断性骨軟骨炎（12〜15 歳に好発）より低年齢である。

② 関節遊離体 loose body（関節ねずみ）

　骨や軟骨が関節内に遊離したものが**関節遊離体**で，**関節ねずみ** joint mouse ともいわれ，外傷や変形性疾患のほか炎症性関節疾患によってもおこる。とくに臨床症状を示す関節遊離体を引きおこす疾患には，次の 2 つがある。

1 離断性骨軟骨炎 osteochondritis dissecans

　小児期から青年期にかけての男子に多く，肘関節の上腕骨小頭や膝関節の大腿骨内側顆に好発する。軟骨下の骨組織に壊死がおこり，健常組織と分離して遊離体をつくる。発症すると，関節の運動障害と疼痛を伴う。初期の遊離体を形成する以前に発見された場合は，局所の安静によって治癒することもあるが，遊離体を生じたあとでは観血的に骨軟骨片を固定あるいは摘出するしかない。

2 滑膜骨軟骨腫症 osteochondromatosis

　関節や滑液包の滑膜から軟骨，さらには骨ができて，それが成長して遊離する。関節液中に遊離してからも遊離体の成長は続き，遊離体は大小不同で，ときには数百個にも及ぶことがある。成人男性に多く，膝・肘・股・肩などの関節にみられることが多い。

　治療としては遊離体の摘出と滑膜切除術が行われる。

③ 特発性大腿骨頭壊死症
idiopathic osteonecrosis of the femoral head

　種々の原因によって大腿骨頭への循環が障害され，壊死を生じる疾患である。骨壊死がいったんおこるとその修復は不良で，大腿骨頭の陥没や変形をおこす。

　わが国における有病率は 10 万人あたり 18.2 人，年間発生率は 10 万人あたり 1.5〜3.7 人である。成人における大腿骨頭の**無腐性壊死**は，その原因によって特発性と症候性とに分けられる。特発性とは明確な原因を特定できないものをいうが，アルコール多飲や副腎皮質ステロイド薬の使用と関連の強いことが指摘されている。特発性のものは比較的まれとされてきたが，最近ではかなりの症例が報告されるようになっている。副腎皮質ステロイド薬によるものを除けば男性に多く，両側例が 60％ と多いのが本症の特徴である。

　症候性とは，骨頭の血行を阻害する原疾患に引きつづきみられるもので，外傷後としては大腿骨頸部骨折・股関節脱臼，疾患としては潜水病[1]，鎌状赤血球症，ゴーシェ Gaucher 病，放射線治療後などがある。

症状・診断▶　症状は強い股関節痛であり，単純 X 線像で変化が出現するには数か月を要するので，早期診断には MRI の有用性が高い。壊死範囲は前上方に限局するものから広範に存在するものまでさまざまである。

治療▶　治療は，初期には杖を用いた患肢の免荷と種々の理学療法を行う。壊死が完成した時点で症状がある場合は，壊死部が限局していれば大腿骨頭回転骨切り術・大腿骨内反骨切り術，壊死部が広範であれば人工骨頭置換術・人工股関節全置換術などが行われる。

④ 大腿骨頭すべり症 slipped capital femoral epiphysis

　大腿骨近位成長軟骨板で離開が生じ，大腿骨頭が頸部に対し後下方へすべることにより，股関節の疼痛と可動域制限を生じる疾患である（▶図 5-58）。好発年齢は男 11〜15 歳，女 10〜13 歳で，骨端線閉鎖前の思春期に多い。男女比は 4：1 で男児に多い。病因として内分泌異常，局所の力学的異常が考えられているが結論は出ていない。急性型は明らかな外傷を契機として発症するもので，頻度は低く，慢性型は徐々に股関節痛，大腿痛，膝痛を生じるもので，運動負荷によって悪化する。慢性の経過中に急性悪化をおこすものもある（acute on chronic）。

　1）潜水などによる高圧作業後に急速に減圧した場合に発生するもので，高圧下で血液中に過度に溶解したガス（おもに窒素）が減圧に伴い気泡化し，動脈に塞栓をおこす疾患である。潜函病や減圧症，ケイソン病ともよばれる。

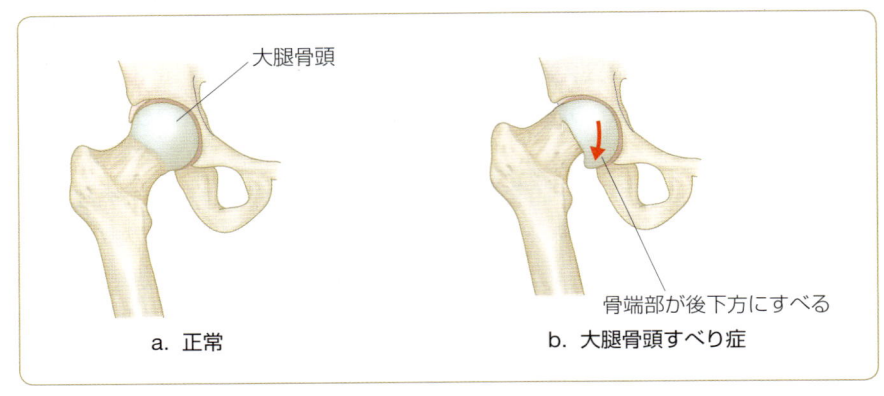

a. 正常　　　　　　　　　　　　b. 大腿骨頭すべり症

骨端部が後下方にすべる

大腿骨頭

▶図5-58　大腿骨頭すべり症

症状・診断▶ 股関節は屈曲，外転，内旋が著しく制限され，患肢は外旋位をとる。仰臥位で他動的に股関節を屈曲していくと，患肢が外転・外旋するという特徴的な所見がある（ドレーマン Drehmann 徴候）。診断には正確な2方向単純X線像が必要である。三次元 CT が診断や重症度判定に有用である。

治療▶ 治療は，転位が小さい場合は内固定術，大きい場合は骨切り術が行われる。重大な合併症として大腿骨頭壊死症，軟骨溶解がある。

⑤ 滑液包炎 bursitis

滑液包は関節周囲に存在するが，内面は関節と同じく滑膜に裏打ちされている。さまざまな原因によって炎症をおこすと，関節炎にみられるような滑膜炎をおこす。

肩・肘・股・膝・足などの関節にみられるが，膝窩部の滑液包炎はベーカー Baker 囊腫ともいわれる。中年以降の女性に多くみられ，変形性膝関節症に合併することが多い。穿刺排液や，副腎皮質ステロイド薬の注入が行われる。

⑥ 扁平足 flatfoot

小児期の扁平足は成長とともに矯正されていくことが多く，手術療法が必要になることは少ない。成人期の扁平足は後脛骨筋腱の変性断裂による後脛骨筋腱機能不全 posterior tibialis tendon dysfunction（PTTD）が原因となることが多く，中年以降の女性に好発する。進行すると外反扁平足をきたすことが多い。

症状▶ 症状は内果下方の後脛骨筋腱に沿った腫脹・疼痛であり，外反扁平足になると外果と踵骨の間に軟部組織がはさみ込まれ，外側の疼痛をきたす。

診断▶ 診断には荷重位単純X線撮影やCTが有用である。腱の変性所見の評価にはエコーやMRIが有用である。

治療▶　治療としては，足底板装用によって生理的彎曲(アーチ)を保持させる。手術療法としては，早期には腱鞘滑膜切除術や骨切り術が，拘縮が強い場合には三関節固定術などが行われる。

⑦ 外反母趾 hallux valgus

母趾が外反・回内する変形で，女性に好発する。外的要因としてハイヒールなどの靴による影響が大きい。

症状▶　MTP関節内側に有痛性腱膜瘤(バニオン bunion)を生じ，同部位の疼痛を生じる。

診断▶　診断は特徴的な変形と単純X線像で容易である。

治療▶　保存的治療としては，靴の指導，足底板装着が行われる。疼痛があり，保存的治療が無効である場合には，手術(骨切り術)が行われる。

J｜ロコモティブシンドロームと運動器不安定症

　高齢になると，膝痛と腰痛，下肢痛や下肢のしびれなど，複数の運動器疾患を合併するようになる。このような場合，個々の疾患に着目して治療を施したとしても，その運動能力に対して十分な効果は得られにくい。そのため，患者それぞれの運動機能を総体的にとらえ，そのパフォーマンスの低下を疾患として評価しようという考え方が生まれた。

　2006(平成18)年に日本整形外科学会，日本運動器リハビリテーション学会(現日本運動器科学会)，日本臨床整形外科学会は「高齢化により，バランス能力および移動能力の低下が生じ，閉じこもり，転倒リスクがたかまった状態」を**運動器不安定症**と定義し，診断基準を定めた(▶表5-7)。運動機能低下をきたす11疾患の既往があるか，または罹患しているもので，日常生活自立度あるいは運動機能が機能評価基準の1または2に該当するものが運動器不安定症 musculoskeletal ambulation disability symptom complex(MADS)と診断される。

　本疾患を制定することによって，高齢者の運動機能を総合的に評価し，適切な運動器リハビリテーションを処方することが可能となった。したがって，運動器不安定症とは単なる疾患名ではなく，機能評価基準に該当するか否かを問う運動機能評価の概念であると理解すべきである。これに加えて，2007(平成19)年に日本整形外科学会は運動器不安定症の前段階として**ロコモティブシン**

▶表 5-7　運動器不安定症の診断基準

下記の，高齢化に伴って運動機能低下をきたす 11 疾患の既往があるか，または罹患している者で，日常生活自立度あるいは運動機能が以下の機能評価基準に該当する者

高齢化に伴って運動機能低下をきたす 11 の運動器疾患または状態

脊椎圧迫骨折および各種脊柱変形（亀背，高度脊椎後彎，側彎など），下肢骨折（大腿骨頸部骨折など），骨粗鬆症，変形性関節症（股関節，膝関節など），腰部脊柱管狭窄症，脊髄傷害（頸部脊髄症，脊髄損傷など），神経・筋疾患，関節リウマチおよび各種関節炎，下肢切断，長期臥床後の運動器廃用，高頻度転倒者

機能評価基準

1. 日常生活自立度ランク J または A（要支援＋要介護 1，2）
・ランク J：生活自立
　何らかの障害等を有するが，日常生活はほぼ自立しており独力で外出する。
　（1）交通機関等を利用して外出する。
　（2）隣近所へなら外出する。
・ランク A：準寝たきり
　屋内での生活はおおむね自立しているが，介助なしには外出しない。
　（1）介助により外出し，日中はほとんどベッドから離れて生活する。
　（2）外出の頻度が少なく，日中も寝たり起きたりの生活をしている。

2. 運動機能：（1）または（2）
　（1）開眼片脚起立時間　15 秒未満
　（2）3m Timed up and go test※11 秒以上

※椅子から立ち上がり，3 m 先の目標まで歩行したあと方向を転換し，もとの椅子まで戻り腰掛けるまでの時間を測定する
（日本整形外科学会ホームページ <http://www.joa.or.jp/public/locomo/mads.html><参照 2018-08-08> による）

ドローム locomotive syndrome（略称**ロコモ**）という概念を提唱した。「ロコモティブ locomotive」は「運動の」という意味である。ロコモは「運動器の障害のために移動機能の低下をきたした状態」と定義されており，内臓脂肪型肥満を共通の要因として高血糖・脂質異常・高血圧が発症することからその前段階としてメタボリックシンドローム（内臓脂肪症候群）という概念が提唱されたが，これと似たような言葉である。

　ロコモをスクリーニングする方法として，7 つのロコチェック（▶表 5-8）が提唱されている。また，移動機能（ロコモ度）を確認する方法として，①立ち上がりテスト：10，20，30，40 cm の高さの台から両脚または片脚で立ち上がれるか，②2 ステップテスト：2 歩幅を身長で割った値を測定する，③ロコモ 25：25 項目の日常生活動作の困難度を点数化する，という 3 つのテストを行い，年齢ごとに定められた基準値を一項目でも満たさない場合は将来ロコモになる可能性が高いと判断される。

　ロコモを予防する方法として，ロコトレとよばれる 2 つの運動が推奨されている。1 つは片脚立ちで，左右 1 分間ずつ，1 日 3 セット行う。もう 1 つはスクワットで，膝が前に出ないように注意しながら，身体を沈める動作をゆっくり 5〜6 回行い，これを 1 日 3 セット行う。

▶表5-8　7つのロコチェック

① 片脚立ちで靴下がはけない

② 家の中でつまずいたりすべったりする

③ 階段を上がるのに手すりが必要である

④ 家のやや重い仕事が困難である

⑤ 2kg程度の買い物をして持ち帰るのが困難である

⑥ 15分間くらい続けて歩くことができない

⑦ 横断歩道を青信号で渡りきれない

（ロコモティブシンドローム予防啓発公式サイト <https://locomo-joa.jp/check/lococheck/>
　<参照 2018-10-11> による）

K｜フレイル

　フレイルは「Frailty（フレイルティ，虚弱）」をあらわす言葉であり，日本老年医学会によって 2014（平成 26）年 5 月に提唱された。

　厚生労働省研究班の報告書では，フレイルは「加齢とともに心身の活力（運動機能や認知機能など）が低下し，複数の慢性疾患の併存などの影響もあり，生活機能が障害され，心身の脆弱性が出現した状態であるが，一方で適切な介入・支援により，生活機能の維持向上が可能な状態像」とされている。

　フレイルの基準としては，フリード Fried が提唱したものが用いられることが多く，5 項目中 3 項目以上該当するとフレイル，1 または 2 項目だけの場合にはフレイルの前段階であるプレフレイルと判断する（▶表5-9）。

　フレイルの予防としては，糖尿病や高血圧などの基礎疾患の治療とともに，運動療法や栄養療法が重要である。

▶表5-9　フリードによるフレイルの基準

① 体重減少：意図しない年間 4.5kg または 5%以上の体重減少

② 疲れやすい：なにをするのも面倒だと週に 3-4 日以上感じる

③ 歩行速度の低下

④ 握力の低下

⑤ 身体活動量の低下

（3 項目以上該当するとフレイル，1〜2 項目該当するとプレフレイル）

L｜サルコペニア

　ロコモティブシンドロームやフレイルと密接に関連した病態として，**サルコペニア** sarcopenia がある。サルコペニアは，高齢期にみられる骨格筋量の低下と，筋力もしくは身体機能（歩行速度など）の低下により定義される。加齢が原因でおこる一次性サルコペニアと，加齢以外にも原因がある二次性サルコペニアに分類される。さらに二次性サルコペニアは，活動に関するもの，疾患（臓器不全，炎症性疾患，悪性腫瘍，内分泌疾患など）に関連するもの，栄養に関連するものに分類される。

　サルコペニアになると，転倒，骨折，フレイルとなるリスクが高く，死亡リスクが高くなるとされている。骨粗鬆症や関節リウマチ，変形性関節症などの運動器疾患はサルコペニアとの関連が深いことがわかっている。

　サルコペニアの診断には，2014 年に AWGS（Asian Working Group for Sarcopenia）によって作成されたアジア人を対象とした診断基準が使用される（▶図 5-59）。最近，わが国でも診療ガイドラインが作成された。

　サルコペニアの予防は高齢者の ADL 改善に重要であり，栄養療法と運動療法が有効であることが知られている。

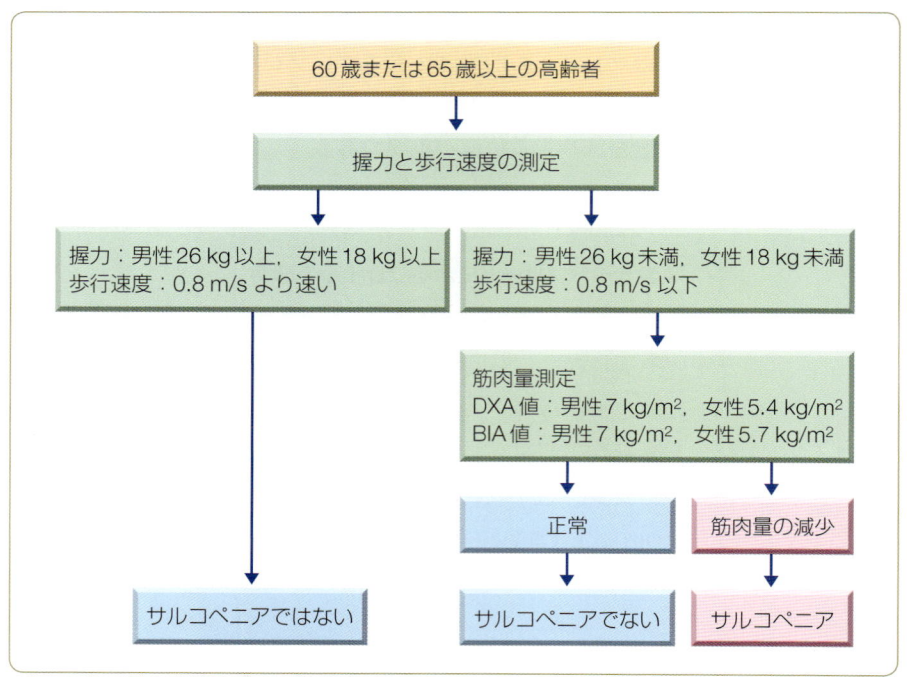

▶図 5-59　AWGS によるサルコペニアの診断基準

M 廃用症候群

廃用症候群とは，病気やけがで長期間安静状態が続くことによって生じる弊害，すなわちさまざまな心身の機能低下の状態の総称である。「廃用」という言葉の意味が分かりにくく，誤解や不快感を与えることも危惧されるため，最近では「生活不活発病」という用語が用いられることも多くなっている。

そのおもな症状は，廃用性筋萎縮，関節拘縮，廃用性骨萎縮(局所の骨粗鬆症)，褥瘡，静脈血栓塞栓症，心肺機能低下，誤嚥性肺炎，起立性低血圧，食欲不振や便秘，逆流性食道炎，尿路結石や尿路感染症，うつ状態，せん妄，見当識障害，認知症の増悪などである。

絶対安静の状態で筋収縮が行われないと1週間で10～15％の筋力低下がおこり，高齢者では2週間の床上安静によって下肢筋力が2割も低下するといわれている。そのため廃用症候群を予防するためには，床上にあっても可能な限り四肢の運動を促して筋萎縮と関節拘縮を予防し，できるだけ寝ている状態を短くして座位時間を長くし，積極的に声かけを行って精神機能の低下をきたさないようにすることが重要である。

前述のロコモティブシンドローム，フレイル，サルコペニアの3つは互いに密接に関連しており，これらを予防することが廃用症候群の予防につながると考えられる。

ゼミナール
復習と課題

❶ 骨折において，単純骨折と複雑骨折ではどのような違いがあるか。

❷ 骨盤骨折ではとくにどのような注意が必要か。

❸ 橈骨神経麻痺，尺骨神経麻痺，正中神経麻痺では，それぞれ手にどのような症状がみられるか。

❹ 区画症候群およびフォルクマン拘縮とはどのようなものか。

❺ 関節リウマチでは，局所症状としてどのようなものがみられるか。

❻ 絞扼性神経障害は，手根管，肘部管，尺骨管などで生じやすい。これはどのような理由によるものか。

❼ 骨粗鬆症とはどのような病態か。また，どのような注意が必要か。

❽ ロコモティブシンドローム，フレイル，サルコペニアとは，それぞれどのようなものか。

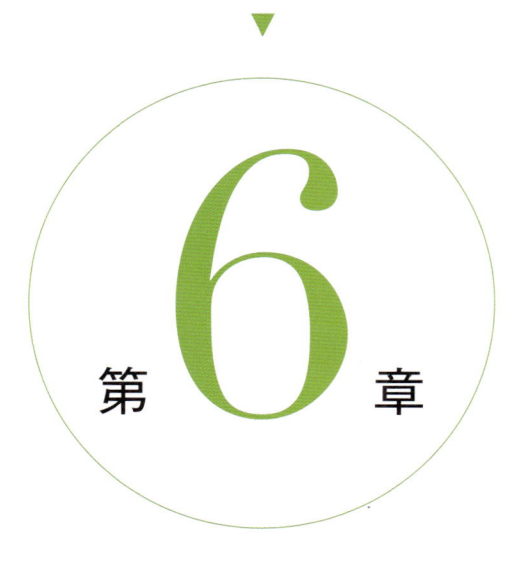

運動器

第6章

患者の看護

A 疾患をもつ患者の経過と看護

ここでは代表的な外傷である骨折と非外傷である関節リウマチの事例を通して，運動器疾患をもつ患者の発症（受傷）から回復，社会復帰までの経過について，疾患・治療の特徴をふまえながらみていこう。

① 大腿骨骨幹部骨折患者の経過と看護

代表的な外傷として，大腿骨骨幹部骨折の経過についてみてみよう（▶図6-1）。「症状」と「治療」のラインをみるとわかるように，外傷では非常に強い症状から始まり，集中的な治療が開始されるのが特徴である。救急処置を行いながら，患者の生命危機に関係する異常を見逃していないか，全スタッフの意識が集中する時期である。

手術を行ったあとは，患部の疼痛をはじめとした症状は軽減し，創傷のケアと感染管理，合併症の予防を行っていく。

回復期においてはリハビリテーションの割合が増え，日常生活動作も拡大していく。患者の関心は，「この症状・疾患は治癒するだろうか」から「もとの生活に戻るためにはどうすればよいだろうか」と変化していく。

1 急性期の患者の看護

急性期1　スキー事故で骨折したAさん

Aさんの　急性期2 ▶190 ページ，　回復期 ▶191 ページ

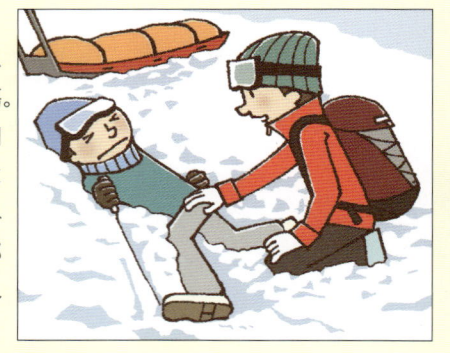

◆事故の発生

Aさん，21歳男性。大学のスキーサークルの冬季合宿中での受傷。自由時間に難度の高いコースに仲間と挑戦し，滑走中に前方者を避けようとして転倒し，そのままコース外に転落，木に激突して大腿骨骨幹部を骨折（▶98 ページ）。救急搬送された。

◆初期治療としての整復・固定（直達牽引）

救急搬送後，Aさんには喘息の既往があることがわかったため，すぐには手術を行わず，大腿骨遠位端にキルシュナー鋼線を刺入した直達牽引を行い，骨折の転位を整復し，痛みの軽減をはかった。

今後の治療計画は，医師から本人および両親に説明した。Aさんは20歳を

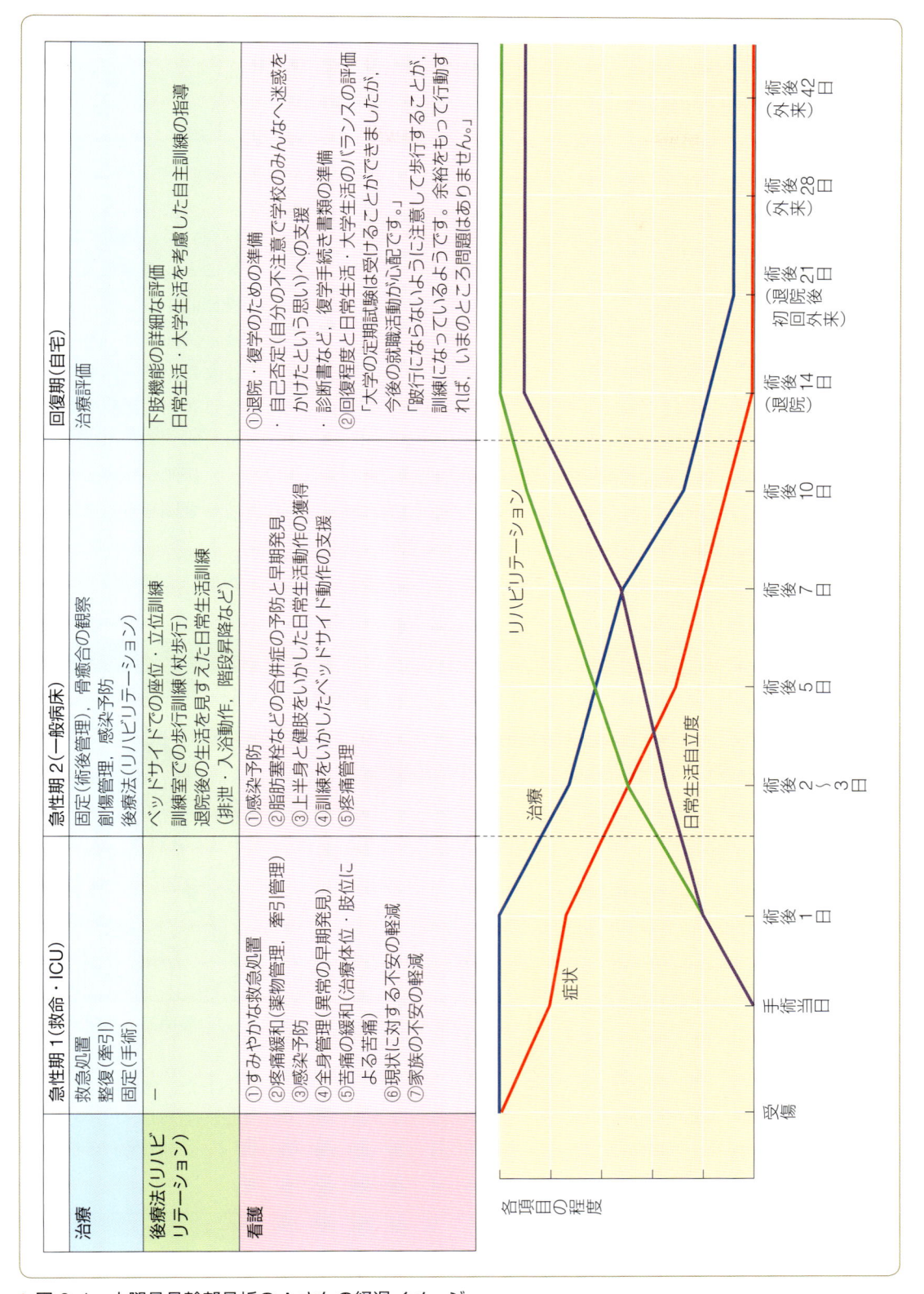

	急性期1（救命・ICU）	急性期2（一般病床）	回復期（自宅）
治療	救急処置 整復（牽引） 固定（手術）	固定（術後管理），骨癒合の観察 創傷管理，感染予防 後療法（リハビリテーション）	治療評価
後療法（リハビリテーション）	—	ベッドサイドでの座位・立位訓練 訓練室での歩行訓練（杖歩行） 退院後の生活を見すえた日常生活訓練 （排泄・入浴動作、階段昇降など）	下肢機能の詳細な評価 日常生活・大学生活を考慮した自主訓練の指導
看護	①すみやかな救急処置 ②疼痛緩和（薬物管理・牽引管理） ③感染予防 ④全身管理（異常の早期発見） ⑤苦痛の緩和（治療体位・肢位による苦痛） ⑥現状に対する不安の軽減 ⑦家族の不安の軽減	①感染予防 ②脂肪塞栓などの合併症の予防と早期発見 ③上半身と健肢をいかした日常生活動作の獲得 ④訓練をいかしたベッドサイド動作の支援 ⑤疼痛管理	①退院・復学のための準備 ・自己否定（自分の不注意で学校のみんなへ迷惑をかけたという思い）への支援 ・診断書など、復学手続き書類の準備 ②回復程度と日常生活・大学生活のバランスの評価 「大学の定期試験は受けることができましたが、今後の就職活動が心配です。」 「跛行にならないように注意して歩行することが、訓練になっているようです。余裕をもって行動すれば、いまのところ問題はありません。」

▶図 6-1　大腿骨骨幹部骨折の A さんの経過イメージ

過ぎているが，まだ，学生であり経済的に自立していないことから，できるだけ両親とともに説明を聞きたいという希望が示された。

◉看護のポイント

[1] 迅速な情報収集　治療に影響を与える身体的背景について，迅速に情報を収集する。骨折および牽引による神経・循環障害がないこと，鋼線刺入部に感染の徴候がないこと，肢位・牽引の方向が正しいことを確認する。

牽引療法を受ける患者の看護 ▶ 249 ページ

[2] 苦痛の緩和　患部痛に対しては鎮痛薬を投与する。また，同一体位をとることによる腰・背部痛に対してはマッサージを行うなど，苦痛の緩和に努める。

疼痛，循環・神経障害 ▶ 214 ページ

[3] 本人と家族の心理的状態の把握　患者本人と家族が，医師からの説明をどの程度理解しているのか，状況や治療計画に関して不安や疑問をもっていないか確認する。得られた情報は医療者間で共有する。

疾患の理解と治療の選択をたすける看護 ▶ 238 ページ

急性期2　手術と術後管理を受ける A さん

Aさんの　急性期1 ▶ 188 ページ，　回復期 ▶ 191 ページ

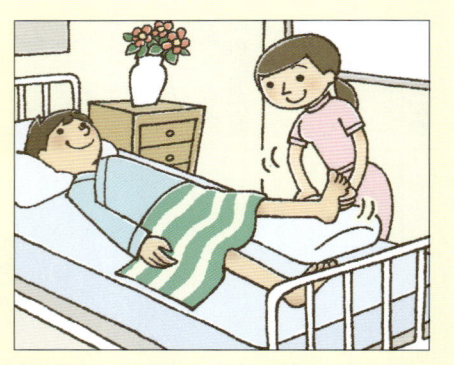

◆**手術（観血的整復固定術）**
　呼吸機能を含め全身状態の精査が終了した2日後，全身麻酔下で手術固定法であるキュンチャー髄内釘法（▶ 93 ページ）が実施された。

◆**術直後～5日目**
　創痛や治療肢位などによる苦痛の緩和，感染予防を含む創傷管理を中心に看護を実践する。

　術直後の体位としては，小枕で患肢全体を軽度挙上した（股関節・膝関節の軽度屈曲，内・外転中間位）。

　術後2日目，端座位とベッドサイドでの立位が許可された。疼痛についてアセスメントを行い，鎮痛薬を適切に用いながら離床訓練を行った。

　静脈血栓塞栓症の徴候を見逃さないようにバイタルサインの観察を行ったが，Aさんに呼吸状態の異常などはみられなかった。

◉看護のポイント

[1] 手術中の情報収集　手術中の出血量や覚醒状態などのバイタルサインの変化は当然のこと，術後の褥瘡対策のために手術中の体位・肢位，固定時間と圧

迫部位の皮膚状況について把握することも重要である。

手術を受ける患者の看護 ▶ 254 ページ

[2] **苦痛の緩和，感染予防**　患側の末梢循環を促進し，創の伸展による痛みを軽減させるために，小枕などで患肢全体を軽度挙上する場合がある。その際には腓骨神経麻痺を防ぐため，腓骨頭の圧迫を避ける。手術後の看護 ▶ 257 ページ

[3] **安全で積極的な離床**　端座位やベッドサイドでの立位が許可されたら，起立性低血圧の発生に注意しながら離床を進める。立位や車椅子移乗動作によって患部への負荷のかかり方が変化することで疼痛が強くなることがあり，恐怖心が生じてしまい，離床が遅れることがある。疼痛アセスメントを行い，鎮痛薬を適切なタイミングで使用することが重要である。さらに，患者が症状を訴えやすい環境をつくることも大切である。手術後の看護 ▶ 257 ページ

[4] **脂肪塞栓・肺塞栓の防止**　大腿骨のような長管骨の骨折では，静脈血栓塞栓症を生じやすい。骨折部位と手術創に関心が集中しやすい時期であるが，呼吸苦の有無など，バイタルサインの注意深い観察が必須である。

深部静脈血栓症 ▶ 220 ページ

本章で取り上げる急性期患者の看護

　運動器領域には，ほかにも急性の経過をたどる疾患や，手術が適応となる疾患が多くある。本章では，急性期看護の理解を深めるため，以下の疾患の看護を解説している。

▶大腿骨頸部骨折・大腿骨転子部骨折患者の看護(274 ページ)
▶腰椎椎間板ヘルニア患者の看護(281 ページ)
▶脊髄損傷患者の看護(285 ページ)
▶骨腫瘍患者の看護(293 ページ)

2　回復期の患者の看護

回復期 リハビリテーションを行い社会復帰する A さん

Aさんの 急性期1 ▶188 ページ, 急性期2 ▶190 ページ

◆**術後 6 日目～退院(術後 14 日目)：日常生活動作の自立と社会復帰のための準備**

　A さんの入院時期は，大学の定期試験期間であった。退院後に追試験が受けられるよう，大学に提出するための診断書を医師に依頼した。また，電車での通学のシミュレーションを理学療法士と行った。

　「自分の不注意で学校のみんなに迷惑をかけてしまいました」と話したため，A さんの思いを傾聴し，入院中の訓練や退院後の生活に向けて前向きな気持

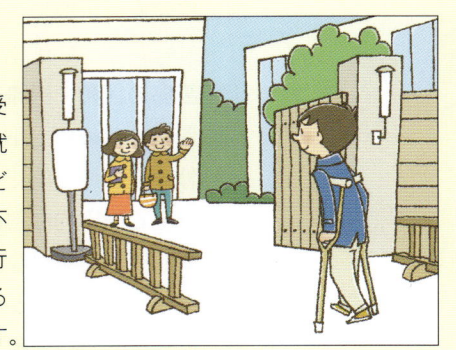

ちがもてるように支援した。

◆外来：日常生活および社会復帰

　Ａさんは，「大学の定期試験は受けることができましたが，今後の就職活動が心配です」と話し，リハビリテーションと就職活動の両立に不安をかかえていた。しかし，「跛行にならないように注意して歩行することが，訓練になっているようです。余裕をもって行動すれば，いまのところ問題はありません」と話すようになり，日々の生活動作がリハビリテーションであり，外来受診が自分の取り組みに対する評価の機会となるととらえることで，前向きに生活に向き合うことができていた。

　日常生活においては，しばらくは松葉杖で通学をしなければならないことから，事前にエレベーターなどの設置場所を調べておくことで社会復帰を円滑に進められるよう配慮した。

●看護のポイント

[1] 理学療法士との連携　急性期病棟における機能訓練は，ベッドサイドや訓練室で，医師の指示のもと理学療法士が実施している。訓練成果を入院生活に反映させることは，看護師の重要な役割である。つねに理学療法士と連携をとり，訓練の進捗，訓練外の病床での状況などの情報を共有することは，患者のすみやかな回復につながる。

運動器リハビリテーション ▶ 213 ページ

[2] 退院後の生活を想定した準備　退院後の社会復帰を具体的に考える機会を設けるなど，適切な相談者と患者をつなげることも看護師の重要な役割である。

手術後の看護 ▶ 257 ページ

[3] 日常生活・社会生活への復帰に向けた調整　外来受診時の姿そのものが，日常生活への適応状況を示している。顔色や体型からは栄養状態が推測でき，整容，衣服，肩掛けタイプのかばんなど荷物の工夫，外来予約時間に合わせた移動計画など，患者自身が疾患・治療を理解したうえで生活調整を行うことができているかを観察する。

　「高齢者，障害者等の移動等の円滑化の促進に関する法律」（バリアフリー法；2006〔平成 18〕年施行）により，公共交通機関におけるエレベーターやエスカレーターの設置，車椅子移動が可能な幅の確保，段差解消，通路・プラットフォームなどの照明が施されるようになっている。バリアフリー施設の位置や周囲の環境について情報を提供することも有用である。

セルフケアを支える道具の活用 ▶ 207 ページ

[4] **患肢の回復程度の確認**　医師による患肢の評価（股関節・膝関節の関節可動域および徒手筋力テストなど）を確認する。炎症・疼痛など，患部に問題がないにもかかわらず回復の遅れがある場合，日常生活における患肢の使用状況やそれに伴う不安がないか，Aさんの話を聞く。動作について具体的なアドバイスが必要な場合，理学療法士につなげることも検討する。

　また，社会復帰状況の評価を患者にフィードバックすることも，看護師の役割の1つである。

下肢（帯）の手術と看護 ▶ 268ページ

本章で取り上げる回復期患者の看護

　本章では，回復期看護の理解を深めるため，以下の疾患の看護を解説している。
▶大腿骨頸部骨折・大腿骨転子部骨折患者の看護（274ページ）
▶腰椎椎間板ヘルニア患者の看護（281ページ）
▶脊髄損傷患者の看護（285ページ）

3 患者の経過と看護のまとめ

　Aさんは，スキー事故によって激痛などの急性症状に突然襲われたが，看護師の迅速なアセスメントが適切な治療とAさんの苦痛の緩和につながった。

　アセスメントにおいては，患部を観察するだけではなく，全身に目を向けることを忘れてはならない。出血性ショックや肺塞栓，患者の既往疾患が生命危機をまねくかもしれないと予測し，注意深く観察しなければならない。

　また，外傷を受けた患者は突然のできごとに混乱し，みずからの症状を的確に伝えられない場合もある。患者への状況説明を適宜行い，混乱の収束に努めることも，看護師の大きな役割である。さらに，時間の経過とともに事故に対する後悔や将来への不安が患者をおびやかすこともあるため，生命危機を乗りこえたあとも，注意深く患者とかかわりながら退院へ導くことが求められる。

Aさんの経過のまとめ

❶ 急性期1

受傷直後
● スキー中に転倒，救急搬送された。

診断と治療の開始
● 大腿骨骨幹部の骨折と診断された。
● 喘息の既往があることから，手術に向けて呼吸機能の精査をすることとなった。患部は，直達牽引により骨折の転位を整復し，痛みの軽減をはかった。

❷
急性期2

手術
● 入院から2日目，全身麻酔下でキュンチャー髄内釘法による手術を行った。
術後管理
● 創痛や治療肢位などによる苦痛の緩和，感染予防などの創傷管理を行った。
● 術後2日目，端座位とベッドサイドでの立位が許可され，疼痛についてアセスメントして鎮痛薬を用いながら，離床訓練を行った。
● 静脈血栓塞栓症の徴候はみられなかった。

❸
回復期

退院まで
● 入院時期が大学の試験期間であったため，追試が受けられるよう大学に提出する診断書を用意した。
● 退院後の電車通学について，理学療法士とシミュレーションを行った。
● 術後14日目に退院となった。
外来
● 外来を受診してリハビリテーションを行った。日々の生活動作もリハビリテーションであり，外来受診を日々の取り組みに対する評価の機会ととらえることで，前向きに生活に向き合うことができた。
● しばらくは松葉杖歩行となるため，生活圏におけるエレベーターの設置場所などを事前に調べるなど，円滑な社会復帰ができるようセルフケアを支援した。

② 関節リウマチ患者の経過と看護

　次に，非外傷性の運動器疾患の例として，関節リウマチの経過をみてみよう（▶図6-2）。横軸の単位が「年」であることからわかるように，関節リウマチの経過はとても長期間となることが多い。事例でみるBさんの場合にも，39歳で関節リウマチを発症し，55歳ではじめての整形外科的手術となる。Bさんにとって今回の手術が，病気と向き合ってきたこれまでの経過の延長線上にあることを意識し，健康問題をもった対象者の全体像をとらえることが重要である。

1 慢性期の患者の看護

慢性期｜人工膝関節全置換術を受けるため入院したBさん

Bさんの **急性期・回復期** ▶197ページ

◆入院までの経過

　Bさん，55歳女性（3ページの事例その後）。39歳で関節リウマチを発症し，薬物治療を受けていた。Bさんは，症状に合わせて膝に負担をかけない動作を行うようにしたり，自助具を活用したりと，日常生活動作に工夫して生活していた。看護師は，疼痛管理・感染予防・日常生活の調整など，セルフケアの支援を行った。

　薬物治療による効果はあったが，10年を過ぎたころから右膝関節の軽度の

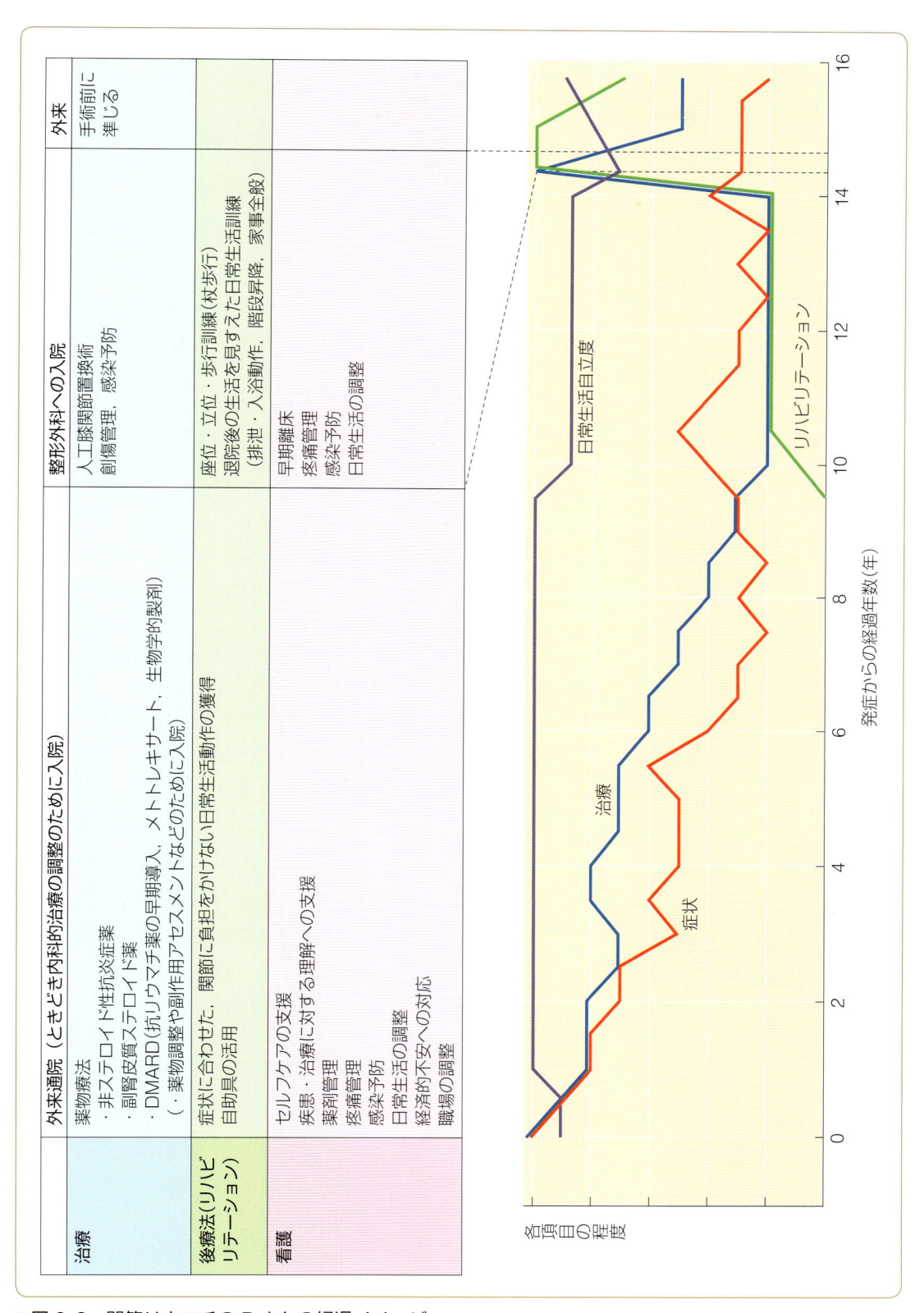

▶図6-2　関節リウマチのBさんの経過イメージ

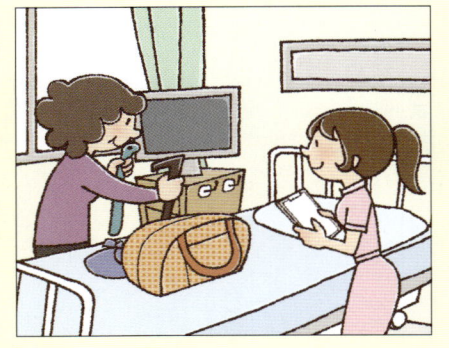

破壊がみられ，歩行時に痛みがあらわれるようになり，杖を使用しての日常生活動作となっている。左下肢への負担と動作不安定のために腰痛なども生じている。

　Bさんは人とかかわることが好きであり，これまでウエディングプランナーの仕事を続けてきた。しかし，痛みが続くことで仕事を続ける自信がなくなり，落ち込むことが増えてきている。子育てがひと段落したいま，これからの人生を考え，体力的にも経済的にも余裕があるうちに人工膝関節置換術を受けることを決心した。

　医師の診察により，疾患活動性が落ち着いていることから，手術のタイミングとしても適切であると判断されて入院となった。

◆ 術前の準備(感染予防)

　術前の準備として，感染予防のため歯科治療を行う必要があるが，Bさんの場合は関節リウマチの薬物療法においてすでに十分な感染予防が行われており，定期的な歯科受診を行っているため問題はなかった。

◆ 入院中の環境調整

　入院にあたって，Bさんは寝衣や靴など，使い慣れた私物の持参を希望し，許可された。長柄の靴べらと杖を倒れないようベッドサイドに設置し，トイレや整容のための移動動作を自分で行いやすいよう，看護師とともに環境調整を行った。

◉ 看護のポイント

[1] 患者の治療に関する期待と理解度の確認　関節リウマチの治療は，薬物療法，整形外科学的手術，リハビリテーション，そしてケアで構成される（▶136ページ）。早期から積極的な薬物療法が行われ，「目標達成に向けた治療（treat to target；T2T）」という考え方が主流となってきている。T2Tでは「患者の長期的生活の質を最大限に維持すること」を基本的な考え方としている。

　まずは，これまで患者がどのように関節リウマチと向き合い，日々の暮らしを調整してきたのかを聞くことから始める。さらに，患者の理解度と手術に対する期待を確認し，その手術が患者にとってどのような意味をもつのかを知っておくことが大切である。

関節リウマチ患者の看護 ▶ 300ページ

[2] 疾患・手術の理解とセルフケア*　今回の手術は，Bさんの治療期間全体においてほんの一部に過ぎないが，手術侵襲の心身の負担は小さくない。それを最小限にとどめ，退院後の生活へすみやかに移行するためには，Bさんのセルフケアの状況を把握することが重要である。患者本人から話を聞くことはもちろんのこと，外来部門と連携して情報収集を行い，入院前から退院後を見す

***セルフケア理論**

人間をセルフケアできる存在としてとらえ，自分ではセルフケアを行えなくなったとき，必要な援助を行うのが看護実践であるとする考え方。

えた支援を行うことは，入院期間を短くすること，また経済的負担の軽減にもつながる。疾患の理解と治療の選択をたすける看護 ▶ 238 ページ

[3] **感染予防**　人工関節という人工物を体内に入れる手術では，とくに感染予防に注意をはらわなければならない。齲歯（むし歯）や歯周病などが原因となって生じる感染もあることから，歯科受診と治療を終了させておくことが必要である。運動器疾患と感染管理 ▶ 230 ページ

[4] **獲得しているセルフケアをいかした環境調整**　すでに日々の生活においても，関節に負担をかけ過ぎないよう，動作そのものだけでなく，使用する物品についても工夫していることが多い。患者自身の工夫をいかし，患側下肢だけにとらわれないよう動作支援のための環境を調整することは，入院中の不活動による廃用症候群を予防することにつながる。セルフケアを支える道具の活用 ▶ 207 ページ

本章で取り上げる慢性期患者の看護

　本章では，慢性期看護の理解を深めるため，以下の疾患の看護を解説している。

---

2 急性期・回復期の患者の看護

急性期・回復期　手術を受け，日常生活へ復帰していく B さん

B さんの 慢性期 ▶194 ページ

◆**術後の管理**

　人工膝関節全置換術を行い，クリティカルパスに基づいて援助を行った。術後痛に対しては鎮痛薬を投与し，創部感染や深部静脈血栓症の徴候を見逃さないように注意深く観察した。静脈血栓塞栓症を予防するために弾性ストッキングを着用する場合が多いが，B さんは圧迫力が強い 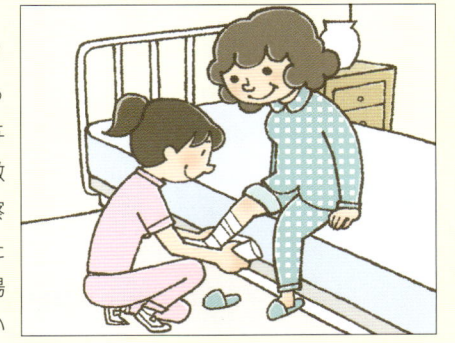 タイプの弾性ストッキングを装着することができず，また皮膚の瘙痒感が生じたため，皮膚の状態観察も含めて，看護師が朝晩に弾性包帯を巻くこととした。

◆**リハビリテーションの開始**

　手指を含む上肢の各関節は，術直後からBさんみずから積極的に動かしていた。整髪・食事・上衣の着がえに介助は不要であった。ベッド周囲の物品配置についてはBさん自身が考えており，その内容から座位・立位バランスをくずすことのないよう気をつけていること，自立した生活を目ざしていることが推測された。

　術後1日目から，患側の膝関節の動き・荷重の治療的制限に対して，理学療法士らによるリハビリテーションが始まった。ベッドサイドでの立位，車椅子への移乗動作，歩行訓練を順次進めていった。松葉杖歩行では手関節に負担がかかったため，歩行器を使用した。

　患側膝関節の屈伸・荷重の進め方を理解して，座位・歩行，便座への着座が行えるようになり，術後4週目に退院となった。

◆**外来を受診するBさん**

　外来を訪れたBさんは，手術を受けたことで右膝の関節痛が消失したのがとてもうれしいと話し，表情は明るかった。術前にあった左下肢への負担が減ることで，腰痛もほとんど消失していた。

　外来には夫の運転で来院しており，また長距離を移動する際は両膝に負担をかけないよう気をつけていた。Bさんの健康問題に対する調整力は，今回の入院と手術によって低下することはないと判断された。

◉看護のポイント

[1] 術後の管理，苦痛の緩和，感染予防　術後痛に対して鎮痛薬を投与すること，創部感染の徴候を見のがさないために患部の炎症症状をアセスメントすること，そして静脈血栓塞栓症の予防とその徴候（ホーマンズ徴候；▶81ページ）の早期発見は，術後の看護におけるポイントとなる。手術後の看護▶ 257ページ

[2] 深部静脈血栓予防と早期発見，腓骨神経麻痺の予防　術後は患側下肢が不活動になることによって血流が停滞し，深部静脈血栓症をおこす危険性がある。これを予防するため，足趾・足関節の屈伸運動をすすめるとともに，末梢循環を促す弾性ストッキングを着用する。ただし，着脱にはかなりのピンチ力（ものをつまむ力）が必要で，関節リウマチ患者においては介助が必要となる場合がある。また，皮膚損傷や瘙痒感がある場合や，加圧の程度を調整する必要がある場合には，弾性包帯を使用する。間欠的に圧迫するフットポンプを用いることもある。深部静脈血栓症▶ 220ページ

　術後はベッド上で患肢を挙上する。このとき，腓骨神経麻痺を生じないよう細心の注意が必要である。総腓骨神経麻痺▶ 226ページ

[3] 早期離床および理学療法士との連携　人工膝関節全置換術においては，クリティカルパスをもとに看護を展開していくことがほとんどであるが，対象となる患者の多くは変形性膝関節症であり，関節リウマチだけにあてはまるものではない。パスの内容を遂行することだけにとらわれるのではなく，全身状態

のアセスメントに基づいて，離床のタイミングやリハビリテーションの内容を決定しなければならない。

　術後は，患側の膝関節の動きや荷重の治療的制限を考慮しながら，理学療法士らによるリハビリテーションが始まる。順次，ベッドサイドでの立位，車椅子への移乗動作，歩行訓練を進めていく。松葉杖を用いた歩行は手関節に負担がかかるため，歩行器を使用する場合が多い。

　歩行動作を安全に遂行するためには，腹筋・背筋の筋力維持も重要である。背もたれがない状態で座位を保持しながら，整髪・食事などの上肢の運動を意識的に行うことも重要なリハビリテーションであり，日常生活においては，看護師のかかわりが大きく影響する。 離床および機能訓練 ▶ 262 ページ

[4] **退院後の生活を見据えた療養生活支援**　患者 1 人ひとりの日常生活の活動状況によって，求められる下肢能力と全身の耐久力は異なる。患者が退院後に家や職場でどのような姿勢・動作をとるかをふまえて現状の評価を行い，入院中の活動と休息のバランスについて患者とともに計画していくことは，退院後の不安を軽減できるだけでなく，退院後に必要となる支援を明確にすることにもつながる。

　前述の A さんと同様，外来受診時の様子(交通・移動手段，歩容，栄養状態など)の観察は，日常生活の適応状況を推測するための貴重な機会である。

日常生活動作(ADL)の評価 ▶ 203 ページ

本章で取り上げる急性期・回復期患者の看護

　本章では，急性期・回復期看護の理解を深めるため，以下の疾患の看護を解説している。

▶大腿骨頸部骨折・大腿骨転子部骨折患者の看護(274 ページ)
▶脊髄損傷患者の看護(285 ページ)

3　患者の経過と看護のまとめ

　B さんは，外来診療において病気の評価を受けながら，長年にわたって生活を調整してきた。それは病気の予後を知り，病気と向き合いながら将来を見つめてきたということである。B さんの看護においては，B さんがどのような生活を送りたいか，そのためにはどのタイミングでどのような手術を受けることが望ましいかについて，ともに悩み，考え，決断を支えることが重要である。それは，A さんのように外傷で治療を先行しながら今後の生活の調整をしていく場合とは大きく異なる。患者の思いや考え，そして患者が本来もっている力を引き出し，治療に参加できるよう支援することも看護の大きな役割である。

Bさんの経過のまとめ

❶ 慢性期

長期の薬物治療
- 39歳のときに関節リウマチを発症し，薬物治療を受けていた。

症状の進行
- 薬物治療の効果は得られたが，10年経過したころから右膝関節の軽度の破壊がみられるようになった。
- 歩行時の痛みのため，杖を用いての歩行となった。
- 生活の安定しているいま，人工膝関節置換術を受けることを決心した。

❷ 急性期

手術
- 人工膝関節置換術を行った。

術後の管理
- 創部感染の徴候を見逃さないよう観察した。
- 静脈血栓塞栓症をおこさないよう注意深く観察した。また，予防のため弾性包帯を用いた。

❸ 回復期

リハビリテーション
- 上肢はBさん自身が術直後から積極的に動かしており，日常生活動作に介助は不要であった。
- 術後1日目から，患部を含めたリハビリテーションを開始した。ベッドサイドでの立位，車椅子への移乗，歩行訓練を順次進めた。
- 松葉杖は手関節への負担が大きいため，歩行器を用いた。

退院
- 座位と歩行が可能になり，術後4週目に退院となった。

外来受診
- 手術により痛みが消失したことで，Bさんの表情は明るかった。
- 夫の運転で来院していること，膝に負担をかけないよう配慮していることなどから，Bさんのセルフケア能力は入院と手術によって低下していないと判断された。

B 援助のためのおもな知識と技術

　運動器疾患患者の看護では，「身体機能の各部分⇔総合的な身体機能評価⇔生活への影響」という評価の流れを念頭におかなければならない。この項では，身体機能，動作能力の評価，正しい肢位と体位のとり方，離床，運動訓練，生活環境の整備など，おもに身体的な援助技術とその考え方について学ぶ。

① 身体機能の評価

運動器疾患をもつ患者に対して援助を行うためには，体位・肢位，関節の機能と可動域，筋力，歩行機能などの身体機能について正しく評価することが必要である。原因疾患による身体機能の低下に加え，治療過程で廃用症候群や抑うつなど，二次的障害に伴う心身機能の低下がみられる場合もあるため，患者の状態を正しく把握し，機能低下が最小となるよう援助していく。

1 体位・肢位の評価

運動器疾患をもつ患者では，体位・肢位の保持が重要であり，原則として，最も安楽で苦痛の少ない姿勢・肢位をとらせる。運動器疾患によって臥床している患者は，疼痛・変形や治療のために一定の肢位をとる必要があり，患者自身では身体を動かせないことが多い。このような患者に対して，適切な体位・肢位を保持する配慮を怠ると，足関節の尖足変形や膝関節の伸展拘縮，股関節の外転・外旋拘縮をおこしやすい。身体の各部分は，各体位に応じてそれぞれ正しい相互位置関係（アライメント）に保つ必要がある（▶17 ページ）。

安楽で将来を見▶
すえた体位・肢位
患者にとって安楽な肢位とは，次の条件を満たすものである。ただし，安楽な体位の提供は看護の基本であるが，この「安楽」とは患者が望むものとするだけではなく，数時間・数日・数年先の将来を見すえたものでなければならない。

・身体の重さを支える面（支持基底面）ができる限り広く確保され，かつ身体の形状に合っていること。
・呼吸をらくに行えること。
・各関節が基本的に中間位であること。
・痛みがないこと。

代表的な体位と▶
観察のポイント
運動器疾患をもつ患者の看護では，体位やポジショニングが重要である。さまざまな体位の詳細については，『系統看護学講座 基礎看護学 基礎看護技術 II』を参照してほしい。

[1] **仰臥位** 安楽のため自然にまかせた体位をとると，股関節外転・外旋，足関節底屈（尖足）となるため，適切なポジショニングを行う（▶図 6-3-a）。下肢は伸展させ，脊柱（脊椎）の生理的彎曲と各関節の正しい相互位置関係を保持する。上肢には支持枕を用い，手関節は掌屈・背屈中間位とする。また，股関節の外旋を予防し，膝関節の軽度の屈曲位を保つため，薄手の枕やタオルを用いる。

[2] **腹臥位** 胸郭が圧迫されて広がりが抑えられ，呼吸に支障をきたす。腹臥位では，四肢の関節を屈曲させ，リラックスさせる。腰椎の前彎が強くなりすぎないよう注意しながら，下腹部に薄い枕やタオルを用いて呼吸運動を容易にする。上肢は肩関節を外転・外旋させ，前腕を回内位として胸郭を広げる（▶図 6-3-b）。

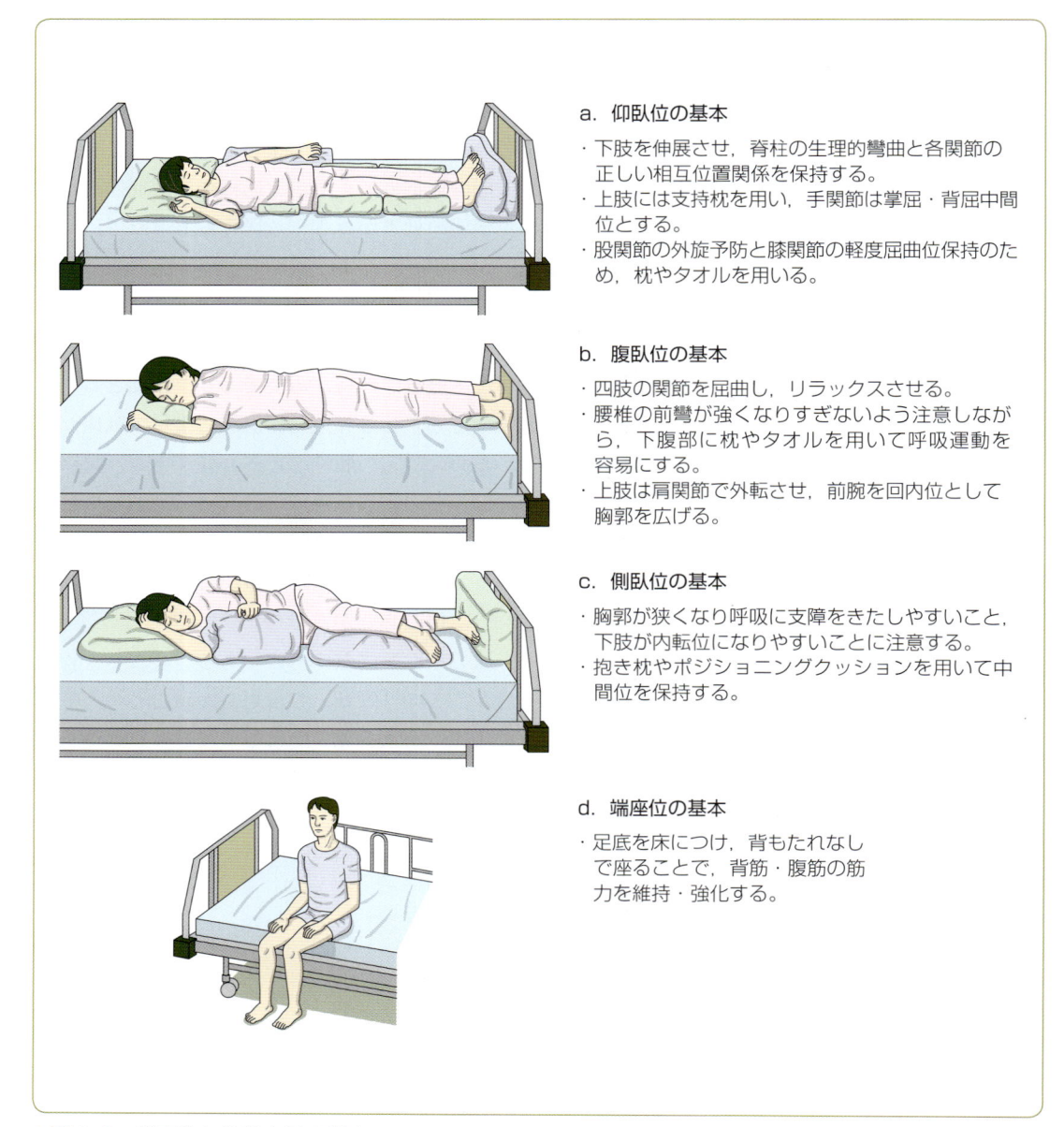

a. 仰臥位の基本

- 下肢を伸展させ，脊柱の生理的彎曲と各関節の正しい相互位置関係を保持する。
- 上肢には支持枕を用い，手関節は掌屈・背屈中間位とする。
- 股関節の外旋予防と膝関節の軽度屈曲位保持のため，枕やタオルを用いる。

b. 腹臥位の基本

- 四肢の関節を屈曲し，リラックスさせる。
- 腰椎の前彎が強くなりすぎないよう注意しながら，下腹部に枕やタオルを用いて呼吸運動を容易にする。
- 上肢は肩関節で外転させ，前腕を回内位として胸郭を広げる。

c. 側臥位の基本

- 胸郭が狭くなり呼吸に支障をきたしやすいこと，下肢が内転位になりやすいことに注意する。
- 抱き枕やポジショニングクッションを用いて中間位を保持する。

d. 端座位の基本

- 足底を床につけ，背もたれなしで座ることで，背筋・腹筋の筋力を維持・強化する。

▶図 6-3　代表的な体位とその基本

[3] **側臥位**　上側になった上肢は肩関節の内転によって胸郭が狭くなり呼吸に支障をきたしやすく，また下肢も内転位となりやすい。中間位を保持する抱き枕やポジショニングクッションを使用して中間位を保つ（▶図 6-3-c）。

[4] **端座位**　日常生活動作を考える際に基本となる体位である。足底を床につけ，背もたれなく座ることで，背筋・腹筋の筋力を維持・強化する（▶図 6-3-d）。背もたれを用いずに座るようになることで，生活の幅は大きく広がり，立位や歩行などの次の動作へとつながる。

2 関節の機能と関節可動域（ROM）の評価

関節は，衝撃の緩衝，姿勢，肢位，運動にかかわる。各関節の動く（動かせる）範囲を角度で示したものが**関節可動域** range of motion（ROM）である（▶28ページ）。関節可動域の測定は関節角度計を用いて行い（▶65ページ，図4-3），痛みがないことを確認しながら正確に測定することが重要である。

3 筋力の評価

身体が動くためには，脳からの命令によって筋肉が収縮・弛緩し，主動筋と拮抗筋の力のバランスがとれなければならない。また，筋力はきたえることで増強され，使わなければ低下する。身体機能を評価するためには，四肢を測定し，筋力を評価しておく必要がある。

四肢の測定 ▶ 四肢の周径を計測する場合には，巻き尺などを用いて，左右同じ部位を測定して比較する。

四肢の周径を計測する場合には，上腕・前腕・下腿は筋腹部（ほぼ中央），大腿は膝蓋骨上縁より 10 cm 上方で測定する（▶64ページ）。

徒手筋力テスト ▶ 徒手筋力テスト manual muscle testing（MMT）とは，筋力を客観的に評価するため，重力や測定者が抵抗を加えた状態でそれぞれの筋の力をみる方法である（▶65ページ）。随意的な筋収縮がみられない場合は 0，重力に抗して最終運動域まで保持できる場合を 3，最大抵抗に抗して最終運動域まで保持できる場合を 5 とし，6 段階で評価する。

4 歩行能力の評価

歩行は，身体バランス，股関節・膝関節・足関節などのさまざまな運動機能が組み合わされて，はじめてなりたつものである。たとえば右足を前に進める瞬間には左足だけで全身を支えているが，片足で全身を支えるには筋力が必要となる。歩行をアセスメントすることによって，筋力，関節可動域，姿勢保持能力，運動調整能力など，運動機能全般を評価することができる。

② 日常生活動作（ADL）の評価

日常生活動作 activities of daily living（ADL）とは，「ひとりの人間が独立して，生活をするために行う基本的な，しかも各人ともに共通に毎日繰り返される一連の身体動作群をいう」とされている（日本リハビリテーション医学会）。起床してから就寝するまでに行う生命維持や生理的現象を含めた基本的 ADL と，社会生活を送るために行う複雑な動作の手段的 ADL がある。

運動器疾患において ADL を評価するのは，障害の程度の把握，治療の効果判定，自立度の把握を行うためである。身体機能と日常生活の両方をみて，自

立してできることと不便なことを見きわめていく。

　基本的ADLの評価には，各活動の自立度を点数化し，その総点で評価をするバーセル指数 Barthel index（▶表6-1）と**機能的自立度評価法** functional independence measure（FIM；▶図6-4）がよく用いられる。入院期間が短く，十分なリハビリテーションを提供しにくい急性期病院では，入院時と退院時に比較的簡便なバーセル指数が用いられるが，ADLの向上を入院の役割としチームアプローチが充実した回復期リハビリテーション病棟では両方，生活期ではFIMを用いるのが一般的である。ADLを点数化して把握することは，専門職種どうしが共通の認識をもつための共通言語として，治療の効果判定や連携のツールとして有効である。

③ 基本肢位・良肢位と廃用症候群の予防

　運動器疾患においては，治療のために一定の肢位をとらなければならない場合がある（治療肢位）が，その肢位をとることでほかの部位にも影響を与えることになる。たとえば股関節の安静では，上半身の体重負荷を避けるために臥床となることが多い。臥床による正常な部位への悪影響を最小限にするためには，良肢位と廃用症候群の予防に関する理解と看護実践が重要である。

1 基本肢位と良肢位

　治療のために臥位のままとなったり特定の肢位に固定される場合には，姿勢や各関節の角度が機能的に最良の状態に保持されることが必要である。

基本肢位 ▶ 　身体運動をあらわすときに基準となる肢位を**基本肢位**という。手足をのばし静止・直立した肢位で，すべての関節の角度が0度である（▶図6-5）。

良肢位 ▶ 　日常生活を送るうえで最も便利で苦痛の少ない肢位は，それぞれの関節でほぼ決まっている。これを**良肢位**といい，機能肢位または便宜肢位ともいう（▶図6-5）。良肢位は，たとえばある関節が骨性強直を生じてその位置から動かなくなったとしても，日常生活動作に及ぼす影響が最も少なくなる肢位である。

　良肢位は，年齢，性別，職業，生活様式などにより異なり，必ずしも一定したものではない。とくに2関節以上の可動域制限が存在するときには，その患者の生活全体に注意を向けなければならない。また，小児では成長による変化，高齢者では加齢による変化も考慮する必要がある。

2 廃用症候群の予防

　運動器疾患においては，運動機能の低下がもたらされる。また，治療において患部を含めた機能肢位の固定を一定期間必要とする。これらの運動機能の低下や固定によって，関節拘縮や筋萎縮があらわれる。外傷や手術後の治療，機能回復のためには患部の安静が必要であるが，可能な限り運動機能を低下させ

▶表 6-1　バーセル指数（各項目の得点を加算し，100 点満点で評価する）

1. 食事	10	自立。トレイまたはテーブルから食事をとることが自力でできる。自分で必要な補助具を装着し，切ったり，調味料をかけたり，バターを塗ったりできる。適度な時間内で食事を終える。
	5	なんらかの介助が必要（食物を切る，その他上述のことがら）。
2. 車椅子-ベッド間の移動（ベッド上での起き上がりを含む）	15	すべての動作が自立。車椅子で安全にベッドに近づき，両側のブレーキをかけ，両側の足台を上げ，安全にベッドへ移動し，臥位になる。起き上がってベッドに腰かけ，車椅子の位置をかえ，車椅子に戻るという逆の動作もできる。
	10	上記動作の 1 つ以上にわずかな介助か安全のための指示や監視が必要。
	5	座位をとることはできるが，立位や移乗に多くの介助が必要。
3. 整容（洗面，整髪，ひげそり，歯みがき）	5	両手と顔を洗い，髪をとき，歯をみがき，ひげをそることができる。器具の取り扱い，引出しや戸棚からの出し入れもできる。女性は習慣があれば化粧ができる。髪を編む，ヘアスタイルを整えることは含まない。
4. トイレ動作（衣服の始末，ふき，水流しを含む）	10	便座に着く・離れること，着衣の開け閉め，衣服をよごさず行うこと，トイレットペーパーを使うこと，などができる。手すりにつかまってよい。床上便器の場合は，椅子の上に置き，空にし，洗うことができる。
	5	バランスが不安定なために介助が必要，衣服の扱いやトイレットペーパーの使用に介助が必要。
5. 洗体	5	入浴，シャワー，清拭のいずれでもよいが，介助なしで可能。
6. 平面歩行（歩行不能の場合は車椅子駆動）	15	介助または監視なしで 50 ヤードを歩くことができる。義肢，装具，杖，歩行器（キャスターつきを除く）を使ってもよい。装具使用の場合はロック操作が立位と座位で可能。補助具の取り外しができる。
	10	上記のいずれかに関して監視または介助を必要とする，わずかな監視または介助で 50 ヤード以上歩くことができる。
	5	歩行はできないが，自力で車椅子を駆動できる。角を曲がる，方向転換，テーブル・ベッド・トイレなどへ車椅子で移動できる。少なくとも 50 ヤード進むことができる。歩行可能な場合は採点しない。
7. 階段昇降	10	監視または介助なしに，階段を安全に昇降できる。手すりにつかまっても松葉杖・杖を使ってもよい。昇降のどちらかで不要な場合，それらを持って昇降できる。
	5	上記のいずれかに関して監視または介助を要する。
8. 更衣（靴ひも，とめ具の使用を含む）	10	衣服の着脱（ボタンなどとめ具も含む）と靴ひもを結ぶことができる（コルセットや装具も含む）。
	5	上記について介助を必要とするが，少なくとも半分以上は自分でできる。適度な時間内で終了できる。
9. 排便コントロール	10	腸のコントロールができており失敗がない。必要に応じ坐薬や浣腸器を使うことができる（排泄訓練後の脊髄損傷患者の場合）。
	5	坐薬や浣腸器の使用に介助が必要。またはときどき失敗がある。
10. 排尿コントロール	10	昼も夜も膀胱のコントロールができている。補助具とバッグを使用している。脊髄損傷患者の場合は，装着，洗浄管理ができる。
	5	ときどき失敗する。尿器の準備や便座に着くまでに間に合わない。補助具の使用に介助が必要。

（武田宜子ほか：系統看護学講座 別巻 リハビリテーション看護，第 6 版，p.63，医学書院，2018 による）

レベル	7　完全自立（時間，安全性を含めて） 6　修正自立（補助具使用）	介助者なし
	部分介助 　5　監視 　4　最小介助（患者自身で 75%以上） 　3　中等度介助（50%以上） 完全介助 　2　最大介助（25%以上） 　1　全介助（25%未満）	介助者あり

	入院時	退院時	フォロー アップ時
セルフフケア			
A.　食事　　　　　箸 　　　　スプーンなど			
B.　整容			
C.　清拭			
D.　更衣（上半身）			
E.　更衣（下半身）			
F.　トイレ動作			
排泄コントロール			
G.　排尿コントロール			
H.　排便コントロール			
移乗			
I.　ベッド，椅子，車椅子			
J.　トイレ			
K.　浴槽，シャワー　浴槽 　シャワー			
移動			
L.　歩行，車椅子　歩行 　車椅子			
M.　階段			
コミュニケーション			
N.　理解　　　　　聴覚 　視覚			
O.　表出　　　　　音声 　非音声			
社会的認知			
P.　社会的交流			
Q.　問題解決			
R.　記憶			
合計			

注意：空欄は残さないこと，リスクのために検査不能の場合はレベル 1 とする。

（千野直一監訳：FIM：医学的リハビリテーションのための統一データセット利用の手引き，原書第 3 版．慶應義塾大学医学部リハビリテーション課，1991 による，一部改変）

▶図 6-4　機能的自立度評価表

　　　ないことが重要になる。関節拘縮と廃用性筋力低下・筋萎縮は，訓練によって
ある程度予防できる。固定を行う当日から，固定をしていない関節の自動運動，

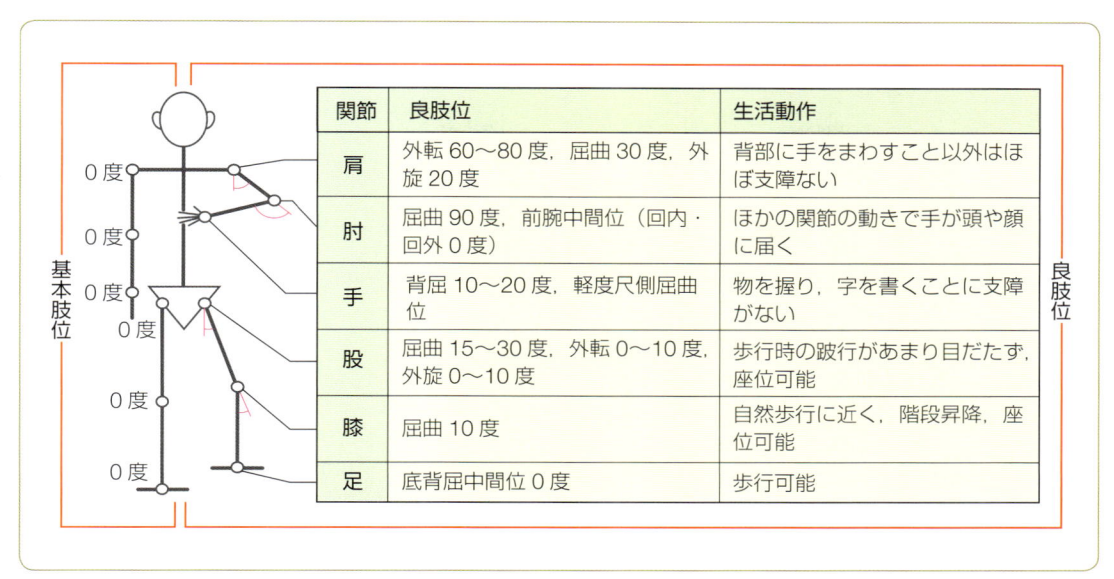

関節	良肢位	生活動作
肩	外転 60～80 度，屈曲 30 度，外旋 20 度	背部に手をまわすこと以外はほぼ支障ない
肘	屈曲 90 度，前腕中間位（回内・回外 0 度）	ほかの関節の動きで手が頭や顔に届く
手	背屈 10～20 度，軽度尺側屈曲位	物を握り，字を書くことに支障がない
股	屈曲 15～30 度，外転 0～10 度，外旋 0～10 度	歩行時の跛行があまり目だたず，座位可能
膝	屈曲 10 度	自然歩行に近く，階段昇降，座位可能
足	底背屈中間位 0 度	歩行可能

▶図 6-5　基本肢位と良肢位

固定部の筋の等尺性収縮などの筋力増強訓練を開始しなければならない。

● 関節拘縮

関節拘縮とは，軟部組織が原因で関節運動が制限された状態である（▶53ページ）。予防・改善のため，ポジショニングと関節可動域訓練を行う（▶図 6-6，6-7）。

● 筋萎縮・骨粗鬆症

安静臥床では，筋萎縮をおこすだけでなく，骨の吸収が促進されて骨密度の低下をきたす場合もある。筋力低下の改善，最大筋力の増強，筋萎縮の予防・改善のため，筋力増強訓練が行われる。

④ セルフケアを支える道具の活用

ここでは，セルフケアを支える道具として，移動に関するものを中心に述べる。患者がベッド周囲で食事・排泄・睡眠などの生活すべてを送っている状況は，特殊なものであるということを看護者は意識してほしい。とくに排泄については，トイレで行うこと，さらに可能な限り他者の介助なしに行えるように支援することは，患者の自尊心を尊重する重要な看護である。

◉ 車椅子

車椅子は，患部の安静が必要な場合に移動用具として用いられる。端座位ができるようになれば車椅子が使用可能となり，車椅子を使うことによって早期

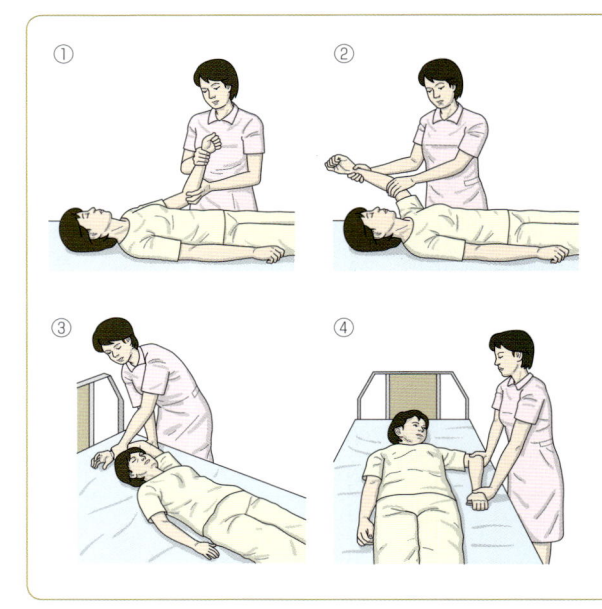

① ② ③ ④

・肩関節の運動をほかの関節が代償しないよう，基本肢位をくずさずに行う。
・手関節と肘関節を両手で持ち上げる。
・反動をつけず徐々に行い，過伸張による組織の損傷に十分注意する。

▶図6-6　肩関節の他動運動

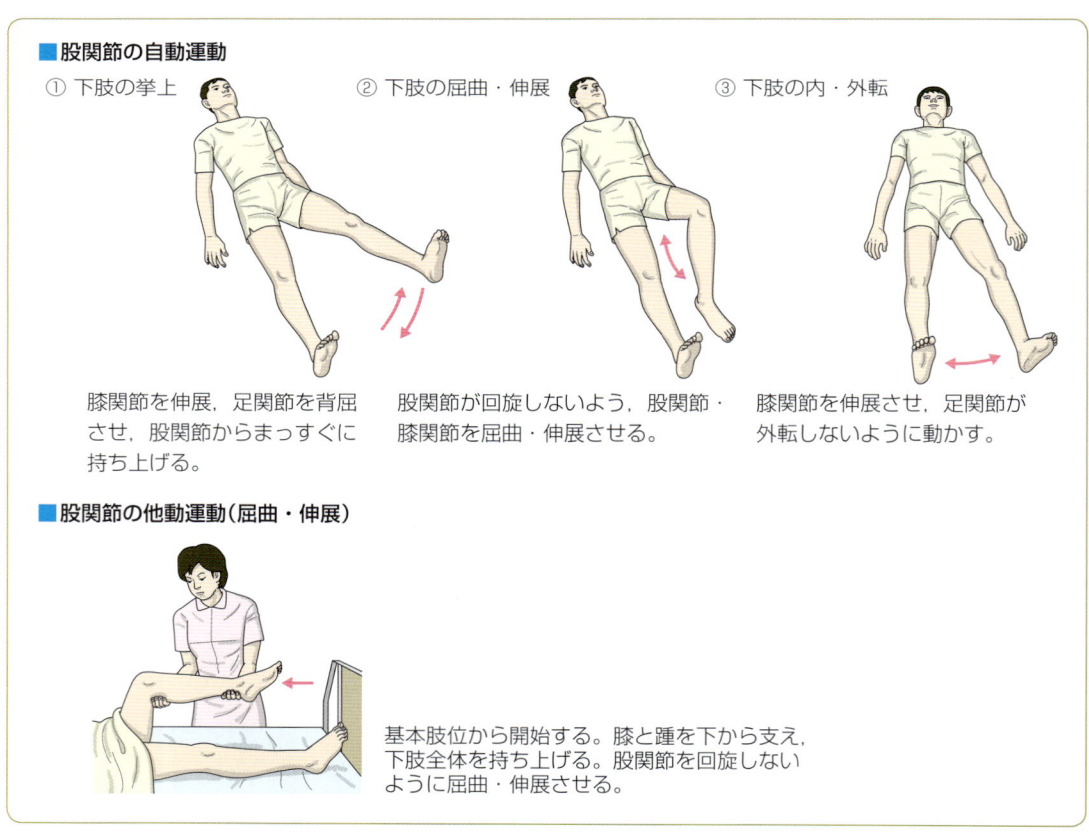

■股関節の自動運動

① 下肢の挙上
膝関節を伸展，足関節を背屈させ，股関節からまっすぐに持ち上げる。

② 下肢の屈曲・伸展
股関節が回旋しないよう，股関節・膝関節を屈曲・伸展させる。

③ 下肢の内・外転
膝関節を伸展させ，足関節が外転しないように動かす。

■股関節の他動運動（屈曲・伸展）
基本肢位から開始する。膝と踵を下から支え，下肢全体を持ち上げる。股関節を回旋しないように屈曲・伸展させる。

▶図6-7　股関節の自動運動・他動運動

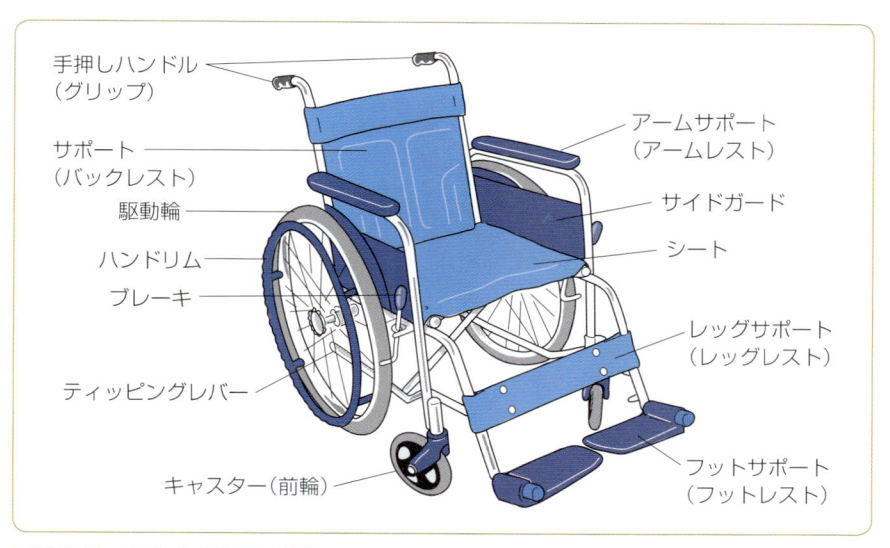

▶図 6-8　自走式車椅子の構造

離床と ADL の向上をはかり，活動範囲を広げることができる。車椅子には自走式，介助式，各部の調整が可能なモジュール式など多くの種類がある。患者の特性に合った車椅子を選択する。

(1) 自走式車椅子：後輪についているハンドリムを患者本人が上肢でまわして駆動する(▶図 6-8)。

(2) 介助式車椅子：後輪が小さく，ハンドリムがついておらず，介助者が後方から押して駆動・操作する。

(3) モジュール式車椅子：各部の調整が可能で，患者の特性に合わせやすい。

ベッドから車椅子への移乗 ▶　患肢免荷の場合におけるベッドから車椅子への移乗は，次のように行う(▶図 6-9)。

(1) まず床がぬれていないことを確認する。移乗のために外したベッド柵は，じゃまにならないところに置く。チューブやコードに注意する。

(2) ベッドの高さと車椅子のシートの高さを同じにする。

(3) 車椅子をベッドに対して 20〜30 度の角度になるよう健側に置き，必ずブレーキをかける。

(4) 患者は健側を中心にベッド上に端座位をとり，健肢にはき物をはく。患肢は床につけない。

(5) 健側の手でベッド柵を持ち，健側の足でフットサポートをはね上げ，立ち上がる足の位置を確認する。

(6) 患肢の内外旋・内外転に注意しながら，ベッド柵を持っていた健側の手を車椅子のアームサポートに持ちかえる。

(7) 健側に体重をかけて立ち上がり，安定させる。車椅子側に背中が向くように健側を回転させる。

■環境の整備と準備

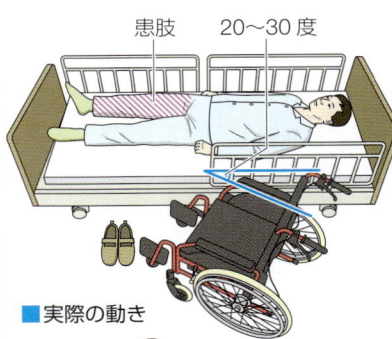

患肢　20〜30度

・車椅子とベッドの角度が 20 〜 30 度となる
　ように健側に置く。
・車椅子のブレーキをかける。
・ベッドと車椅子のシートの高さを同じにする。

■実際の動き

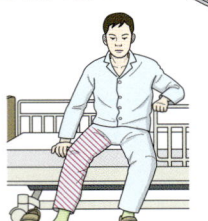

①健側を中心に端座位をとり，健
肢にはき物をはく。患肢は床に
つけない。健側の手でベッド柵
を持ち，健側の足でフットサポ
ートをはね上げる。

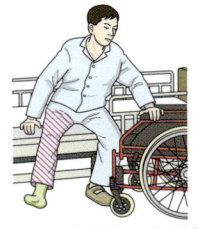

②患肢の内外旋・内外転に注意し
ながら，健側の手を車椅子のア
ームサポートに持ちかえる。

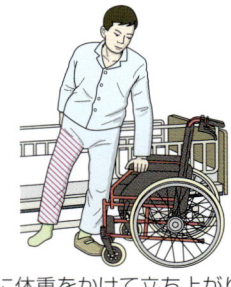

③健側に体重をかけて立ち上がり，
安定させる。車椅子側に背中が
向くように健側の足を回転させる。

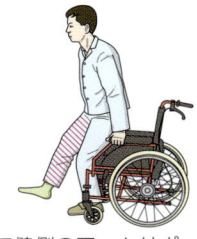

④健側の手で健側のアームサポー
ト，患側の手で患側のアームサ
ポートを持つ。患肢が床につか
ないように注意しながらゆっく
りと腰を下ろす。

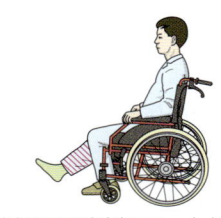

⑤健側の足で患側のフットサポー
トを下げ，患肢をフットサポー
トにのせる。

▶図 6-9　ベッドから車椅子への移乗（患肢免荷の場合）

(8) 健側の手で健側のアームサポート，患側の手で患側のアームサポートを持
つ。患肢が床につかないよう注意しながら，車椅子にゆっくりと腰を下ろ
す。

(9) 健側の足で患側のフットサポートを下げ，患肢をフットサポートに乗せる。

(10) ハンドリムと健側の足で車椅子をこぐ。

◉歩行補助具

歩行補助具とは，歩行障害がある患者の歩行能力を向上させるために用いる

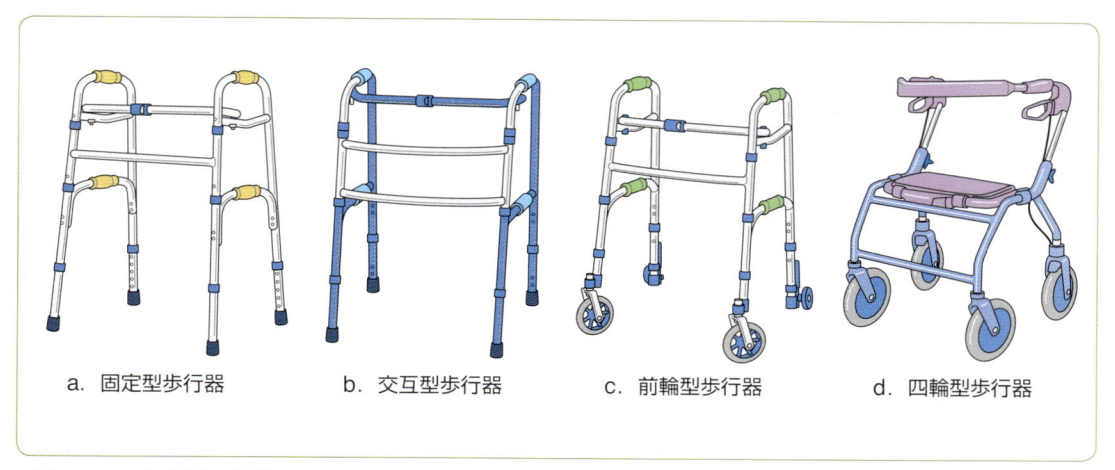

a. 固定型歩行器　　b. 交互型歩行器　　c. 前輪型歩行器　　d. 四輪型歩行器

▶図 6-10　歩行器の種類

器具で，歩行器と杖に大きく分けられる。運動療法における歩行訓練は，まず平行棒を用いて行われ，ついで歩行器，杖へと移行していく。

歩行器 ▶ **[1] 固定型歩行器**（▶図 6-10-a）　歩行器全体を持ち上げて前に出し，下肢を前に動かしてからまた歩行器を持ち上げて前に出す，という 3 動作歩行（歩行器→右足→左足）で移動する。最も安定性が高い歩行器である。

　[2] 交互型歩行器（▶図 6-10-b）　歩行器のフレームを左右交互に前方へ動かして移動し，2 動作歩行（右フレーム＋左足→左フレーム＋右足）または 4 動作歩行（右フレーム→左足→左フレーム→右足）となる。歩行器を持ち上げずに移動できるため安定するが，4 動作歩行となるので動作手順が理解しにくい。

　[3] 前輪型歩行器（▶図 6-10-c）　前輪にキャスターがついたもので，歩行器の後脚を軽く上げ，前輪を転がして移動する。

　[4] 四輪型歩行器（▶図 6-10-d）　四脚にキャスターがついたもので，四輪を転がして移動する。四輪型歩行器は前輪型歩行器より操作に技術が必要で，歩行器の中でも移動性が高い。

杖 ▶　下肢に疾患がある患者の移動動作には，基本的に座位・立位でのバランス保持と松葉杖などの杖歩行の習得が必須である。杖には，松葉杖，T 杖，ロフストランド杖など，さまざまな種類がある（▶図 6-11）。松葉杖の使い方を誤ると，腋窩部で橈骨神経を圧迫して麻痺をおこすこともあるので注意が必要である。

　[1] 松葉杖の合わせ方　松葉杖は，長さが調節できるものと，患者に合わせて制作したものがある。基本姿勢は，①杖先端は足から前外方に約 15 cm とし，②肘関節は約 30 度屈曲させ，③腋窩受けと腋窩の間は 2〜3 横指あけて直接腋窩に体重をかけないように注意する（▶図 6-12）。

　[2] 歩行の型

（1）4 点歩行：右杖→左脚→左杖→右脚の順に動かす。3 点がつねに床面につ

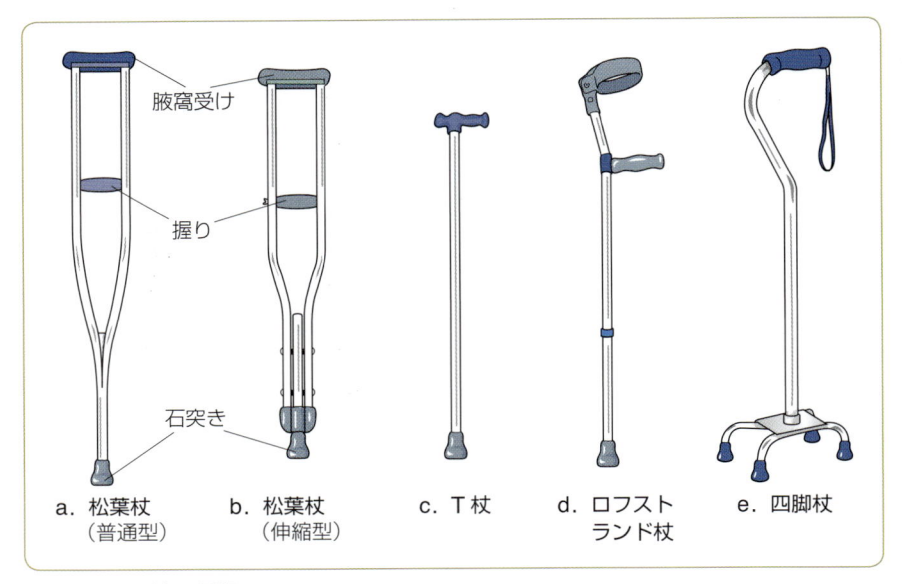

a. 松葉杖 （普通型）　b. 松葉杖 （伸縮型）　c. T杖　d. ロフスト ランド杖　e. 四脚杖

▶図6-11　杖の種類

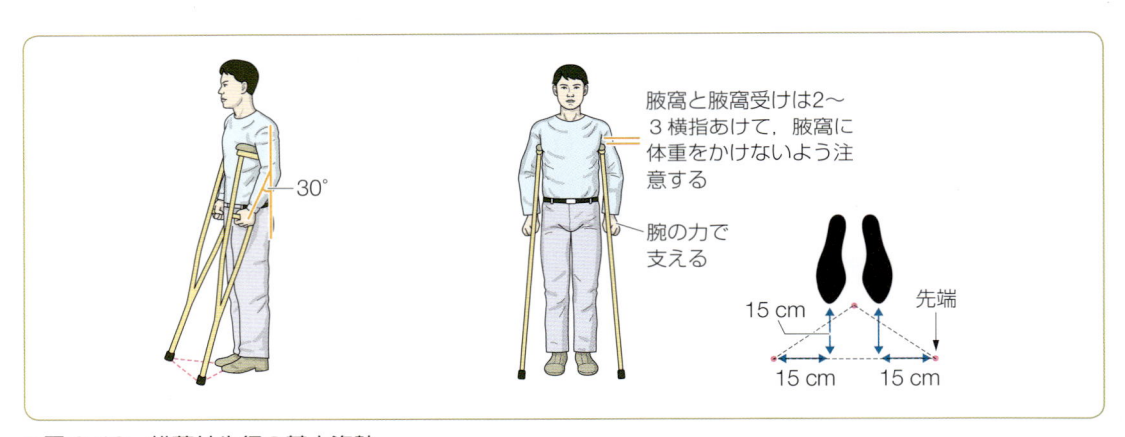

▶図6-12　松葉杖歩行の基本姿勢

　　　いているので安定している。

(2) 3点歩行：左右杖→患脚→健脚の順に動かす。片脚に体重をかけられない場合に行う。

(3) 2点歩行：右杖＋左脚→左杖＋右脚の順に動かす。四点歩行より速く動けるが，バランスがとりにくい。

(4) 引きずり歩行：初心者でも歩きやすい安全な方法である。右杖→左杖→両脚の順に前進(引きずり交互歩行)，または左右の杖→両脚の順に前進する(引きずり同時歩行)。

(5) 小振り歩行：左右の松葉杖を同時に前進→両脚を同時に松葉杖の位置まで前進の順で行う。

 (6) 大振り歩行：左右の松葉杖を前進→両脚を前方に振り出して松葉杖の前方に前進の順で行う。最も速い歩行法で長距離の移動に適しているが，高齢者や初心者には向いていない。

 (7) 階段昇降：上がる場合には，健脚→両杖と患脚の順，下りる場合には，両杖と患脚→健脚の順で行う。

福祉用具▶ 　関節リウマチなどによって身体機能(とくに上肢)が障害され，日常生活動作に困難をきたしている場合，それぞれの動作を行いやすくするためにさまざまな自助具が用いられる(▶303ページ，図6-37)。

⑤ 運動器リハビリテーション

 整形外科が対象とする運動器の障害に対して行われるリハビリテーションを，**運動器リハビリテーション**という。患者に対して多方面からのアプローチを必要とするため，医師と看護師だけでなく，理学療法士，作業療法士，義肢装具士などのさまざまな職種がチームを組み，統一した目標のもと密に連携し，患者や家族の支援を行う。疾患や障害の程度，経過に合わせて，臨床心理士，医療ソーシャルワーカー(MSW)，管理栄養士などの専門職種のかかわりも必要になる。

 看護師は，診療の補助業務として疾患管理・治療の介助・与薬・機能訓練を行い，療養上の世話として生活全体にかかわり，ADLの評価・代償方法の指導・福祉用具の活用・環境調整・社会資源に関する情報提供や助言などを行う。これに加えて，専門職種間の調整やチームに不足している専門職種の業務を補足するなど，幅広い役割を担っている。

⑥ 運動器疾患と保健・医療・福祉制度

 [1] 地域連携　急性期の治療を終えた患者が，急性期病院を退院して地域や家庭にシームレスに復帰するためには，状態に応じて回復期リハビリテーション病棟や生活期施設で，治療や看護を継続して受ける必要がある。近年では，地域連携をシステム化し，地域連携クリティカルパスを作成して，医療・福祉の機能を共有する地域が増えている。

 [2] 地域連携における看護師の役割　急性期病院から回復期・生活期にかけて同一様式のクリティカルパスを活用することで，統一した目標に向かい，看護を継続することができる。看護師は治療経過・身体機能の評価および日常生活状況，看護・介護上の問題点などの情報をクリティカルパスに集約し，実態を把握する。これをもとに，介護保険の申請，在宅におけるさまざまなサービスの内容と準備時期を検討・調整することができる。また，次の病院や施設につ

なげることで，一貫した看護を提供することができる。

　[3] 社会保障制度　退院時の日常生活における状態が受傷前と異なる場合は，社会保障制度の適用を検討する。また，在宅サービスが必要な65歳以上の患者の場合は，介護保険の認定の有無を確認する。未申請の場合は，申請から認定，利用に関する流れについて説明を行う。

　また，年齢を問わず，身体に障害があり，「身体障害者福祉法」に定める障害に該当すると認められた患者には，身体障害者手帳[1]が発行される。適用対象となる障害によって利用できる社会資源は異なるが，重度の場合には，障害者施設の利用，援護措置，補装具[2]の利用など，さまざまな社会資源が適用される。

C 症状に対する看護

　運動器は，寝る，座る，立つ，歩くといった日々の生活を営むための動作を可能にし，暮らしをゆたかにするために重要な役割を担っている。しかし，外傷や疾患を引きおこすと，疼痛や神経障害をはじめとしたさまざまな症状が出現する。その治療のためには，一定期間，四肢や体幹を固定したり，肢位や体位を保持する必要があるため，動作が制限されて日常的な生活を営むことが困難になる。さらに，二次的な障害や合併症を発症すると，回復の遅延や機能障害の残存により，対象者が望む生活を送ることは一層困難になる。

　これらの障害を予防することは，治療を円滑に進め，順調な回復を目ざすためにきわめて重要である。看護師には，運動器疾患による症状の特徴を理解し，正しい知識と的確なアセスメントに基づき，二次的な障害や合併症を予防するケアを実践することが求められる。

① 疼痛，循環・神経障害

1 疼痛

　疼痛は多くの運動器疾患にみられ，主訴として最も多い症状である。疼痛は，

---

1) 身体障害者手帳には，障害の程度により1〜6級の区分がある。障害が固定した時点で，医師の診断書・意見書と合わせて申請することで交付される。交付されると経済的・職業的・医療的な援護措置を受けることができる。
2) 肢体不自由を補うために補装具を利用する場合は，市町村に必要な申請を行う。自己負担1割で作製することができる。肢体不自由に対する補装具には，義手，義足，装具，車椅子，松葉杖などがある。運動器疾患では，この肢体不自由者に該当する場合が多い。

手術や外傷後の回復過程に影響を及ぼし，患者の動作を困難にし，日常の暮らしにも支障をもたらす可能性が大きい（▶44ページ）。疼痛にどう対応するかが患者の回復経過に大きく影響するため，疼痛に対して看護の果たす役割は大きい。疼痛を生じている原因を正しくアセスメントし，積極的に軽減していく必要がある。

ここでは本章冒頭の事例に登場したAさん（▶188ページ）とBさん（▶194ページ）の看護を通して，疼痛というサイン（徴候）から，運動器に関係するほかの異常のサインまでを含めて，どうアセスメントし，看護活動を行っていくのかを見ていこう。

● Aさんの事例：入院1日目の夕食後

表6-2は，Aさんが入院した日の夜，看護師が訪室した際の会話とアセスメントの内容をまとめたものである。看護師は，Aさんの痛みのサインをとらえ，疼痛の原因や状況を探るために，疼痛の部位や性質，患部の状態，後述する患肢の神経・循環障害の有無，刺入部を含めた直達牽引の状態，体位および肢位の状態，バイタルサインなどをアセスメントしている。

運動器における疼痛は，通常，傷害部位や病変部位に一致して生じるが，障害や病変が神経に及んでいる場合，同じ神経支配であるほかの部位で疼痛やしびれなどの感覚障害を生じることがあり，それによって関節可動域が制限されることがある。また運動器疾患では，牽引やギプス固定など，長時間の肢位の固定や保持が必要な治療が行われることが多く，適切に管理されれば治療効果をもたらす一方で，治療肢位や体位が不用意に変化し，適切に保持されない場合には，疼痛や神経障害，循環障害を生じ，さらには褥瘡や関節可動域の縮小に及ぶこともある。疼痛の状況を把握し，原因や関連痛をアセスメントするとともに，治療が適切に実施されているか，全身への影響はどうかといったアセスメントも忘れてはならない。

● Bさんの事例：入院前の外来受診

表6-3は，Bさんが入院前に外来を受診した際，看護師がBさんの膝の痛みについてアセスメントした内容をまとめたものである。Bさんには，関節リウマチに伴う慢性痛がみられている。看護師は，手術を予定している右膝関節の疼痛の状況に加え，ほかの関節の疼痛や炎症，動きの状況，疼痛に対するBさんの考えや管理状況を確認し，アセスメントしている。

関節リウマチにおける人工関節置換術のタイミングを決定するポイントとしては，疾患活動性が落ち着いた状態で手術にのぞむことが重要である。そのタイミングを逃さず手術ができるように，疼痛緩和を含めた疾患管理への支援が欠かせない。

また，関節リウマチは全身の炎症性疾患であり，全身の小関節から大関節へ

▶表6-2　Aさんの事例：入院1日目の夕食後

大腿骨骨幹部骨折で直達牽引中。夕食後の検温のため訪室。　　　　　　　　　　　　　　　（N：看護師，A：Aさん）

時刻	S：主観的情報	O：客観的情報	A：アセスメント	P：計画・実施
19:00	－	Aさんが，眉間にしわを寄せて目を閉じている。	－	－
	N：どうしましたか。痛みがありますか。 A：はい……。 N：どのあたりが痛みますか。どのように痛みますか。 A：骨が折れているあたりかな……ズーンとします。 N：膝から足先にしびれはありますか。 A：ないです。	骨折部位の熱感・腫脹があるが，1時間前と変化はない。 キルシュナー鋼線刺入部の出血や腫脹なし。 血圧130/88mmHg，脈拍82回/分。 患肢足関節の底背屈，足趾の動きに制限なし。 足背動脈触知良好 牽引の重錘は床についておらず，ロープのたわみなどはない。	骨折部位の症状，鋼線刺入部の状態に変化はなく，末梢循環，患肢末梢の関節可動域や感覚に異常はない。 患部あるいは鋼線刺入部の痛みのためか，血圧と脈拍が少し上昇している。 牽引は有効に機能している。 二次痛様症状がある。昼食後に鎮痛薬を内服しており，薬効が切れるころか。	鎮痛薬の投与を検討する。
19:10		身体がベッドの足方へずり落ち，少し斜めになっている。	牽引方向のずれ，あるいは整復位がずれている可能性がある。	医師に報告する。患肢を医師が支持しながら，体位および肢位を調整する。鎮痛薬の内服を行う。
19:45	N：痛みはいかがですか。 A：少しやわらいできました。	苦痛表情なし。 血圧120/76mmHg，脈拍72回/分。 骨折部位や刺入部の変化なし。 体位や肢位のずれなし。 牽引状態も良好。	骨折部位や刺入部の異常はみとめられず，体位や肢位，牽引も良好である。バイタルサインも落ち着いている。	

と炎症が広がり，炎症に伴って疼痛が出現する。右膝に炎症が及んでいる場合，もう一方の左膝にも炎症が及ぶ可能性がある。関節リウマチのこうした疾患特性をふまえ，疼痛をアセスメントすることも忘れてはならない。

● アセスメント

　以上のように，疼痛がおこる原因はさまざまであり，その状態や性質も多様である。疼痛に対して適切なケアを行うためには，疼痛自体の状況に加え，その原因や性質，発症からの経過，随伴症状などを多面的にアセスメントし，対

▶表6-3　Bさんの事例：入院前の外来受診

(N：看護師，B：Bさん)

時刻	S：主観的情報	O：客観的情報	A：アセスメント	P：計画・実施
11:00	N：膝の痛みはいかがですか。 B：右膝の痛みはその日によってかわります。痛みが強いときは，あまり動きまわらないようにして様子をみます。痛みどめはあまり使いたくないです。手術前に胃腸に影響があるといやなので……。ほかのところはいまのところ痛くありません。	右膝関節にやや腫脹と熱感がある。 動きはゆっくりで，夫が付き添って荷物を持ち，院内の移動には車椅子を使用している。膝関節の屈曲は90度，伸展は－10度，手指関節の軽度変形はあるが変化はなし。左膝や手指およびその他の関節の腫脹はない。	膝に負担をかけないように配慮し，家族の協力も得られ，痛みに対して自分のなりのコントロールをしている。 右膝関節の可動域制限あり。 手術に向け，痛みをおこさないよう過度に活動を抑制しているのではないか。 鎮痛薬の投与量は現状維持でよいと思われる。	症状が強くなる，ほかの症状があらわれる，などの状態の変化が生じた場合は，いつでも遠慮なく相談するように説明する。 過度の安静による筋力低下を防ぐため，膝の負担が少ない大腿四頭筋訓練などの運動を紹介する。

応することが求められる。以下に一般的な疼痛のアセスメントと看護目標，看護活動を示す。

(1) 疼痛の部位，性質と程度
(2) 疼痛の発生時期と出現様式，現在までの経過
(3) 疼痛の原因・誘因と増悪因子・緩和因子
(4) 疼痛の随伴症状
(5) 疼痛緩和に効果のある方法(温・冷罨法など)
(6) 疼痛による日常生活や気分への影響
(7) 疼痛治療の内容と効果，有害事象の有無と程度
(8) 疼痛に対する患者・家族の反応

● 看護目標

(1) 疼痛が緩和または消失するよう，疼痛緩和をはかる。
(2) 円滑に日常生活が送れるよう，自立を尊重しながら支援する。
(3) 疼痛緩和をはかり，検査や治療をとどこおりなく実施する。
(4) 疼痛による苦痛や不安が軽減する。

● 看護活動

(1) 痛みを十分に表出できるよう，医療者の態度や周辺環境を整える。
(2) アセスメントの結果に基づいて疼痛を緩和する。
- 安楽な体位や肢位をとる。
- 痛みの原因となっている器具がある場合は，除去または正しい位置に調整する。
- 適切に鎮痛薬を投与し，管理する。

　　　　●温罨法や冷罨法など，疼痛緩和に効果のある方法を実施する。
(3) 状況に応じて日常生活動作を援助する。
(4) 疼痛とその治療について患者が正しく理解しているか確認し，必要に応じて説明する。

2 区画症候群とフォルクマン拘縮

　　骨・骨間膜・筋膜などによって囲まれた区画を**筋区画**(コンパートメント)という。なんらかの原因によってこの区画の内圧が上昇し，循環不全に陥って壊死や神経障害を生じるものを**区画症候群**(コンパートメント症候群)という(▶121ページ)。骨折や外傷性の筋肉内出血，長時間の圧迫により急激に発症する急性区画症候群と，過激な運動による筋腫脹により生じる慢性区画症候群がある。前腕屈筋や，下腿前方区画に発症しやすく，前者では小児の上腕骨顆上骨折に続発するフォルクマン Volkmann 拘縮，後者では前脛骨筋症候群が代表的である。

　　急性区画症候群では，疼痛，蒼白，感覚障害，運動麻痺，末梢動脈拍動の消失という阻血徴候の5Pのサインに加え，他動的伸展による疼痛増強がみられる(▶図6-13)。

　　筋肉は阻血が6〜8時間以上続くと神経障害や筋壊死などの不可逆的な変化を生じるため，筋膜切開による減圧治療が行われる。注意深い観察と管理，および適切なケアによる異常の早期発見と二次的障害の予防が必要である。

　　また，フォルクマン拘縮の多くは上腕骨顆上骨折に続発するが，前腕骨骨折やギプス固定によっても生じる場合があり，前腕屈筋の区画症候群が生じて阻血性壊死にいたり，前腕回内および手関節・手指屈曲拘縮を呈する。

● 区画症候群のアセスメント

(1) 疼痛増強の有無と程度
(2) 受傷した筋区画の他動的伸展に伴う疼痛増強の有無
(3) 末梢の阻血徴候(5Pのサイン)および拘縮の有無と程度
(4) 血腫や浮腫による腫脹の有無と程度
(5) ギプスや包帯など外固定の有無と状態
(6) バイタルサインの変化の有無と状況
(7) 前腕屈筋群の壊死と正中・尺骨神経麻痺に特徴的な肢位の有無と程度
(8) 治療効果と有害事象の有無と程度
(9) 手術を実施した場合は，循環障害に加え，術後の出血や感染症状の有無

● 看護目標

(1) 循環障害の徴候を早期に発見する。
(2) 区画内圧上昇の原因をアセスメントし除去する。

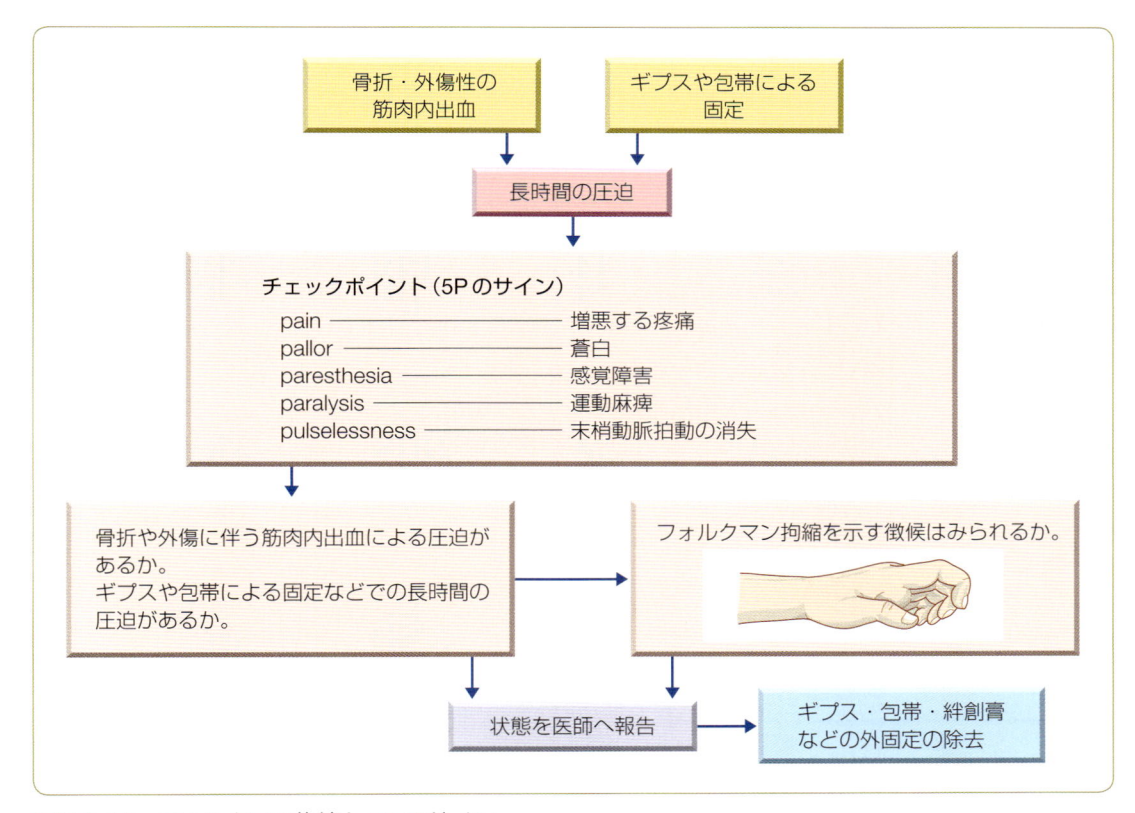

骨折・外傷性の
筋肉内出血

ギプスや包帯による
固定

長時間の圧迫

チェックポイント（5P のサイン）

pain ——————————— 増悪する疼痛
pallor ——————————— 蒼白
paresthesia ——————————— 感覚障害
paralysis ——————————— 運動麻痺
pulselessness ——————————— 末梢動脈拍動の消失

骨折や外傷に伴う筋肉内出血による圧迫が
あるか。
ギプスや包帯による固定などでの長時間の
圧迫があるか。

フォルクマン拘縮を示す徴候はみられるか。

状態を医師へ報告

ギプス・包帯・絆創膏
などの外固定の除去

▶図 6-13　フォルクマン拘縮と 5P のサイン

(3) 治療上の管理を適切に行い，循環障害が改善し，疼痛緩和がはかれる。
(4) 障害部位から末梢の循環障害がない。

● 看護活動

(1) 薬物を適切に投与し管理する。
(2) 定期的に状態をアセスメントし，症状の進行や異常がみられた場合はただ
ちに医師へ連絡する。
(3) 患肢は適切な肢位で安静を保つ。
(4) 外固定が原因の場合は，ただちに除去するか，医師に連絡する。

3　クラッシュシンドローム

　　交通事故や地震などによる建物の崩壊などの際，重量物によって四肢や骨盤
が長時間にわたり圧迫され，圧迫が解除されたあとにショックなどの症状を呈
する病態を**クラッシュシンドローム**(挫滅症候群，圧挫症候群)という。圧迫部
位より末梢の部位に循環障害が生じて筋肉が壊死に陥ることで，大量のミオグ
ロビンやカリウムが血管内に流出し，致命的な臓器障害をまねく。
　　治療としては，カリウムを含まない輸液の大量投与や，状態によっては血液

透析が行われる。早期には症状が乏しく見逃されることがあるため，注意深い観察による異常の早期発見と適切な治療上の管理が必要である。

● アセスメント

(1) 長時間の重量物による圧迫の有無
(2) 圧迫部位とその周囲の腫脹，浮腫，出血，麻痺の有無と程度
(3) ショック症状(5P のサイン：蒼白，冷汗，虚脱，微弱な頻脈，呼吸不全)の有無と程度
(4) バイタルサインの異常や変化の有無
(5) 尿量減少，褐色尿(ミオグロビン尿)の有無
(6) 血中のカリウム，尿素窒素，クレアチニン，ミオグロビンの上昇の有無と程度
(7) 代謝性アシドーシスの有無
(8) 血中カリウム上昇に伴う致死的不整脈の有無
(9) 治療効果と有害事象の有無と程度

● 看護目標

(1) アシドーシスや褐色尿，ショックなど異常を早期に発見する。
(2) 輸液や血液透析など，治療上の管理を適切に行い早期に回復できる。

● 看護活動

(1) 薬物を適切に投与し管理する。
(2) 定期的に状態をアセスメントし，症状の進行や異常が見られた場合はただちに医師へ連絡する。

4　深部静脈血栓症

深部静脈血栓症 deep vein thrombosis (DVT)とは，血流障害や静脈壁の損傷により下肢などの深部静脈に血栓が形成される病態をいう(▶80 ページ)。この血栓が血行性に移動して肺動脈を塞栓すると肺血栓塞栓症 pulmonary thrombo-embolism (PTE)となり，循環障害や呼吸障害を引きおこして致命的となる場合も少なくない。下肢の状態だけでなく，呼吸状態にも注意する必要がある。

運動器疾患をもつ患者では，骨折などの外傷や手術に伴う静脈壁の損傷，四肢の固定，同一の肢位・体位の保持，長期臥床などにより，血流がうっ滞することで深部静脈血栓症を生じやすい。症状としては，下肢の疼痛，圧痛，腫脹，熱感，ホーマンズ徴候(▶81 ページ)などがある。

● アセスメント

(1) 下肢の腫脹，表在静脈の怒張，うっ血に伴う皮膚の色調変化の有無と程度

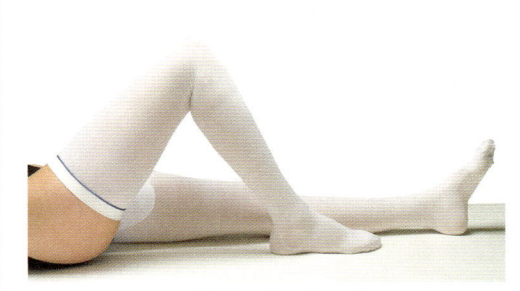

a. 弾性ストッキング

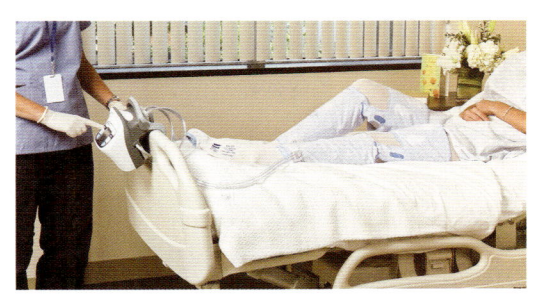

b. 間欠的空気圧迫装置

（資料提供：日本コヴィディエン株式会社）

▶図 6-14　深部静脈血栓症の予防

(2) 疼痛，緊満感の有無と程度
(3) ホーマンズ徴候（足関節の背屈による腓腹部の疼痛）の有無
(4) 血中 D ダイマー，フィブリン分解産物（FDP）の上昇の有無
(5) 呼吸困難や頻呼吸，胸痛，頻脈の有無
(6) 経皮的動脈血酸素飽和度（SpO_2），動脈血酸素飽和度（SaO_2），動脈血酸素分圧（PaO_2）の低下の有無
(7) 治療効果と有害事象の有無と程度

● 看護目標

(1) 異常を早期に発見する。
(2) 安静が必要な部位以外では自動運動を行うなど，静脈の血流を促進し，発症を予防する。
(3) 輸液などの治療上の管理を適切に行い，早期に回復できる。

● 看護活動

(1) 弾性ストッキングや弾性包帯の着用，間欠的空気圧迫法（フットポンプなど）を用いて静脈還流を促進し，血液のうっ滞を減少させて血栓形成を予防する（▶図 6-14）。
(2) 安静が必要な部位以外，とくに足趾の屈伸，足関節の底背屈，下肢の等尺性収縮運動などを早期に開始し，定期的に実施する。
(3) 水分を十分に摂取できるように環境を整える。
(4) 投薬の管理を適切に行う。

5　橈骨・正中・尺骨神経の障害，腓骨神経の障害

　　骨折などの外傷，手術時や安静時の不良肢位による圧迫，不適切な固定，腫瘍などにより，麻痺を含めた神経障害（▶112 ページ）がおこる場合がある。代表

的な神経麻痺として，上肢では橈骨・正中・尺骨神経麻痺，下肢では総腓骨神経麻痺がある（各神経の固有感覚域については，▶56ページ，図3-11を参照）。橈骨神経・正中神経・尺骨神経は手の動き，腓骨神経は歩行にかかわる神経であるため，これらの障害は日常生活動作に大きく影響する。一般的な対応としては，安静，装具による固定，NSAIDsやステロイド，ビタミンB_{12}などの薬物による保存療法が行われるが，重症例や神経の断裂がある場合は，手術による除圧や絞扼解除，神経縫合が行われる。

　これらの神経麻痺は治療の過程でも生じうるもので，順調な回復の妨げとなり二次的障害を発症させる要因になる。日常生活動作の行いにくさなど，神経損傷の徴候を見逃さないことはもちろんのこと，適切な固定や肢位・体位を保持して神経麻痺を予防するケアが求められる。

● 橈骨神経麻痺

　上腕骨の骨折，外傷や注射，腕枕での就寝，松葉杖による腋窩の強い圧迫，手術における長時間の不良肢位などに伴って，上腕骨中央部の橈骨神経溝や腋窩の橈骨神経溝が圧迫されることにより，橈骨神経末梢が傷害されて麻痺をきたした状態である（▶図6-15）。手関節の背屈障害や手指関節の伸展障害により下垂手という肢位が出現する。

◉アセスメント
（1）橈骨神経支配領域（母指・示指・中指の背側，手背の橈側）のしびれ感や疼痛の有無と程度
（2）手関節や手指関節の屈伸障害など，運動障害の有無と程度
（3）不良肢位，ギプスなどによる圧迫，外傷など神経損傷の要因の有無と内容

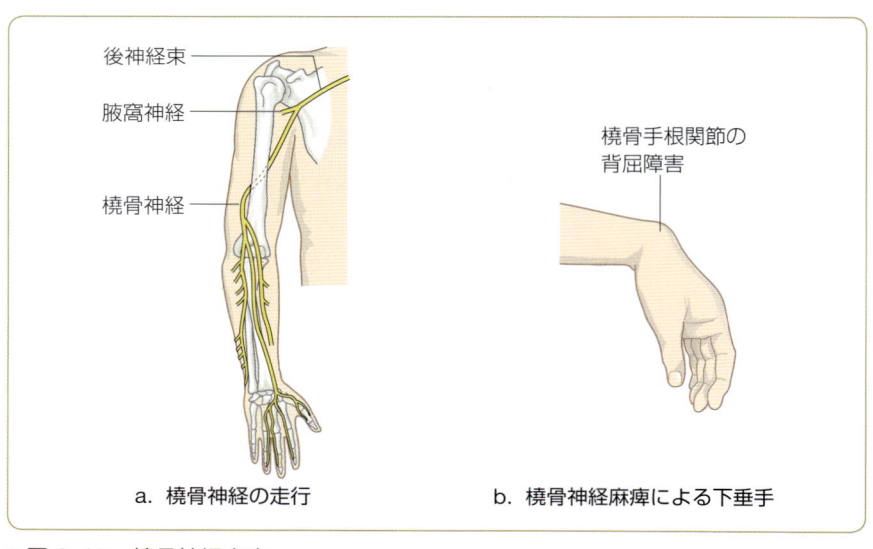

後神経束
腋窩神経
橈骨神経

橈骨手根関節の背屈障害

a. 橈骨神経の走行　　　　b. 橈骨神経麻痺による下垂手

▶図6-15　橈骨神経麻痺

(4) 薬物療法を実施する場合，治療効果と有害事象出現の有無と程度

◉ **看護目標**

(1) 感覚神経や運動神経の障害など，異常を早期に発見する。

(2) 橈骨神経麻痺の原因を探り，除去する。

◉ **看護活動**

(1) 上腕から前腕にギプス固定や装具の装着をしている場合は，定期的に状態をアセスメントし，症状の進行や異常がみられた場合はただちに除去するか医師へ連絡する。

(2) 不良肢位によって神経損傷が生じた場合は，肢位を補正して良肢位を保持する。

(3) 過度の運動を避け，転倒による傷害など二次的障害の予防に向け，装具の使用や日常生活での留意点を確認する。

(4) 薬物療法を行う場合は，適切に投薬して管理する。

● 正中神経麻痺

　前腕屈側の外傷，骨折，手根骨脱臼，手を酷使する職業やスポーツ，ガングリオン・腫瘍などの病変による圧迫や絞扼により正中神経損傷が生じ，麻痺をきたした状態である（▶図6-16）。

　手根管内での圧迫や絞扼による神経障害を**手根管症候群**といい，母指球の萎縮や対立運動障害による**猿手**という特徴的肢位があらわれる。関節部を走行する末梢神経が靱帯や膜性構造物で形成された狭窄部位を通過する際に機械的刺激を受けて生じる神経障害を絞扼性神経障害とよぶが，手根管症候群はそのなかでも最も発生頻度が高いものである。原因不明であることが多く，中高年の女性に多い。

　正中神経から分岐する前骨間神経の麻痺では，涙滴徴候 teardrop sign が陽

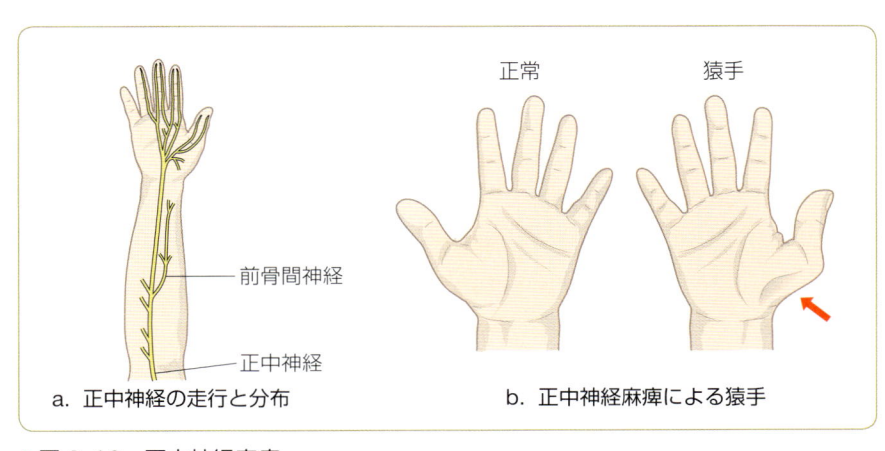

　　a. 正中神経の走行と分布　　　　　　　b. 正中神経麻痺による猿手

正常　　　猿手

前骨間神経

正中神経

▶図6-16　正中神経麻痺

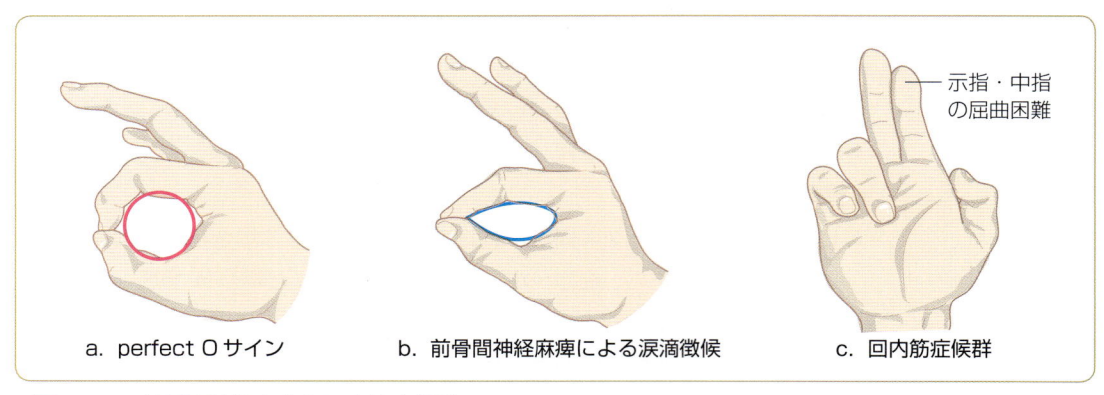

a. perfect O サイン   b. 前骨間神経麻痺による涙滴徴候   c. 回内筋症候群

示指・中指
の屈曲困難

▶図6-17　前骨間神経麻痺と回内筋症候群

性(母指と示指で正円パーフェクトオー〔perfect O〕をつくろうとしても涙滴状となる)となる(▶図6-17)。また,回内筋症候群では,こぶしを握ろうとしたときに環指と小指のみ屈曲するが,他指を屈曲できない肢位がみられる。

◉**アセスメント**

(1) 正中神経支配領域(母指から環指橈側にかけての手掌面)のしびれ感,ピリピリ感(ティネル Tinel 徴候)や疼痛などの感覚障害の有無と程度

(2) 母指内転不可,母指球の萎縮など,手根管内の絞扼や圧迫に伴う運動障害(猿手,perfect O の不整)の有無と程度

(3) 母指および示指屈曲障害などの前骨間神経の絞扼や圧迫に伴う運動障害(perfect O の不整,涙滴徴候)の有無と程度

(4) 母指・示指・中指の屈曲不可など正中神経高位の絞扼や圧迫に伴う運動障害(環指と小指以外屈曲不可)の有無と程度

(5) 疼痛の増強に伴って,手を振ってしびれ感をとろうとする動き flick sign の有無

(6) 神経障害の要因の有無と内容

(7) 薬物療法を実施する場合,治療効果と有害事象の有無と程度

◉**看護目標**

(1) 感覚神経や運動神経の障害などの異常を早期に発見する。

(2) 正中神経麻痺の原因を探り,除去する。

◉**看護活動**

(1) 上腕から前腕においてギプス固定や装具の装着をしている場合は,定期的に状態をアセスメントする。症状の進行や異常がみられた場合は,ただちに除去するか医師へ連絡する。

(2) 仕事や日常生活習慣などに原因がある場合は,原因が除去できるよう生活を整える。

(3) 過度の運動を避け,転倒による傷害など二次的障害の予防に向け,装具の

使用や日常生活での留意点を確認する。

(4) 薬物療法を行う場合は，適切に投薬して管理する。

(5) 手術を実施する場合は，術後の管理を適切に行い，早期回復をはかる。

● 尺骨神経麻痺

尺骨神経が，尺骨神経管や肘部管内において，靭帯や骨棘による圧迫，骨折や外傷による変形，肘関節の持続的・反復的な屈曲，ガングリオンや腫瘍といった病変などによる圧迫が原因となって麻痺をきたした状態である。環指・小指の MP 関節の過伸展と，骨間筋や小指球筋の萎縮が原因となる環指・小指の DIP・PIP 関節屈曲によって，**わし手**という特徴的肢位がみられる（▶図6-18）。

尺骨神経麻痺では，母指の内転不能により，フロマン徴候もみられる（▶116ページ）。

尺骨神経管内で尺骨神経が圧迫または絞扼される場合はギヨン Guyon 管症候群とよばれ，長時間のハンドル把持やガングリオンなどの占拠性病変が原因となることが多い。上腕骨外側顆骨折などの既往や肘を酷使するスポーツや職業では肘部管症候群が生じやすく，絞扼性神経障害のなかで手根管症候群についで頻度が高い。

◉アセスメント

(1) 尺骨神経支配領域（手掌および手背の尺側面，環指中央尺側から小指）のしびれ感や疼痛の有無と程度

(2) 環指および小指の DIP・PIP 関節の屈曲，ならびに MP 関節過伸展，小指球筋および骨間筋の萎縮に伴う運動障害（わし手）の有無

(3) 箸の使用など，巧緻運動障害の有無と程度

(4) 肘部管症候群に伴う，肘部叩打または 60 秒間の圧迫によるチクチク感や

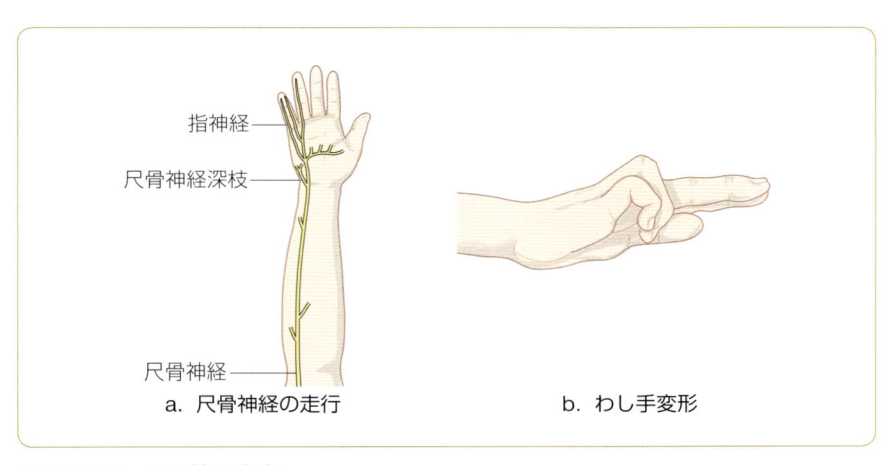

a. 尺骨神経の走行   b. わし手変形

指神経
尺骨神経深枝
尺骨神経

▶図 6-18　尺骨神経麻痺

蟻走感(ティネル徴候)の出現の有無

(5) 骨折後の肘部外反変形など，神経障害の要因の有無と内容

◉**看護目標**

(1) 感覚神経や運動神経の障害など，異常を早期に発見する。

(2) 尺骨神経麻痺の原因を探り，除去する。

◉**看護活動**

(1) 仕事や日常生活習慣などに原因がある場合は，原因が除去できるよう生活を整える。

(2) 過度の運動を避け，転倒による傷害など二次的障害の予防に向け，装具の使用や日常生活での留意点を確認する。

(3) 薬物療法を実施する場合，適切に投薬し，管理する。

(4) 手術を実施する場合は，術後の管理を適切に行い，早期回復をはかる。

● 総腓骨神経麻痺

　総腓骨神経が，腓骨頭部から腓骨頸部周辺にかけて圧迫されることによって絞扼性神経障害をきたした状態であり，下肢の神経損傷のなかで最も頻度が高い。総腓骨神経は，腓骨頭外側後面に巻きつくように腓骨頸部を走行するため，皮膚直下での移動性が乏しく，外部からの圧迫による障害や麻痺を生じやすい。しびれなどの感覚障害とともに，前脛骨筋の筋力低下や筋萎縮に伴う足関節の背屈障害をきたし，**下垂足**という特徴的肢位や**鶏歩**などがみられる(▶図6-19)。

　外傷や骨折が原因となる場合だけでなく，ギプスやシーネ固定，牽引や手術，安静に伴う長時間の外旋位などの不適切な肢位，枕による圧迫など，医原性に生じることも少なくない。二次的障害を予防するためにも，注意深いアセスメントとケアが必要である。

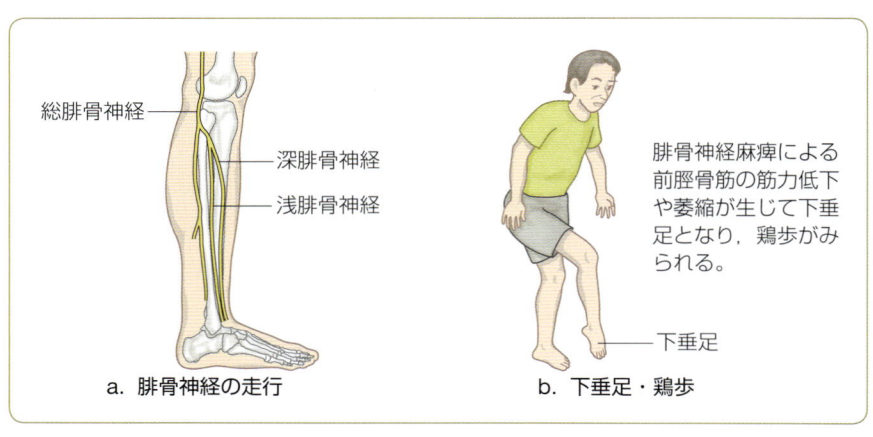

総腓骨神経

深腓骨神経

浅腓骨神経

a. 腓骨神経の走行

腓骨神経麻痺による前脛骨筋の筋力低下や萎縮が生じて下垂足となり，鶏歩がみられる。

下垂足

b. 下垂足・鶏歩

▶図6-19　総腓骨神経麻痺

◉**総腓骨神経麻痺のアセスメント**

(1) 総腓骨神経支配領域(下腿外側から足背，膝外側前後面)のしびれ感，蟻走感，腓骨頸部の圧痛や感覚障害の有無と程度

(2) 足関節の背屈(伸展)不可および足背の伸筋群と前脛骨筋の萎縮(下垂足)など運動障害の有無と程度

(3) 歩行時に膝を高く上げて歩けているか

(4) 安静やギプス固定などによる総腓骨神経の圧迫，外傷，ガングリオンなど神経圧迫の要因の有無と内容

◉**看護目標**

(1) 感覚神経や運動神経の障害など，異常を早期に発見する。

(2) 総腓骨神経麻痺の原因を探り，除去する。

◉**看護活動**

(1) 下腿のギプス固定や装具を使用している場合，片麻痺や意識障害などにより自分自身で下肢の肢位が保てない場合は，定期的に状態をアセスメントし，回旋中間位を保ち，外旋位にならないようにする。

(2) 症状の進行や異常がみられた場合はただちに要因を探り，除去する。

(3) 仕事や日常生活習慣などに原因がある場合は，原因が除去できるよう生活を見直す。

(4) さらなる変形を予防し，歩行の安定化をはかるため装具を使用する。

(5) 関節可動域訓練や運動などのリハビリテーションを行う。

(6) 薬物療法を実施する場合，適切に投薬し，管理する。

(7) 手術を実施する場合は，術後の管理を適切に行い，早期回復をはかる。

6 褥瘡

　なんらかの外力によって特定部位が長時間にわたり圧迫されると，軟部組織の血流障害がおこり，不可逆的な阻血性障害に陥ることで**褥瘡**となる。一定期間の安静や肢位の保持などによって，好発部位に生じやすい(▶図6-20)。

　とくに運動器疾患では，ギプス固定や牽引，装具固定による治療の過程で不適切な固定や圧迫が長時間にわたることにより褥瘡をおこす場合がある。また，脊髄損傷や外傷などによる神経障害がある場合は，自分の身体を動かすことができず同一部位が長時間圧迫されやすく，神経障害により痛みを感じにくくなっているため，しびれや痛みを感じ，表出することがむずかしいこともある。患者の主観的症状のみに頼らず，皮膚や循環状態を注意深くアセスメントし，適切なケアを行うことが求められる。

● **アセスメント**

(1) とくに骨突出部(褥瘡好発部位)を中心とする皮膚の発赤，痛み，びらんなどの有無と程度

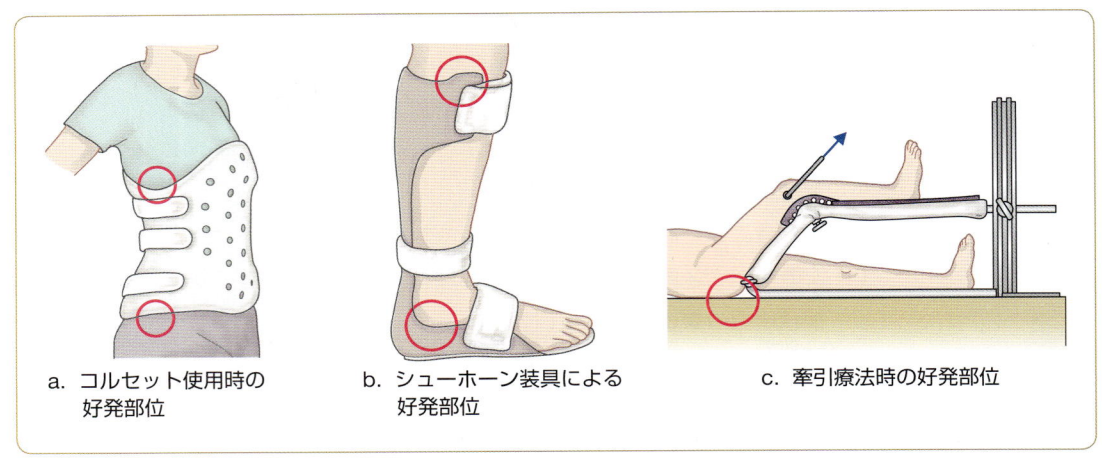

a. コルセット使用時の
　　好発部位

b. シューホーン装具による
　　好発部位

c. 牽引療法時の好発部位

▶図 6-20　褥瘡の好発部位

(2) 皮膚の圧迫や伸展，湿潤や発汗，汚染の有無や，浮腫の有無と程度

(3) 肢位や体位，その肢位・体位を保持している時間

(4) 自分自身でどの程度動けるか（日常生活の自立度）

(5) 安静度

(6) 徐圧対策の内容と適否

(7) 体位変換の内容と実施時間

(8) 栄養摂取の方法と内容

(9) 血液検査による血清総タンパクや血清アルブミン値

● 看護目標

(1) 全身状態を十分に観察し，皮膚の異常を早期に発見する。

(2) 骨突出部（褥瘡好発部位）の長時間の圧迫がないよう確認し，調整する。

(3) 皮膚の清潔を保持する。

(4) 必要最小限の安静とし，身体可動性が維持されるよう援助する。

(5) 栄養や食物が十分に摂取され，良好な栄養状態が維持されるよう援助する。

● 看護活動

(1) 定期的（原則として2時間おき）に体位変換や肢位の調整を行う。側臥位の
　　角度は30度程度とし，座位の場合は体圧分散をはかることができる股関
　　節・膝関節・足関節が90度となる座位を保てるよう，1時間おきに座り
　　直しをする。

(2) 体圧分散型寝具（エアマットレス，ウレタンフォームマットレス，枕など）
　　を使用する。

(3) 側臥位の場合は，骨と骨が接触することで圧迫されないよう，枕やクッ

ションなどを利用する。

(4) 身体がずり下がることで仙骨部や殿部の皮膚の摩擦や伸展をおこさないよう，ベッドのギャッチアップは 30 度程度とする。

(5) 体位変換の際には皮膚の状態をアセスメントし，皮膚の摩擦や伸展がないよう実施する。

(6) 皮膚の汚染がある場合は，すみやかに清浄する。

(7) 外的刺激を避けるため，状態によって皮膚保護剤を使用する。

(8) 褥瘡が発生した場合は，重症度や経過，要因をアセスメントし，状態に合わせたケアを行う。

② 骨折（外傷）がもたらす出血性ショック

外傷性ショックでは，大量の内・外出血による循環血液量減少性の**出血性ショック**（▶表6-4)が最も多く，緊急度・重症度が高い。骨折を伴う外傷では，開放骨折で組織の損傷が高度で著しい出血がある場合，大腿骨骨幹部骨折や骨盤骨折に伴う近傍血管の損傷がある場合，出血性ショックに陥る可能性がある（▶表6-5)。また，高エネルギー外傷では，骨折が軽微であっても内臓損傷な

▶表 6-4 出血性ショックの分類

	クラス I	クラス II	クラス III	クラス IV
推定出血量(mL)	< 750	750〜1,500	1,500〜2,000	2,000 <
推定出血量(%)	< 15%	15〜30%	30〜40%	40%<
脈拍数(回/分)	< 100	100〜120	120〜140	140 < または徐脈
血圧	不変	拡張期血圧上昇	収縮期血圧低下 拡張期血圧低下	収縮期血圧低下 拡張期血圧低下
呼吸数(回/分)	14〜20	20〜30	30〜40	40〜または無呼吸
症状・所見	軽度の不安	不安	不安・不穏	不穏・無気力

（アメリカ外科学会分類より，一部改変）

▶表 6-5 骨折部位から推定される出血量

骨折部位	出血量
骨盤骨折	1,000〜4,000 mL
大腿骨骨折	1,000〜2,000 mL
下腿骨折	500〜1,000 mL
上腕骨骨折	300〜500 mL

（日本外傷学会・日本救急医学会監修：外傷初期診療ガイドライン，改訂第5版．p.44，へるす出版，2016 をもとに作成）

ど他臓器の損傷によりショックに陥る可能性もある。

　ショックの5徴候(5Pのサイン，5P's)である蒼白，冷汗，虚脱，微弱な頻脈，呼吸不全に加え，意識障害，不穏，末梢冷感，乏尿など，バイタルサインの観察を確実かつ定期的に実施し，その状態や変化に注意する必要がある。また，注意深いアセスメントに加え，手術による整復，固定，リハビリテーションなどの治療に伴う合併症を予防し，すみやかな回復に向けた支援が求められる。

● 出血性ショックのアセスメント

(1) 出血状態(部位，出血量，性状など)

(2) 血圧や脈拍の状態と変化の有無

(3) 呼吸状態と変化の有無

(4) 顔面蒼白，末梢冷感，口唇・爪床チアノーゼの有無と程度

(5) 意識状態と変化の有無

(6) 不安や不穏状態の有無

(7) 血液データ(赤血球数，ヘモグロビン値，ヘマトクリット値)の低下の有無

(8) 経皮的動脈血酸素飽和度(SpO_2)，動脈血酸素飽和度(SaO_2)，動脈血酸素分圧(PaO_2)の低下の有無

(9) 出血の原因

(10) 治療に伴うバイタルサインの変動の有無

(11) 薬物療法に伴う効果と有害事象の有無

● 看護目標

(1) 出血部位と全身状態を十分に観察し，異常を早期に発見する。

(2) 出血による合併症を予防する。

● 看護活動

(1) 出血の増強，バイタルサインの変動がみられる場合は，ただちに止血をすると同時に医師へ連絡する。

(2) 創部の安静を保持する。

(3) 安静保持に伴う褥瘡や関節拘縮などの二次的障害を予防するため，体位変換や良肢位の保持に努める。

(4) 輸液や薬物療法が行われる場合は，薬物を適切に投与し管理する。

③ 運動器疾患と感染管理

　運動器において感染がおこると，運動器を構成する骨・関節・軟部組織などを破壊し機能障害などの重篤な後遺症をもたらす可能性がある。運動器の感染

の原因は，外傷や手術創部の直接感染，隣接する感染病巣からの感染，気道や尿路など他臓器の一次感染から血行性に感染するものに大別される。

また，骨・関節・筋組織という場所が通常は無菌であるため容易に感染してしまうこと，骨や滑膜に囲まれた閉鎖的空間であるため原因菌が定着しやすく，その一方で抗菌薬が到達しにくいことなどから，感染状態が急速に進行しやすい。

感染が長期にわたり重症化すると，四肢の壊死や切断，最終的には死亡にいたる可能性もある。外科的処置などの治療がすみやかに行われ，確実な抗菌薬投与と早期リハビリテーションが行われるよう，注意深いアセスメントと適切なケアが必要である。

● 感染状態のアセスメント

(1) 創部の清潔保持状態
(2) 感染の徴候(局所の熱感・発赤・腫脹・疼痛)の有無
(3) 発熱，倦怠感の有無
(4) 血液データ(C 反応性タンパク質〔CRP〕，白血球数)
(5) 感染症を発症した場合は，原因菌の特定
(6) 薬物治療による効果，有害事象の有無

● 看護目標

(1) 創部や全身状態を十分に観察し，異常を早期に発見する。
(2) 感染徴候がなく，創傷が治癒する。
(3) 感染が生じた場合は，適切な対処により二次的障害を生じることなく回復する。

● 看護活動

(1) 創部の清潔と安静を保持する。
(2) 感染の徴候がみられた場合には，すみやかに医師へ連絡する。
(3) 薬物療法が行われる場合は，薬物を適切に投与し管理する。
(4) 手術後にドレナージが行われる場合は，閉塞や逆流がなく，ドレーン挿入部の清潔が保たれるよう適切に管理する。

D 検査・診断を受ける患者の看護

　医師の診察から治療までは，「診察→検査→診断→治療」という流れで進められる。医師は診察を行うことによって患者の問題について推論し，その推論を検証するために検査を行う。つまり，検査によって身体におきている問題が明確となり，診断が確定する。その結果，問題解決のために複数の治療方法が提示され，患者が選択して治療が開始される。検査が確実に行われることは，診断をたすけることにつながり，検査による身体侵襲を最小限にすることは，患者をすみやかな治療へと導くことになる。

　運動器疾患における検査では，X線検査のように画像を撮影するものが多いことが特徴的である。明瞭な画像を得ることが適切な診断へとつながるため，被写体となる患者の協力が不可欠である。また，運動器疾患の治療方法の選択においては，その治療を受けたあとの生活や動作への影響についても考慮することが特徴的である。

　看護師には，患者の協力を得て検査をとどこおりなく行い，患者が治療を受ける時期や方法について納得のいく選択ができるように援助することが求められる。

① 画像検査を受ける患者の看護

1 X線検査

● 単純X線検査

　単純X線検査は，整形外科において最も頻繁に行われる検査である。診断や手術前後の経過の把握，今後の治療方針を決定するうえでも重要である。

◉ 検査前の看護

検査前の準備 ▶ (1) 検査の目的・内容・方法について，患者が理解できるよう十分に説明する。

(2) 撮影の部位や方向について説明する。おもに正面像と側面像の2方向からの撮影を行う。詳細については診療放射線技師から説明が行われる。

(3) X線検査室での撮影の場合，検査時間を伝えておく。

(4) 排泄をすませる。

(5) 移送方法を選択し，床上から安全に移送・移動ができるようにする。

(6) 金属類は X 線撮影の妨げになるため，金属性のアクセリーなどをすべて外す[1]。

アセスメント▶ 検査が安全に行われるように，次の点について観察する。

(1) 検査の目的・内容・方法について，患者が理解し，納得できているか。

(2) 不安の表出はないか。

看護目標▶ 患者が検査の目的・内容・方法を理解し，納得して検査にのぞむことができるよう支援する。

看護活動▶ (1) 患者が検査について理解し，不安を表出できるように対応する。

(2) 検査室への移送・移動が安全・安楽に行えるよう援助する。

◉検査時・検査後の看護

検査後は次の点について配慮する。

(1) 撮影時，看護師は検査室の外などで待機している。終了時には，患者へねぎらいの言葉をかけ，病室へ移送する。

(2) 患者・医療関係者ともに，放射線被曝を最小限にするよう配慮する。

● CT 検査

コンピューター断層撮影(CT)とは，X 線を用いて身体内部の断層画像が得られる検査方法である。造影剤を使用しない単純 CT と，造影剤を用いる造影 CT がある。ガントリーという大きな円筒型の機械と可動式の寝台がセットになっており，仰臥位となって寝台ごとガントリーの中に移動して撮影を行う。骨折や骨腫瘍，脊柱管狭窄症，骨・軟骨の病変部の診断に利用する。

CT 検査の看護においては，単純 X 線検査や後述の MRI と共通する内容が多いため，ここでは CT 検査に特徴的な看護について述べる。

◉検査前の看護

(1) おおよその検査時間(10〜15 分)を伝えておく。

(2) 妊娠の可能性がある場合や閉所恐怖症の場合は，医師に相談する。

(3) 移送方法を選択し，床上から安全に移送・移動ができるようにする。

◉検査後の看護

(1) 患者・医療関係者ともに，放射線被曝を最小限にするよう配慮する。

(2) 造影剤を使用した場合は，吐きけ・嘔吐，蕁麻疹などのアナフィラキシー症状の有無に注意する。

---

1) X 線は身体の組織や臓器によって通過しやすさ(透過性)が異なり，透過しにくい骨などは白く，透過しやすい空気などは黒く写る。金属類やプラスチック類のアクセサリーや衣類は画像に写り込んでしまうため，病変との鑑別が困難となる。

2 磁気共鳴撮像法（MRI）

　　磁気共鳴撮像法 magnetic resonance imaging（MRI）とは，磁気を用いた画像診断である。X線検査やCTのように放射線を使用しないため被曝の心配がない，骨や空気の影響を受けない，身体の任意の断面を撮影することができるといった特徴がある（▶表6-6）。整形外科では，脊髄疾患や椎間板ヘルニアなどの診断に用いられる。

● 検査前の看護

検査前の準備 ▶ (1) 検査の目的・内容・方法について，患者が理解できるよう十分に説明する。

(2) 検査前に特別な準備は必要ないが，造影剤の使用など，検査内容によっては前日から食事制限をする場合がある。

(3) 検査時間（おおよそ 20〜60 分程度）などについて説明しておく。

(4) 排泄をすませてもらう。

(5) 次に示すような磁気の影響を受けるものは身につけず，検査室に持ち込むことがないように注意する。

　・心臓ペースメーカー

　・人工内耳などの体内電子装置

　・金属製の人工弁やステント

　・マスカラなどの濃い化粧

　・眼鏡，アクセサリー類，携帯電話など，金属部品からなる製品

(6) 妊娠の可能性がある場合や閉所恐怖症の場合は，医師に相談する。

(7) 酸素ボンベや点滴台，ストレッチャーなど，金属を含むものは持ち込まない。

アセスメント ▶ 　検査が安全に行われるように，次の点について観察する。

(1) 検査の目的・内容・方法について患者が理解し，納得できているか。

▶表 6-6　CT と MRI の特徴

	CT	MRI
特徴	骨の評価に適している	骨と軟部組織の評価に適している
放射線の使用	あり（撮影 1 回あたり 10〜20 mSv）	なし
撮影時間	10〜15 分	20〜60 分
撮影中の注意事項	撮影中は安静を保つ。	人工呼吸器や輸液ポンプ，ストレッチャーなど MRI に対応したものが必要である。身体が動かせないことや騒音がある。

(2) 不安の表出はないか。

(3) 磁気の影響を受ける物品を所持していないか。

看護目標▶ 患者が検査の目的・内容・方法を理解し，安全に検査にのぞむことができるよう支援する。

看護活動▶ (1) 患者が検査について理解し，不安を表出できるように対応する。

(2) 検査室への移送・移動が安全・安楽に行えるよう援助する。

● 検査後の看護

検査後は次の点について配慮する。

(1) 造影剤を使用した場合は，吐きけ・嘔吐，蕁麻疹などのアナフィラキシー症状の有無に注意する。

(2) 検査時間が比較的長いため，身体的・精神的苦痛がないか観察する。

3 脊髄造影検査

脊髄造影検査は，脊髄クモ膜下腔に造影剤を注入し，X線造影で脊椎や脊髄の病変部を確認して診断する検査法である。脊髄腫瘍や軟部腫瘍の診断に活用されている。

● 検査前の看護

検査前の準備▶ (1) 検査の目的・内容・方法について患者が理解できるように，十分に説明する。

(2) 頸部からの検査では，後頭結節以下を除毛する。

(3) 入浴・洗髪をすませる。

(4) 検査の2時間前からは食事・飲水ができないことを説明する。

(5) 検査終了後はベッド上安静となるため，ベッド上での排尿ができるかどうかを確認する。

アセスメント▶ 検査が安全に行われるように次のことを観察する。

(1) 検査について理解し，納得できているか。

(2) 不安は表出できているか。

(3) ヨウ素過敏症はないか，造影剤の感受性試験を行う(判定は医師が行う)。ヨウ素剤は場合によって重篤な症状を呈し，生命の危険をもたらすことがある。

看護目標▶ 検査の内容と方法を理解し，ヨウ素過敏症をおこさず検査にのぞむことができるよう支援する。

看護活動▶ (1) 患者が検査についての不安を具体的に述べられるように対応する。

(2) 感染予防の観点から，術野を含む皮膚の清潔を保持する。

(3) 十分な睡眠が得られているかを観察し，必要時には医師の処方により，睡眠薬を与薬する。

(4) 検査2時間前からの飲食の禁止がまもられるように指導する。

● 検査後の看護

アセスメント▶　検査後を順調に迎えられるように，次のことを観察する。

(1) 副作用としての頭痛・吐きけ・嘔吐・めまい・振戦などの症状の有無(検査後48時間)。

(2) 造影剤が頭蓋内に注入されることによる痙攣(けいれん)の有無。

(3) ベッドの頭側が挙上されているか(10〜15度)。

(4) 頭部を挙上した体位が維持されているか。

看護目標▶　(1) 床上安静と頭部挙上を8時間維持することで，副作用があらわれないよう援助する。

(2) 頭痛などの症状がなく，予定どおり離床できるよう援助する。

看護活動▶　(1) 副作用の症状の有無を時間ごとにチェックする。

(2) 8時間の頭部挙上と安静体位が維持できるように体位を補正していく。

(3) 症状が出現した場合の準備(ジアゼパム，バルビツール酸誘導体)を行っておく。

4 関節造影検査

造影剤や空気を関節内に注入して，関節軟骨や半月板・関節包を描き出す検査である。

● 検査前の看護

検査前の準備▶　(1) 検査の目的や内容について患者が理解できるように，十分な説明をする。

(2) 必要に応じて，検査前に使用造影剤の静脈内注射による感受性試験を実施する。

(3) アナフィラキシー症状の有無を確認する。

(4) 入浴によって皮膚を清潔にする。

(5) 検査の2時間前からは食事・飲水ができないことを説明する。

アセスメント▶　関節造影が順調に行われるように次のことを観察する。

(1) 造影剤の感受性試験の結果が陰性であるか。

(2) 検査の内容・方法について理解しているか。

(3) 検査2時間前からの食事・飲水の禁止がまもられているか。

(4) 一般状態・気分などの問題はないか。

(5) 睡眠はとれているか。

看護目標▶　食事・飲水の禁止がまもられて，問題なく検査が受けられるよう援助する。

看護活動▶　(1) 検査の目的・内容・方法を理解して，検査にのぞめるように援助する。

(2) 検査2時間前からの食事・飲水の禁止の必要性を説明し，まもれるように指導する。

(3) 入浴・清拭をして，安定した気分で検査にのぞめるように援助する。

● 検査後の看護

アセスメント▶ 検査後の回復のために，以下のことを観察する。

(1) 関節の違和感はないか。

(2) 造影剤の副作用はないか。

(3) 感染の徴候はないか。

看護目標▶ (1) 造影剤による副作用がなく，問題なく検査が終了するよう援助する。

(2) 感染の徴候がなく経過するよう観察する。

看護活動▶ (1) 膝関節内の違和感は，空気などが組織に吸収されれば消失することを説明する。

(2) 造影剤の副作用の有無を観察する。

(3) 感染の徴候の有無を観察する。

5 放射線防護

運動器疾患の診断にはX線撮影やCT検査が不可欠であるが，これらの検査では放射線を受けることになる。私たちは，地上で暮らしている間にも絶えず自然界から放射線を浴びていて，わが国では1年間に約2.1mSvの放射線を受けているとされる。検査による放射線被曝量は，胸部単純X線撮影1回あたり0.06mSv，胸部CT検査1回あたり2.4～12.9mSvと微量であるため，直接的に健康に及ぼす影響はほとんどない。ただし，妊娠中やその可能性がある場合は，事前に把握して医師に相談する必要がある。

また，治療とケアに携わる医師や看護師，診療放射線技師などは，職業上放射線を受ける機会がある（職業被曝）。放射線業務を行う際には，被曝の時間を短くする，放射線源から距離をとる，X線防護衣などを用いて適切な遮蔽を行う，という放射線防護の3原則に従う。

Column 造影剤の感受性試験

造影剤1mLをゆっくりと静脈内注射し，その感受性の有無を検査する。万が一ショック症状を呈した際，ただちに蘇生処置が行えるように準備をしておく。

なお，予備検査は現在，必ずしも行わなくてもよいこととなっているが，そのかわり重篤な副作用が発生しても対処できるような準備が必要である。従来行われていた皮内検査でも過敏症（ショック）をおこす可能性はあり，皮内検査が陰性の場合にも過敏症をおこす場合もある。

6 診療放射線技師との連携

　　　放射線を扱う検査・治療においては，診療放射線技師との連携が重要である。検査を受ける患者が，どのような方法で検査台へ移乗するのが適切か，またどのような肢位で痛みが出現するか，などの患者の情報を診療放射線技師と共有し，検査を安全に行えるよう配慮する。

② 疾患の理解と治療の選択をたすける看護

1 インフォームドコンセント

● インフォームドコンセントとは

　　　日本看護協会では，「インフォームドコンセントとは，患者・家族が病状や治療について十分に理解し，また，医療職も患者・家族の意向や様々な状況や説明内容をどのように受け止めたか，どのような医療を選択するか，患者・家族，医療職，ソーシャルワーカーやケアマネジャーなど関係者と互いに情報共有し，皆で合意するプロセスである」としている。

　　　また，インフォームドコンセントでは，患者の知る権利，自己決定権，自律の原則を尊重する。とくに病状を説明する場においては，選択する医療行為がもたらす利益と不利益，患者・家族の生活や人生への影響について考えられるようなプロセスになるよう援助を行わなければならない。

● 生活・仕事への影響に対する不安への援助

　　　運動器は日々の日常動作をつくりだす器官であるため，運動器疾患は移動，食事，入浴といった日常生活動作すべてにただちに影響を及ぼすこととなる（▶5ページ）。また，症状の進行に伴って，生活や仕事への影響に対する不安が具体的に生じてくる。

　　　看護師は医師からの説明の場に同席し，患者がかかえる不安の具体的内容やその変化を観察し，タイミングよく介入する必要がある。患者・家族が話しやすい環境をつくり，不安を表出できるよう心がけて接する。

　　　社会資源に関しても，介護保険の利用，住宅改修の制度などについて，退院支援部署と在宅関連職種と連携して情報提供を行う。

● 形態の変化に対する不安への援助

　　　運動器疾患では，四肢や器官の切除・切断，外傷や麻痺，また治療による創外固定，症状の進行などにより大きな形態の変化が生じ，患者はそれらに対する不安をかかえることになる。

▶表6-7 Bさんが関節リウマチの診断を受けた場面

診断を受けてBさんが感じた不安	生活への影響	仕事への影響	形態の変化
	・家族に迷惑がかかる。まだ小さい子どもの世話ができなくなるかもしれない。 ・友人たちと旅行ができなくなるかもしれない。	・仕事が続けられないかもしれない。 ・仕事が十分にできず，やりがいがなくなるかもしれない。	・指が変形して痛む病気なのか。 ・変形した手で子どもを抱っこできるのだろうか。
	これから先，なにを楽しみに生きていけばいいのだろう。		
説明の場における看護師の援助	看護師はBさんが病名を聞いて涙をこぼしたのをみて，Bさんは気が動転していると判断し，横に座りタッチングを行いながら傾聴に努めた。Bさんは徐々に落ちつき，医師の説明を聞くことができた。		
説明後の看護師の援助	Bさんが感情を表出できるよう環境づくりや声かけを行うことで，Bさんが病状や治療についてどう理解したか，今後についてどのように感じているかを傾聴することができた。		
援助後のBさんの状態	・帰り際に関節リウマチに関するパンフレットの希望があり，治療や生活に関してこれからのことを考えはじめている様子だった。 ・夫や職場の理解を得ていきたいこと，子どものこともあるので給料が減ったとしても仕事を続けていきたいこと，などを看護師に話した。		

　看護師は外来や術前の医師からの説明の場に同席し，術後・退院前後のボディイメージの変化や患者の受容の程度を把握し，患者・家族が不安を表出できる環境づくり，情報提供，声かけを行う。また，形態の変化がある部位に対し，患者とともにていねいなセルフケアを行い，セルフケアの自立を援助し，失った形態・機能を受容するための精神的援助を行う。

● 事例でみるインフォームドコンセント

　表6-7に，序章であげた関節リウマチと診断されたBさんの事例(▶3ページ)をもとに，医師から説明を受ける場面において看護師が援助を行った例を示したので参考にしてほしい。

2 治療に関する決定を支援する看護

　運動器疾患をもつ患者が治療を受ける際には，治療をいつ受けるか，治療にどのくらい時間がかかるのか，治療後の社会復帰をどのように進めればいいのかなど，さまざまな決定を行わなければならない。しかし，自分の病状や治療法などについて十分な情報や理解がない場合も少なくない。看護師は，情報を提供し，不安があれば表出できるよう傾聴し，患者が十分に理解したうえで納得できる決定を行えるよう支援する。

　以下は，前述のBさんが発症から10年後，人工膝関節置換術を受けることやその時期を決めた場面である。看護師はBさんが安心し，納得して治療に関する選択ができるよう援助した。

治療を受ける時期 ▶ 　長期間を要する治療にあたっては，患者が夏季休暇など長期休暇での治療を希望する場合もあり，その場合は日程などの調整が必要となる。Bさんは，子育てがひと段落し（子どもは18歳と21歳で受験も終了），自分と夫の親の介護状況，家族のライフイベントなど，日々の生活や家族との折り合いがついた時期となるよう，また経済的にも余裕のある時期となるよう，手術の日程を決定した。

治療にかかる時間 ▶ 　入院期間中は仕事を休むことになるため，仕事の調整・引き継ぎ，会社への手続きなどが必要となる。また，入院期間中の家族の生活についても調整する必要があるため，状況を確認して援助する。

治療後の社会復帰 ▶ 　退院後は，外来を受診しながら生活や職場へ復帰していく。通院・通勤の手段（時差出勤や車通勤は可能か）が確保できているか確認する。

自己決定支援
から調整支援へ ▶ Bさんは39歳で関節リウマチと診断を受けてから10年にわたって，治療と生活・仕事の折り合いを考えながら自己決定を行ってきた。今後の病状の変化によっては，医療ソーシャルワーカー（MSW）などにつなげる支援を行う。

E 保存療法を受ける患者の看護

　運動器疾患に対するおもな保存（非観血的）療法には，骨折・脱臼の整復・固定，牽引療法，補装具の使用や，リハビリテーションとしての理学療法・作業療法・日常生活動作訓練などがある。また，簡単に局所の安静をとらせる方法として，四肢関節に対するサポーターやブレースなどの装具，絆創膏や包帯・三角巾による固定も行われる。

　ここでは，局所の安静と固定を保つための一般的な治療法であるギプス固定・副子固定を受ける患者の看護について学ぶ。

① ギプス固定を受ける患者の看護

　ギプスによる固定は，①手術後の患肢の安静，②不良肢位の予防，③変形の矯正，④脱臼の整復位の保持，⑤関節痛の軽減などを目的として行われる。ギプス固定中の看護において重要なのは，ギプス固定の目的を維持しながら，患者が清潔かつ快適に過ごせるように環境を整えることである。

　本項では，ギプス固定の技術的な方法と看護を行ううえでの注意点を記し，最後に看護過程に基づくギプス固定患者の看護を述べる。

1 ギプス固定の方法と看護上の注意点

● ギプス包帯による固定の基本

　ギプス包帯は古くから使用され，現在でも用いられている固定材料である。素材としては現在では一般に，石膏ギプスにかわって水硬性樹脂（グラスファイバー，弾力性ポリエステル）を素材とした固定材料（キャスト）が使われている。この素材は短時間で硬化するため，巻いた直後から荷重が可能となる。また非常に軽いので，日常生活動作を行ううえでの負担も軽い。巻いた直後から熱を発するという特質があるため，高い熱を発しないよう，必ず20℃以下の水を使用する必要がある。

　ギプス包帯固定を行う患者の疾患や病状，使用するギプス包帯材料の種類によって，水や湯の温度を調節する。

準備するもの ▶　ギプスロール，綿包帯，伸縮チューブ包帯，バケツおよび整復や固定に必要な器具（▶図6-21-a）。

実施上の
一般的注意 ▶ 　図6-21にギプス包帯固定の実施例を示したが，一般的に次の点に注意する。
　(1) 患者の状態によって，入浴が可能であれば入浴させ，不可能な場合には清拭を行う。
　(2) 固定部位に創傷があれば，処置をしてガーゼで保護する。
　(3) 伸縮チューブ包帯を長めにかぶせ，その上に綿包帯を巻く。
　(4) 褥瘡好発部位には，綿包帯を厚めに巻いたり，スポンジやフェルトなどをあてたりしておく。

● 水硬性樹脂によるギプス固定時の注意点

ギプス包帯の
しぼり方 ▶ 　バケツに水を用意し，これにギプスロールを縦にして静かに沈める。ギプスロールが水に浸されたら，両端を持って静かに取り出す。中央に向かって軽く押さえ，両手掌の間で軽くころがして形を整え，ギプスロールの端を少しほぐして術者に渡す。

ギプス包帯固定の
手順 ▶ 　次の手順に従って固定を行う。看護師は，要領を十分に習得して介助にあたらなければならない。
　(1) 患部には，撥水性のよい伸縮チューブ包帯（吸湿性のある素材は避ける）を長めにかぶせる。
　(2) 伸縮チューブ包帯の上から綿包帯を巻く（▶図6-21-b）。
　(3) 固定に際しては，樹脂は接着性が非常に高いため，術者および補助者はゴム手袋を着用する。けっして素手では触れないように注意する。
　(4) 樹脂の硬化反応は開封したときから始まるので，使用直前に1巻きずつ開封する。
　(5) ギプスロールを水に1〜2秒間浸す（▶図6-21-c）。バケツなどの容器を使

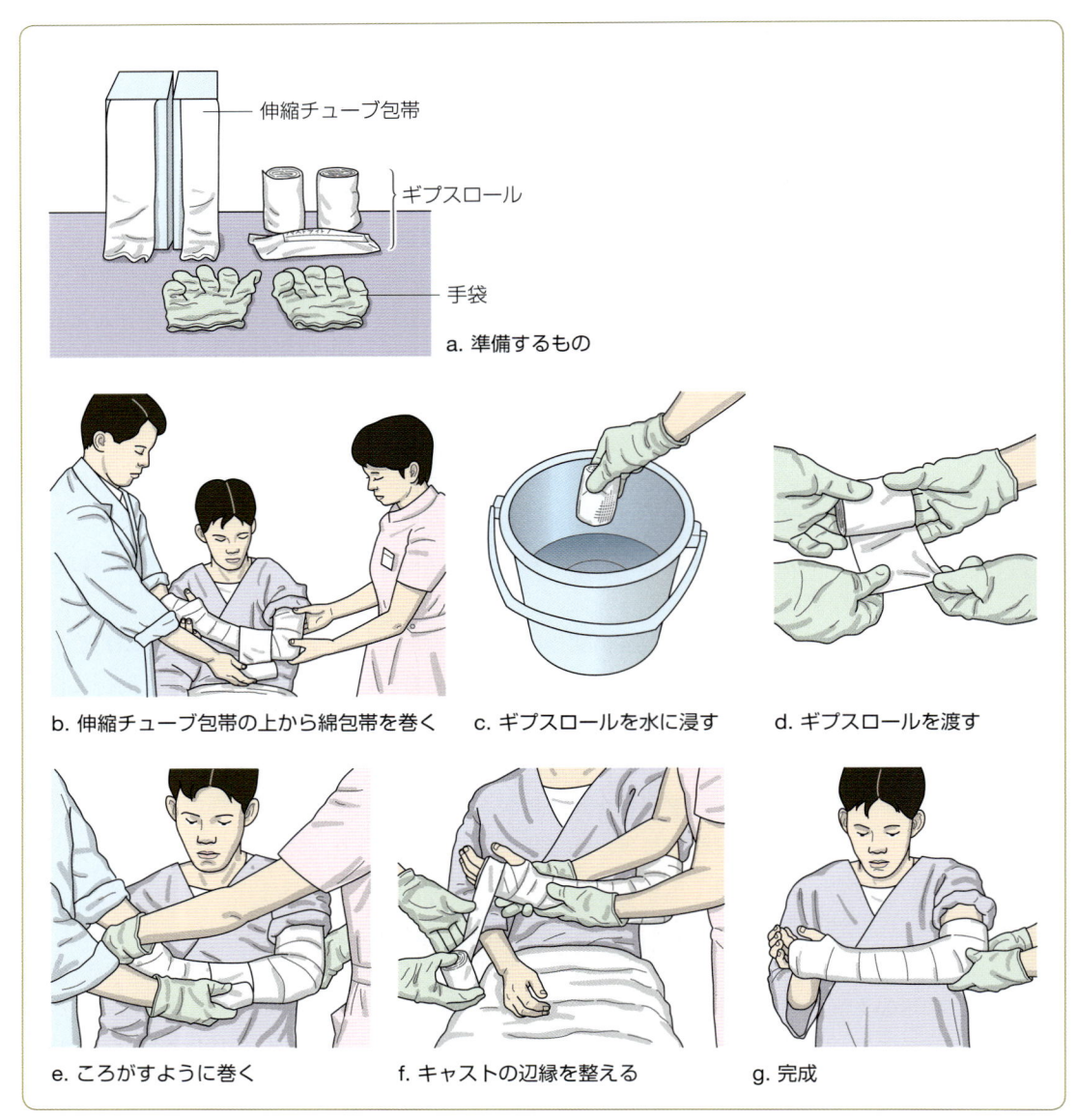

a. 準備するもの

伸縮チューブ包帯

ギプスロール

手袋

b. 伸縮チューブ包帯の上から綿包帯を巻く　　c. ギプスロールを水に浸す　　d. ギプスロールを渡す

e. ころがすように巻く　　f. キャストの辺縁を整える　　g. 完成

▶図 6-21　ギプス包帯固定の実施（前腕部）

用せず，ビニール袋の中で水を含ませる方法もある。

(6) ギプスロールを水から取り出す。取り出す際は，たっぷりと水を含んだ状態にし，水をしぼりすぎないようにする。

(7) ギプスロールは転がすように巻き，強く引っぱらないようにする（▶図 6-21-e）。キャストの網目から十分に放熱ができるように注意する。

(8) 密着しにくい肘や踵などは，やや引っぱるようにして，身体の形に合うように巻く。

(9) キャストの辺縁が直接肌にあたらないように，長めになっている伸縮

チューブ包帯をキャストの外側へ折り返して，辺縁を整える。

（10）巻いた直後は放熱を妨げないようにする。

● ギプス固定直後の注意点

ギプスの乾燥法 ▶ ギプスは巻いてから 3〜10 分間である程度は硬化する。ギプスに直接触れる部分は吸湿性のよい紙やタオルでおおって湿気をとるようにするが，全身状態がよければ掛けものを掛けずに数時間空気にさらして乾燥させてもよい。ただし，ギプスを装着した当日の夜間は，ギプスの湿気が体温を奪うこともあるので，掛けものを多くして保温をはかるなどの配慮が必要である。

ギプスが完全に乾燥するまでは，ギプスを圧迫して凹凸をつくらないように，取り扱いには注意が必要である。

ギプスが乾くまで ▶ ギプスがまだ乾いていないときの移動法には，あらかじめバスタオルをギプス
の移動法 固定部に敷いておき，2 人以上の介助者がバスタオルの四方の隅を持ち上げて移動させる方法がある。この方法は患者にとって安楽であり，ギプスの一部に圧迫が加わることもないので安全でもある。

ギプス辺縁の処置 ▶ ギプスの辺縁は，運動訓練時などに辺縁で皮膚を損傷したりしないように，伸縮チューブ包帯の折り返しや絆創膏などでおおう。

下肢がギプス固定されて，歩行許可の出た患者に対しては，足部にビニール袋（または大きな足袋）をつけたり，市販のギプス用シューズなどを用いたりして，汚染や損傷を防ぐ。

● 観察と看護

◉ 異常の早期発見

ギプスを固定しおわったら，固定による障害が生じないように細心の注意が必要である。異常の徴候を細かく観察し，二次障害を予防しなければならない。

循環障害の徴候 ▶ ギプス固定直後の患者では，**循環障害**の有無を観察することがとくに重要である。浮腫・腫脹のほか，皮膚の色と冷感などを健側と比較して観察し，また手足の爪を圧迫してみて血液の還流状態をみる。締めつけられるような疼痛の訴えがあれば，循環障害の徴候である。

ギプス固定から 12〜24 時間は，頻繁に患肢を観察する。手指の屈曲傾向，他動伸展時の疼痛や増悪する異常な疼痛は，**フォルクマン拘縮**（▶218 ページ）を疑う。ただちにギプスカットをし，綿包帯・包帯なども切って圧迫をとる必要がある。

神経麻痺の徴候 ▶ 痛み・しびれ感など異常知覚の有無や，手指・足趾の動きぐあいなどを観察する。

下肢のギプス固定後は，患肢の外旋によって腓骨神経が腓骨頭部で圧迫されて麻痺を生じることがあるので，患肢が外側に倒れないよう固定する。足母趾の伸展（背屈）が弱く，足背，とくに 1〜2 趾間の感覚鈍麻があれば，腓骨神経

麻痺が疑われる(▶226ページ)。外旋位をなおし，腓骨頭部を浮かせた肢位とする。

出血状態 ▶ 手術創部から出血があれば下方ににじみ出るので，ギプスの下面に注意して観察する。ギプスへの血液の滲出(しんしゅつ)状態については，点検した時刻を記すとともに，ギプス上に印をつけておくなどして，経過を観察する。血圧・脈拍の状態，顔色などの一般状態の観察も同時に行う。

圧迫創部の観察 ▶ ギプスの固定後は直接内部を目で見ることができないので，発熱，悪臭，分泌物の漏出などから内部の異常状態を早く見つけるようにする。また，瘙痒感(そうよう)(かゆみ)や疼痛など，患者の訴えにも耳を傾ける必要がある。

●**看護上の注意点**

ギプス固定による局所の障害の防止ばかりでなく，良好な全身状態の維持に努め，また患者の訴えにも注意をはらうことが大切である。

体位・肢位 ▶ ギプス固定後は必ず患肢を挙上する。挙上には，ブラウン架台や砂嚢(きのう)・小枕・三角巾などを用い，下腿のギプス固定の場合は末梢部にいくほど高くする。上肢の場合も同様で，手は肘より高くし，肘は肩より高くする。

皮膚の観察と清潔 ▶ ギプス固定をすると入浴は許可されないことが多いので，清拭によって皮膚を清潔に保つ。1日に1回は温湯清拭を行い，このとき皮膚を観察する。とくに圧迫を受けやすいギプスの辺縁付近は，注意深い観察が必要である。

ギプス内の骨隆起部，とくに肩甲部・仙骨部・腸骨・踵部・外果部(くるぶし)などで観察ができないところは，患者の訴えや異臭の有無によって状態を判断し，適切な処置を施す。

瘙痒感への対応 ▶ ギプス固定患者は，ギプス内のかゆみを訴えることが多い。とくに夜間，睡眠が妨げられるほどの瘙痒感を訴えることもある。制汗剤のスプレーを使用したり，瘙痒感が強い場合は創部に影響しない範囲で開窓する場合もある。瘙痒感が軽減しない場合には，医師の指示によって抗ヒスタミン薬などの内服または静脈内投与を行う。

体位変換 ▶ ギプス固定後はじめての体位変換は，自力で行うことが困難であり，介助を必要とする。患者にはその必要性とその方法を説明して，体動による患部の痛みなどに対する不安をなくし，患者の協力を得て行うようにする。

腰部以下を固定している場合は，バスタオルを体幹背面に敷き，そのバスタオルを持ち上げて側臥位に変換するとよい。側臥位を持続させるときは，患者の下方背部に巻きタオルなどをあてると安定性が得られる。

● ギプス固定中の運動訓練

ギプス固定中も，積極的に等尺性収縮運動(大腿四頭筋など)を行い，筋の萎縮を防ぐように指導する。また，筋力・関節可動域の回復，浮腫の改善のために，できるだけ早期から運動訓練を始める。運動訓練は患肢の自動運動を主体とし，関節が拘縮をおこしている場合は，自分の筋肉の力だけで，可能な程度

まで曲げ・のばしをさせる。

運動は固定直後から開始し，少なくとも1時間ごとに5〜10分間は行うように指導する。さらに，離床に備えて自動運動，重錘を用いる抵抗運動へと進めていく。

床上での運動訓練から車椅子歩行や松葉杖歩行の訓練へと進め，患者の早期離床を促していく。下肢のギプス固定患者の起立訓練も，最初はベッドの柵につかまり平衡と安定を確保して早期から行ってよいが，ギプス固定肢での体重負荷は骨癒合の状態によるので，その時期については医師の指示を得る。

● ギプスの切り方

通常，ギプスを切るときは**電動ギプス鋸**（ギプスカッター）を使用する（▶図6-22）。この鋸は刃の振動運動で切るようになっているので，ギプスは切れるが，皮膚のように弾力性のあるものを傷つけることはほとんどない。ギプスを切るときに鋸の振動が伝わって熱く感じることがあるため，使用する前に患者に説明して安心させておく必要がある。

ギプス鋸のほかにも，ギプスを切ったあとにギプスをこじあける道具として，ギプス開排器（スプレッダー），綿包帯やストッキネットを切るはさみ，ギプス切り用ナイフなどの道具が必要である。

ギプスの割入れと開窓 ▶ **ギプスの割入れ**は，患肢の強度の浮腫や神経障害などの徴候がみられるときに，ギプスに縦軸に沿って割れ目を入れ，減圧をはかる目的で行う（▶図6-23-a）。また**ギプスの開窓**は，ギプス内の創傷や，圧迫による褥瘡，水疱の発生が疑われる場合に，その局部の観察・治療を目的に行う。

開窓後は，創部や圧迫部の処置を行う。開窓ギプス片は，もとに戻して使う

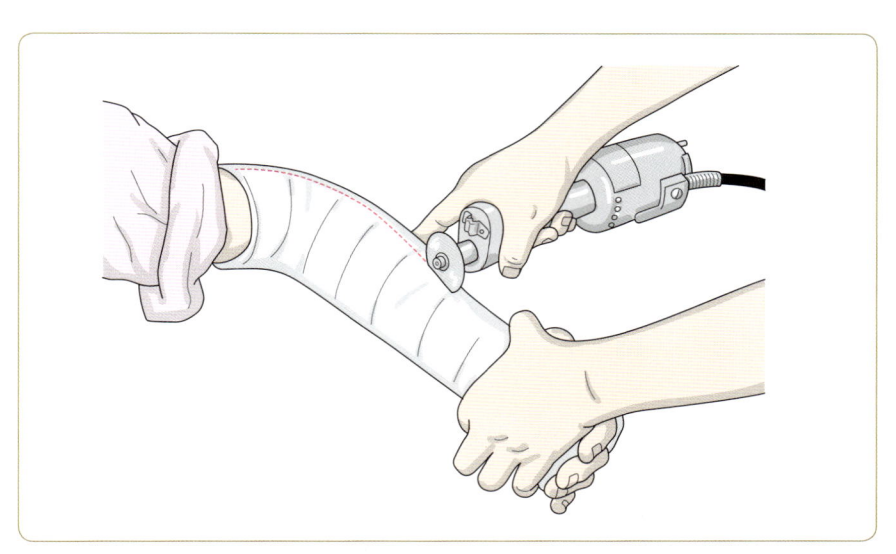

▶図6-22　電動ギプス鋸の使用

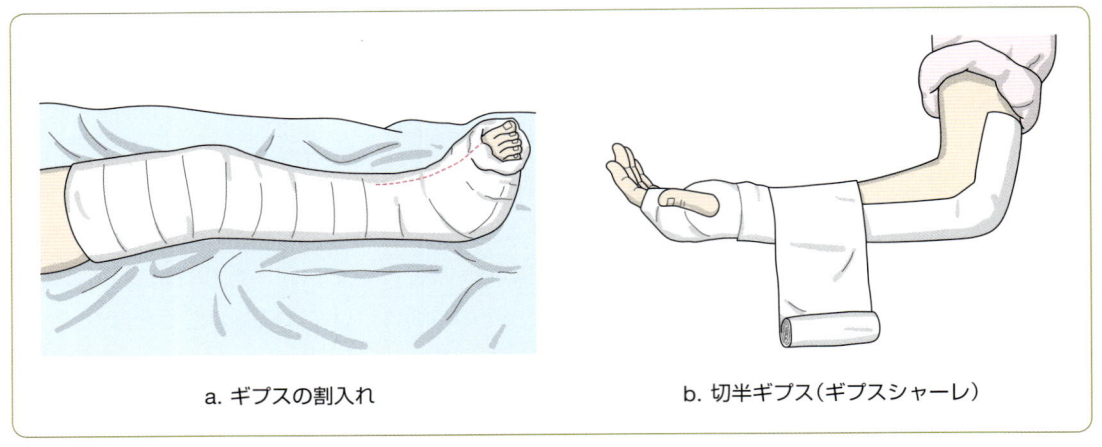

a. ギプスの割入れ　　　　　　　　　　b. 切半ギプス（ギプスシャーレ）

▶図6-23　ギプスの割入れと切半

　　　　　こともあるので，窓の縁を絆創膏でとめて保管しておく。

ギプス切半▶　ギプスの切半は，骨癒合の状態が良好で，ギプスの完全除去が行われる前段階として行われ，切半後は患肢に対する機能訓練が開始される。

　　　　　切半ギプス（ギプスシャーレ）は，しばらくの間は引きつづき用いられる。切半後，ギプスの下巻きの綿包帯を交換し，患肢の圧迫部位を保護・補正する。切半ギプスは，患肢の各部分をよく適合させ，包帯で固定する（▶図6-23-b）。

ギプス除去▶　ギプス除去後は，患肢の違和感や不安感を訴えることも多い。これはギプス固定によっておこった軽度の循環障害や関節・筋の拘縮，筋力の低下によるものであり，徐々に軽減していく。

　　　　　除去後の皮膚はよごれがひどいため，温湯でていねいに清拭する。無理によごれを落とそうとして皮膚に傷をつけてはならない。清拭後，皮膚保護剤などを塗布すると皮膚の保護になる。

● ギプス固定中の生活支援

　　　　　ギプス固定直後から在宅療養となる場合と，外来通院で経過観察となる場合とがある。

ギプス固定後▶
帰宅する場合　神経障害や循環障害などが生じることがあるので，患者自身でその点検ができるように指導する。指導の内容は，患肢末梢のしびれ感，感覚異常の有無，圧迫したあとの血液の戻りぐあい（▶図6-24-a），健側と比較しての冷感の有無などの観察方法や，浮腫を予防するためにギプス固定患肢を挙上する方法などである。

　　　　　また固定直後から筋の等尺性収縮運動と，固定部以外のすべての関節の自動運動を継続して行うように，具体的な方法を示して説明する（▶図6-24-b）。もしギプスが破損したり，上記の障害が生じたりした場合は，すぐに来院するように説明する。

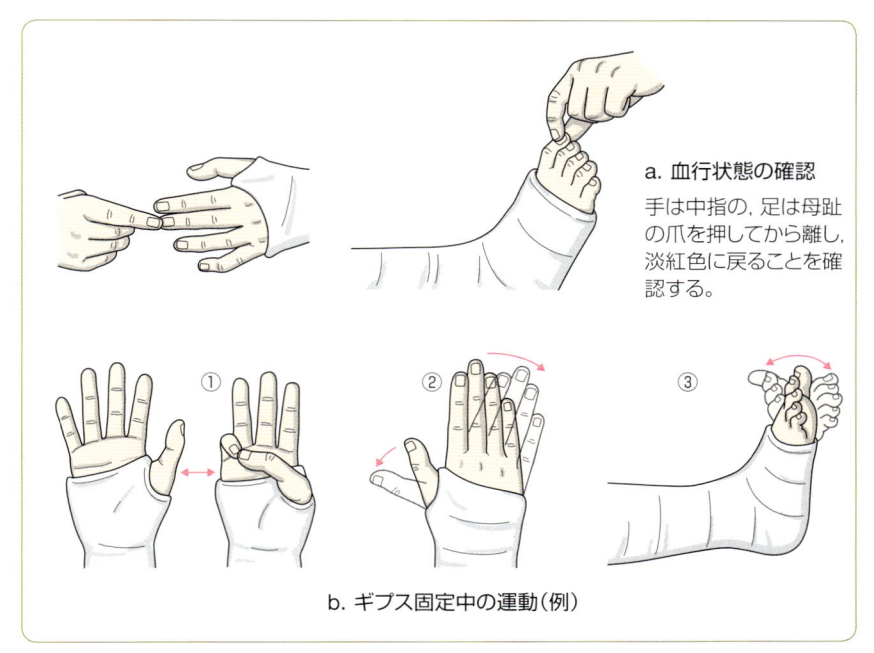

a. 血行状態の確認

手は中指の，足は母趾の爪を押してから離し，淡紅色に戻ることを確認する。

b. ギプス固定中の運動（例）

▶図6-24　ギプス固定中の患者指導

外来通院となる場合 ▶　患肢の安定が得られた段階で外来通院となり，経過観察が行われる。退院前に，上記の事項に加えて，日常生活動作である，衣服の着脱，トイレへの移動，松葉杖の操作，部屋の出入りや階段・坂道の昇降，車の乗り降りなどができるかどうかを確かめ，動作の指導・訓練を行う。

2 ギプス固定患者の看護

● アセスメント

　ギプス固定が良好であるように以下のことを観察する。
(1) ギプス固定の肢位・姿勢がとれているか。
(2) 固定部位の支持性は良好か。
(3) 固定状態の保持はなされているか。
(4) ギプス固定の副作用はないか。

● 看護目標

(1) ギプス固定による障害を予防する。
(2) 副作用としての循環障害・神経障害がおきないよう観察と援助を行う。

● 看護活動

(1) ギプス固定による束縛感が生じないように，制限内の運動を具体的に指導

する。

(2) ギプス固定後 24〜48 時間は十分な観察を行い，副作用を予防する。

(3) 固定部以外の運動は積極的に進める。

(4) 患肢の筋の等尺性収縮運動を進め，筋力低下を予防する。

② 副子固定を受ける患者の看護

代表的な副子として，ギプス副子(ギプスシーネ)，網副子(網シーネ)，アルミ板などがある。副子固定はギプス包帯固定に比べて固定力が弱いので，救急時などに，一時的な固定法として用いられることが多い。

副子の種類 ▶　①**ギプス副子**　ギプス副子は，ギプス包帯を平らな板の上にのばして数層重ね，必要な箇所にあてて使用する。上下からはさみ込んで用いるサンドイッチギプス副子もある。

ギプス副子は温湯または水に浸し，必要な長さに折って患肢に適合させる。ギプスが固まったら，そのまま弾性包帯で固定する。

②**網副子**　患肢に必要な長さ・幅の網副子を選ぶ。網の枠にスポンジが施してあるものもある。

医師が使用する長さを決め，患肢に適合するように形をつくる。両側の針金で皮膚を損傷しないように青梅綿などで十分におおい，包帯を巻くか伸縮チューブ包帯をかぶせる。患肢に装用し，その上から弾性包帯で固定する。

③**アルミ板**　アルミ板にスポンジのラバーがはってあるもの(アルフェンスシーネ)が代表的である。大小さまざまな型のものがあり，手や足の指などの小さな骨・関節の固定に使用される。ブリキばさみ・ペンチなどを使用して，自由に変形できるので便利である。

● アセスメント

副子固定が順調に経過するように，次のことを観察する。

(1) 局所的圧迫がないか。

(2) 患肢の安定・安静がはかられているか。

(3) 循環障害・神経障害はないか。

● 看護目標

(1) 副子による圧迫がないよう調整する。

(2) 患肢保持の安定を保つ。

(3) 副子固定による循環障害・神経障害を予防する。

● 看護活動

(1) 目的に合った固定部位に，正しい装用方法に従って実施する。

(2) 取り外したときは，皮膚の発赤や水疱の有無などを観察する。

(3) 副子そのものの変形や破損のぐあいも点検し，患肢と副子を清潔に保つ。

(4) 循環障害を示唆する皮膚の異常や，副子を装用することによる苦痛・疲労，副子の変形・破損がみられた場合は，医師に報告する。

③ 牽引療法を受ける患者の看護

牽引とは，骨折や脱臼の整復・固定を目的として，重錘（おもり）を用いて身体を引っぱる治療法である。牽引法には，長管骨にキルシュナー鋼線を直接刺入して牽引する直達牽引法と，フォームラバーや絆創膏を皮膚に貼布して牽引する介達牽引法がある。適切な牽引を行うことで痛みは軽減されるが，骨折部以外についても活動が制限されるため，廃用症候群の予防が重要である。

1 牽引時の看護

牽引の目的は，①骨あるいは関節の患部に対する直接・間接の牽引，②骨折の整復・固定，③関節疾患における鎮痛と良肢位の保持，④病的脱臼の整復，⑤関節拘縮・強直の矯正と予防など，広範囲に及ぶ。

● アセスメント

牽引療法が順調に経過するように，次のことを観察する。

(1) 牽引による副作用はないか。

(2) 肢位・体位は目的にかなっているか。

(3) 牽引の方向は正しいか。

(4) 牽引の重錘は指示どおりになっているか。

● 看護目標

(1) 牽引による副作用を予防する。

(2) 目的にかなった肢位・体位がとられるよう調整する。

(3) 牽引の方向，重錘・ロープなどに問題がないよう観察する。

● 看護活動

(1) 患者が正しい肢位をとり，重錘による摩擦を最小にし，四肢の場合は**牽引の方向を長軸方向に一致**させる。

(2) 牽引によって短期間で最大の効果が得られるように配慮する。

(3) 牽引療法中は日常生活動作が制限されるので，身体を清潔にし，食事・排泄などに支障なく，日常生活をできるだけ快適に送ることができるように援助する。

(4) 褥瘡や変形に対する予防的配慮を行う。

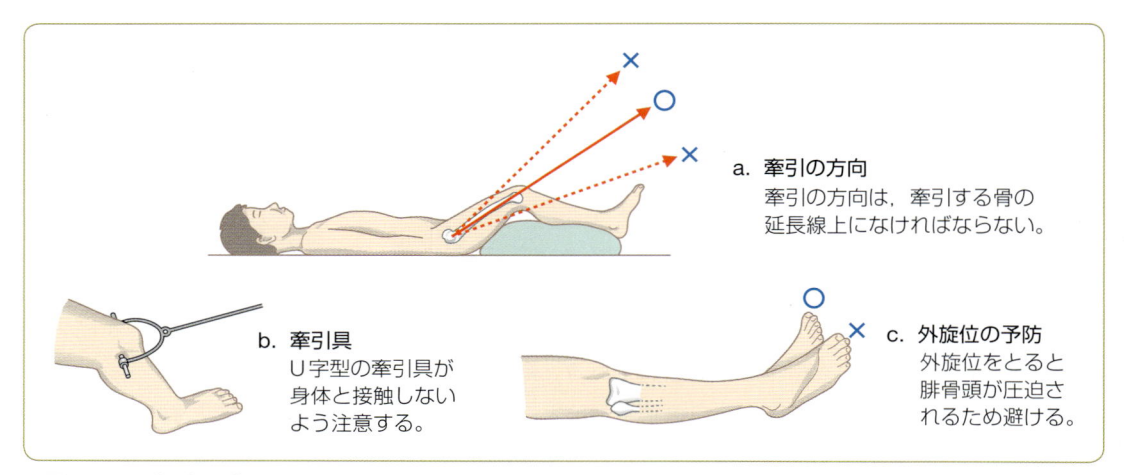

▶図6-25　牽引のポイント

牽引の準備▶　各種の牽引療法に共通した用具として，滑車・重錘・ロープ・牽引金具および滑車を取りつけるためのバーなどを用意する。

　牽引用ベッドは，制限された状態のもとでも患者の運動を最大限可能にし，また看護が容易に行えるものでなければならない。そのために，バー，滑車，懸吊具（トラピース）などが取りつけられていて，ギャッチ式で，斜位・ファウラー位・ジャックナイフ位などの体位が自由に操作できるベッドであることが望ましい。

観察の一般的要点▶　次にあげる観察点は，すべての牽引患者に共通する。看護にあたっては，これらの点について注意深く観察し，異常があれば正しい牽引状態になるように修正しなければならない。

（1）正しい方向に牽引されているか（▶図6-25-a）。

（2）正しい肢位・体位が保たれているか（▶図6-25-b, c）。

（3）対抗牽引[1]はよくきいているか。

（4）重錘は指示された重さで継続されているか。ベッドに接触していないか。

（5）牽引のひもが掛けものに接触したり，滑車から外れたりしていないか。

（6）チアノーゼ・冷感・しびれ感・浮腫など，患肢の循環障害の徴候はないか。

（7）患者は安楽で，患肢は十分に保温されているか。

看護上の問題点▶　牽引には痛みを伴うことが多いが，対応を誤ると問題を残す場合もあるので，局所および全身の状態を十分に観察しなければならない。

　①疼痛対策・処置　疼痛には，疾患自体による痛み，治療で使用する物品や器具による局所の圧迫痛と引っぱりによる痛み，あるいは同一肢位・体位によ

1）　対抗牽引とは，牽引力によって身体がその方向に移動するのを防ぐために行われるもので，ベッドに傾斜をつけたり，抑制帯と砂嚢を用いて固定したりする牽引法である。

る圧迫痛などが考えられる。疼痛があるときは，それらの原因をつきとめ，適切な処置をとらなければならない。また，全身状態で疼痛が増強することもあるので，発熱・倦怠感・食欲不振など，全身状態の観察も怠りなく行う。

重錘が原因で疼痛を訴える場合は，患者にかってに重錘の増減はさせず，医師に患者の訴えを報告して指示を得てから調節する。

②**神経麻痺・循環障害の予防**　末梢部のしびれ感・灼熱感・感覚鈍麻などの異常感覚や運動障害の有無に注意する。使用する物品・器具によって圧迫されて，チアノーゼ・冷感・腫脹などをきたすことがあるので，これらの異常症状がないかどうかも注意深く観察する。

③**関節拘縮予防と筋力保持**　牽引患者には過度の安静をとらせてしまうことが多いが，患肢の筋の等尺性収縮運動と指先の運動を許可の範囲内で積極的に行い，患肢以外は積極的に運動するように指導する。

また，床上での運動を患者の日課に組み入れて指導するとよい。自動運動が不可能な患者には，医療施設によっては理学療法士が他動または自動介助運動を行う。

④**身体の清潔保持と褥瘡予防**　身体の清潔保持のためには，制限された体動範囲内で1日に1回の全身清拭および部分清拭を行い，皮膚を観察する。褥瘡好発部位にはあてものやスポンジを用いて予防に努める。

懸吊具などにつかまって身体を浮かすことができる患者では，背部・殿部の手当て，シーツや寝衣の交換，床上排泄などが比較的容易である。また，食欲を増進し，褥瘡や沈下性肺炎を予防するために，積極的に体位変換を行う。

⑤**保温**　牽引具によって保温が妨げられる患肢は，別のリネン類(靴下・手袋・タオル)で包み，離被架でできるすきまは掛けもので十分におおい，クリップやピンを用いてとめるとよい。

⑥**気分転換**　患者の興味や関心によるが，テレビやラジオ，あるいは読書・手芸などによる気分転換をすすめる。鏡を用いて戸外の景色をながめたりするのも気分転換に役だつ。

2 介達牽引法を受ける患者の看護

ここでは，フォームラバー(スピードトラック)を用いて牽引する方法について述べる。

● アセスメント

フォームラバー牽引(▶図6-26)が順調に経過するように，次のことを観察する。
(1) フォームラバー牽引がゆるんだり，ずれたりしていないか。
(2) 牽引は目的に合っていて，持続しているか(牽引の方向，重錘・滑車・ロープの状態など)。

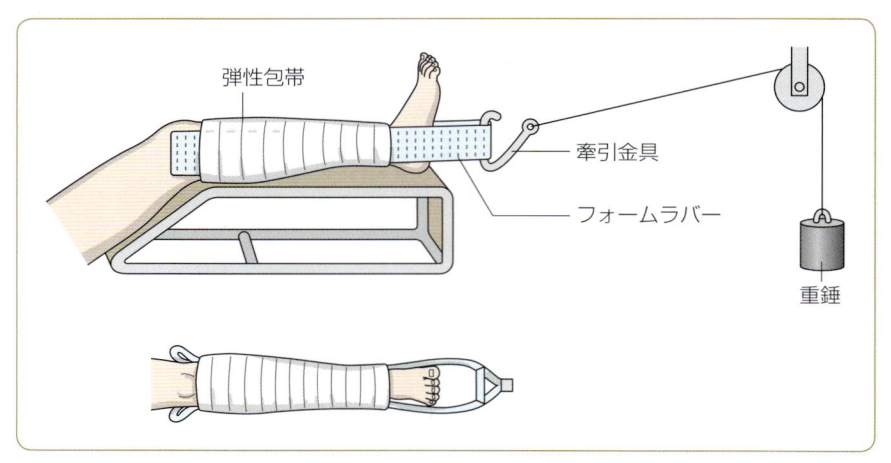

▶図6-26　フォームラバー牽引(介達牽引)

● 看護目標

(1) フォームラバーによる皮膚の損傷がない。
(2) 患肢を安全に保持する。
(3) フォームラバー牽引による循環障害・神経障害を予防する。

● 看護活動

(1) フォームラバー牽引は，患者の皮膚をいためず，取り扱いが簡単であるが，ずれやすいという欠点がある。1日に1〜2回の巻き直しが必要である。
(2) フォームラバーを巻くときは，1名の介助者が患肢を軽く牽引しながら保持し，もう1名の介助者がラバーを患肢の両面にあてて弾性包帯を巻いていく。
(3) 弾性包帯は転がすようにして巻き，強く引っぱらないように注意する。
(4) 巻きなおすときは皮膚の状態を観察し，清拭を行い，軽くマッサージをする。
(5) 発赤や水疱があれば手当てをし，ガーゼや綿包帯で保護したあと，弾性包帯を巻く。
(6) 牽引は，正しく指示された肢位で重錘をかけて行う。

3 直達牽引法を受ける患者の看護

　　ここではキルシュナー鋼線を用いて牽引する方法について述べる。キルシュナー鋼線牽引は基本的な直達牽引法で，大腿骨・上腕骨・脛骨の骨折などに適用される(▶図6-27)。キルシュナー鋼線の刺入および牽引用緊張弓(馬蹄型)の装着は，手術時と同様に無菌的に行われる。

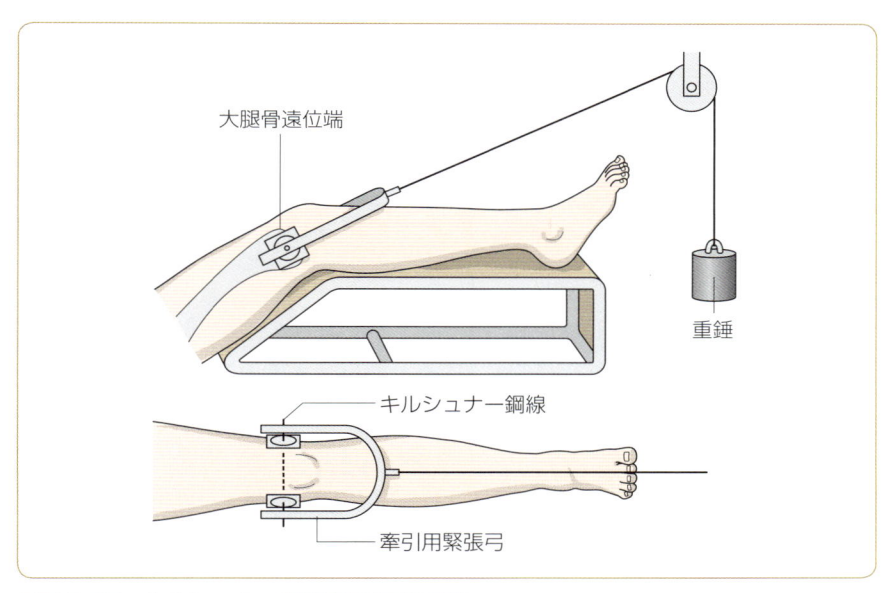

▶図6-27 キルシュナー鋼線牽引(直達牽引)

● アセスメント

　キルシュナー鋼線牽引が順調に経過するように，次のことを観察する。
(1) キルシュナー鋼線牽引による，刺入部の痛みや感染の徴候はないか。
(2) 牽引は目的にかなっていて，持続しているか(牽引の方向，重錘・滑車・ロープの状態など)。

● 看護目標

(1) キルシュナー鋼線による皮膚の損傷がなく，感染がない。
(2) 患肢を安全に保持する。
(3) キルシュナー鋼線牽引による循環障害・神経障害を予防する。

● 看護活動

牽引の準備 ▶ (1) 患者が必要以上に不安感をもつこともあるので，牽引の目的や方法を説明し，理解と納得を得てから施行する。

(2) 刺入後，鋼線の端は絆創膏やコルクで保護し，刺入部の皮膚は滅菌ガーゼをあてて清潔に保つ。牽引具装着後は，牽引用緊張弓が皮膚に触れたり，皮膚を圧迫したりしないよう，牽引方向と肢位には十分に注意する。

(3) 刺入部からの感染を予防するために，刺入部の発赤や腫脹・疼痛の有無に注意し，刺入部を消毒する。

看護上の問題点 ▶ (1) キルシュナー鋼線によって神経・血管の損傷や，疼痛・しびれ感・チアノーゼ・冷感などを生じる場合があるので，注意深く観察する。

(2) 褥瘡や沈下性肺炎を予防するために，牽引方向や肢位は正しく保ったうえ
で積極的に体位変換を行う。

F 手術を受ける患者の看護

運動器疾患の手術は，病因の除去や鎮痛，姿勢保持，形態の復元，運動機能
の回復を目的として行われる。手術のあとは，感染症や廃用症候群などの合併
症をおこさず，可能な限りもとの状態に回復させ，日常生活に復帰できるよう
支援することが重要である。

手術を行う際には，手術の内容や危険性（麻酔や安静によるリスク，手術に
伴う疼痛など），手術の利点と欠点，術後のリハビリテーション（内容や期間な
ど），術後に期待される回復の程度などについて，患者とその家族に十分に説
明し，インフォームドコンセント（▶238ページ）を得たうえで行わなければなら
ない。

また，疼痛がコントロールでき，機能低下をまねかないよう術直後からリハ
ビリテーションを開始し，不必要な安静を避けることも重要である。合わせて，
患者の回復意欲を引き出し，社会復帰を目ざして治療に積極的に参加できるよ
う，精神的支援を行うことも必要となる。

① 手術前の看護

手術の前には，まず患者の手術に対する期待や不安を確認しなければならな
い。保存療法の経過中に手術の適応を判断された患者，突然の事故や発症で急
きょ手術となった患者など，手術までの経過は患者によってさまざまである。
手術の説明を受けた際に，目的や必要性が理解でき，納得したうえで手術の同
意書にサインできているかを確認する。

また，手術後に順調な経過となるよう，全身状態を整えておくことも必須で
ある。全身状態を評価し，合併症の予防や術後の回復促進のためにも，術前教
育を実施していくことが重要である。

手術前後の全体を通した経過がイメージできるよう，術後の安静やリハビリ
テーション，装具療法などの目的や必要性についても説明し，心の準備ができ
るよう支援することも看護師の役割である。

近年では，診療報酬の改定に合わせ，入院期間が短縮している。手術前日の
入院となることが多いなか，外来看護師との連携も必須となっている。

● アセスメント

[1] 患者・家族の手術に対する理解と納得

(1) 手術に対する期待

(2) 不安の有無・程度

(3) 手術の説明をどのように理解したか

[2] 全身状態の観察

(1) 感染症・出血傾向・糖尿病既往の有無，肝機能・腎機能(血液・尿検査)

(2) 栄養状態(血液検査，BMI，摂取カロリーなど)

(3) 最終排便や腹部症状(腸閉塞の前兆の有無)

(4) 呼吸機能(胸部 X 線検査，呼吸機能検査)

(5) 循環動態(血圧，心電図検査)

(6) 自覚症状の有無・部位・程度

(7) 皮膚の状態，アレルギーの有無など

(8) 義歯や動揺歯の有無・部位・程度(挿管時の損傷を予防するため)

(9) 投与中の薬剤の有無と種類(抗血小板薬・抗凝固薬の内服など)

(10) 疼痛の有無，部位，程度

(11) 神経症状(しびれや知覚障害の有無・部位・程度)

(12) 関節可動域制限の有無・部位・程度

(13) 日常生活機能動作(バーセル指数や FIM など；▶206 ページ)

● 看護目標

(1) 患者・家族が納得して手術を受けることができるよう支援する。

(2) 手術に対する不安を表出でき，安定した状態で手術にのぞむことができるよう支援する。

(3) 手術によるリスクが理解でき，合併症の予防や術後の回復促進に向けた学習ができるよう支援する。

(4) 手術に備え，全身状態を調整する。

● 看護活動

◉ 患者・家族の理解に対する支援

　患者・家族に対し，医師から病状・原因や治療方針，手術の目的や手術方式，術後の経過，入院期間，予後などについて説明が行われる。看護師はその説明時に同席し，患者・家族の反応を観察し，理解できたか，納得できたかを把握する。説明を受けているときの反応から，精神的動揺，不安や不信感がないかを観察し，あればその原因をさぐる。

　インフォームドコンセントが不十分であったり，患者の期待と治療方針や術後の経過などが異なる場合には，医療職者に対する不信感をいだいてしまい，

治療やケアの場面で支障をきたすこともある。患者・家族の期待と治療方針が異なる場合には，納得して治療が受けられるように話し合いの場を再度設けるなどの支援を行っていく。

●不安の軽減

　医師の説明に納得できていても，患者が不安をいだくのは当然である。患者が不安を表出できないまま悩むままにするのではなく，看護師が訴えを傾聴し，医師の説明について再説明することによって，不安に対する支援を行っていく。

●手術の準備

[1] オリエンテーション　術前・術後の流れ，安静度や日常生活動作(ADL)，食事や内服薬について説明する。

[2] 術前検査　採血，尿検査，心電図，呼吸機能検査，X線検査，CT，MRI，鼻腔培養検査など。

[3] 貯血　術後の出血に備えて，自己血輸血の貯血指示がある場合に行う。

[4] パッチテスト　消毒液によるアレルギーやテープかぶれがある場合，事前にパッチテストを行う。

[5] 合併症の予防

(1) 清潔保持：入浴(医師の指示によりシャワー浴または清拭)，化粧の除去，マニキュアの除去，爪や口腔の清潔，除毛(医師の指示による)

(2) 肺炎予防を目的とした呼吸機能訓練：深呼吸(腹式・胸式)

(3) 出血によるショックの予防を目的とした内服薬の調整：医師の指示にて抗凝固薬や抗血小板薬を中止する。

(4) 排便コントロール：最終排便から日がたっていないかを確認する。腸閉塞(イレウス)予防のため，浣腸や下剤の指示がある場合もある。

[6] 食事制限・水分制限　麻酔導入時の誤嚥性肺炎予防として，医師の指示に従って行う。食事制限と水分制限の時間が異なる場合が多いため，わかりやすく表記するなど，工夫して説明する。

[7] 必要物品の準備　手術後に使用する物品について説明する(手術の内容によるが，和式寝衣，T字帯，おむつや尿とりパッドなど，腹帯，弾性ストッキングなど)。

[8] 手術室に持参する物品の準備　同意書などの書類，手術の内容により術後に使用する枕や装具など，手術申し送り書など(血液型，感染症の有無，自己血貯血，絶飲食の時間など)

[9] 日常生活の訓練　うがい，ベッド上排泄，体位変換の練習を術前に行う。

[10] 休息と睡眠　緊張や不安で眠れない場合も予測される。患者の訴えを傾聴し，不安軽減に努めて環境を調整し，十分な睡眠がとれるよう支援する。必要時は医師の指示を得て睡眠薬を使用する。

② 手術後の看護

　手術を終えたあと，看護師には患者の順調な回復を支援する役割がある。術後の患者は，手術の侵襲や麻酔の影響などにより合併症をおこしやすい。術後におこりうる問題を予測して，予防や異常の早期発見に努めなければならない。手術室の看護師との連携をはかり，申し送りを受けて情報収集を行うことも重要である。

　運動器疾患の術後の患者は，痛みを訴える場合が少なくない。疼痛緩和に努め，早期離床を目ざす。術後の患部の安静は医師の指示によるが，必要以上の安静は機能低下・関節拘縮を引きおこし，廃用症候群にもつながりかねない。必要以上の安静を避け，機能訓練を早期に開始し，日常生活での自立を目ざして早期退院や社会復帰を支援することも看護師の重要な役割である。

　経過が思うようにいかない場合には，患者が不安をいだくことも予測される。術後においても，精神的ケアと治療に対する前向きな意欲を引き出すかかわりが重要となる。

● アセスメント

[1] 意識レベル
(1) 麻酔からの覚醒状態
(2) 声かけに返答でき，説明を理解できるか

[2] 呼吸機能の状態
(1) 呼吸数，呼吸の深さ・リズム，SpO_2
(2) 呼吸音の強さ・性状（喘鳴，笛音など）
(3) 胸郭の動き
(4) 気道内分泌物の量・性状
(5) 呼吸苦の有無・程度
(6) チアノーゼの有無
(7) 血液ガス分析値などの血液データ

[3] 循環機能の状態
(1) 血圧，脈拍
(2) 体温
(3) 出血の状態：術中の出血量，創部のガーゼやギプスへの血液の浸出の有無と量，ドレーンからの排液量と性状
(4) 血液検査データ（赤血球数，ヘモグロビン濃度，ヘマトクリット値など）
(5) フォルクマン拘縮の徴候の有無（▶121ページ）

[4] 疼痛の有無，部位，程度
　創部痛，同一体位による圧痛，ギプスや装具による圧迫痛，外転枕などによる固定による痛み，包帯の締めすぎなど

[5] 創感染の徴候

(1) 炎症反応の有無（創部の発赤・腫脹・熱感・疼痛）

(2) 浸出液の性状

(3) 創離開や皮下硬結の有無・程度

(4) 発熱

[6] 神経麻痺や拘縮の徴候

(1) 感覚鈍麻の有無・部位・程度

(2) しびれの有無・部位・程度

(3) 可動域制限の有無・部位・程度

[7] 腸管麻痺の徴候

(1) 腸蠕動音

(2) 吐きけ，嘔吐

(3) 腹部症状

[8] 脱水症の徴候

(1) 水分の出納（in-out バランス）のくずれ

(2) 口腔粘膜や口唇，皮膚の乾燥の有無

(3) 意識レベルの低下

(4) 倦怠感の有無と程度

(5) 頭痛，吐きけの有無と程度

[9] 下肢深部静脈血栓症（▶80 ページ）

(1) 大腿・膝窩静脈周辺の疼痛・発赤・腫脹・圧痛

(2) 下腿三頭筋を握ったときや足背背屈時の痛み

[10] 肺血栓塞栓症の徴候

(1) 呼吸困難の有無と程度

(2) 胸痛の有無と程度

(3) 血痰の有無と程度

[11] 褥瘡（▶227 ページ）

(1) 褥瘡好発部位の発赤や皮膚損傷の有無・程度

(2) 圧迫・ずれ

(3) 浮腫や皮膚の乾燥の有無・部位

(4) 栄養状態，BMI

(5) 骨突出部の有無

(6) 活動性の低下

(7) 失禁・発汗などによる湿潤

[12] 関節拘縮

　関節可動域を確認する（▶28 ページ）。

[13] 患者・家族の不安

(1) 疼痛，疾患の予後，身体の変化に対する不安

(2) 日常生活上の不安：安静や生活動作の制限・不便さ，利き手交換の必要性，排泄など介助を要する状態かどうか，固定具・装具の装着

(3) 社会復帰に関連する不安

[14] 術後せん妄

(1) 不安感，恐怖，怒り，抑うつ，無感情，多幸感

(2) 不眠，断眠，昼夜逆転

(3) 興奮，多動，多弁

(4) 自発性の低下

(5) 注意散漫

(6) 記憶障害

(7) 見当識障害

(8) 幻視，幻聴，錯視

● 看護目標

(1) 全身状態を管理し，合併症を予防する。

(2) 疼痛緩和をはかる。

(3) 患者が早期離床でき，機能回復のためのリハビリテーションが実施できるよう支援する。

(4) 患者・家族が術後の経過と治療の目標を理解でき，今後の生活手段や方法を考えることができるよう支援する。

(5) 患者にボディイメージの変化や機能障害がある場合，これに適応できるよう支援する。

● 看護活動

[1] **必要物品の準備**　手術部位や術式，麻酔の種類，手術の侵襲程度などから，術後におこりうる状況を予測し，環境を調整して必要物品を準備する。

(1) ベッドメイキング：電気毛布など

(2) 枕：体位変換やポジショニング用枕，術式により外転枕など

(3) 酸素療法や吸引に必要な物品

(4) 牽引用具(必要時)

(5) 排泄ケア用具：尿器やおむつなど

(6) 車椅子や歩行器，杖など(医師の指示による)

[2] **呼吸管理**　呼吸状態を観察し，安楽な体位を工夫する(医師の安静度の指示による)。とくに頸椎や胸椎の手術を受けた患者，手術に長時間を要した患者，小児や高齢者，ギプス固定や装具装着などで体動が制限される患者などの場合，気道分泌液が貯留して無気肺や肺炎などの合併症をおこしやすい。

(1) 体位ドレナージを行う。

(2) 深呼吸を促す。

(3) 排痰を促す(ハフィング，スクイージング)。

(4) 吸引を行う(必要時)。

(5) 酸素療法を行う(医師の指示による)。

　ハフィングやスクイージングの詳細については，系統看護学講座「リハビリテーション看護」を参照のこと。

[3] 循環動態の管理　手術中の出血量，創部のガーゼやギプスへの血液の浸出状態，吸引バッグ内の血液量を観察するとともに，血圧低下，頻脈，脈圧の減少，冷汗，皮膚の冷感・湿潤，不安，顔面蒼白，口唇や爪のチアノーゼ，意識レベルの低下(不穏，無気力，無反応など)などの出血性ショックの徴候をアセスメントし，異常の早期発見に努める。手術創部内で出血して，二次性ショックをおこすこともあるので注意する。

　赤血球数，ヘモグロビン濃度，ヘマトクリット値などの血液検査データを確認し，水分の出納(in-out バランス)，電解質のバランス，および全身状態の管理を行う。

(1) バイタルサインの観察：決められた時間ごとに観察する。

(2) 出血量の観察：ガーゼ，ギプスや装具内，吸引バッグの出血・浸出液の量を時間ごとに観察する。

(3) 安楽な体位を工夫する。

(4) 患部の挙上：枕などを用いて工夫し，心臓よりも高い位置に患肢を挙上する。

(5) 輸液管理：医師の指示に従って薬剤を投与し，投与量・投与時間を管理する。

(6) 輸血：医師の指示に従って行う。

[4] 末梢循環障害の予防　末梢循環障害は，骨折や脱臼，手術後などに高度の浮腫や腫脹を機転として出現する。不可逆性の症状を呈する場合もある。肘などの関節の屈曲の程度，包帯の巻きぐあい，ギプスの圧迫状態の観察が重要である。

(1) 末梢の阻血徴候(5P のサイン；▶218ページ)の有無と程度を時間ごとに観察する。

(2) 患肢を挙上する。

(3) 患部以外の屈伸運動を行う(足関節の底屈・背屈運動，手指掌握運動など)。

[5] 静脈血栓塞栓症の予防　手術中の長時間同一体位や術後の臥床安静により，下肢の深部静脈がうっ滞して静脈血栓が形成されることがある(▶80ページ)。無症状の場合が多いが，下腿三頭筋のつるような痛みや他動的に足背を背屈させたときに走るような痛みがある場合は，静脈血栓塞栓症が疑われるため注意

が必要である。

　さらに静脈血栓塞栓症において，体位変換や移動，リハビリテーションを
きっかけとして下肢の血栓が遊離し，肺動脈の血管を詰まらせて肺血栓塞栓症
をおこす可能性がある。術後3〜10日前後に軽度の発熱，呼吸異常，胸痛な
どの症状がある場合は，肺血栓塞栓症が疑われる。

(1) 早期離床を進める。

(2) 術後早期から運動を行う(足関節の底屈・背屈運動，足趾の屈伸運動)。

(3) 弾性ストッキングを使用する。

(4) 間欠的空気圧迫法を行う。

[6] **泌尿器合併症の予防**　術後の安静のため，膀胱留置カテーテルやおむつ装
着，床上排泄となることが多い。熱発により離床が遅れないよう，合併症の予
防を徹底していく。

(1) 排泄後はすぐにおむつ交換する。

(2) 膀胱留置カテーテルの位置に留意し，尿の逆流を防ぐ。

(3) 陰部の清潔を保持する。

[7] **疼痛管理**　疼痛により，体動の制限，不眠，ストレス，不安を引きおこす
可能性がある。日常生活動作(ADL)に支障をきたすと，拘縮や廃用症候群に
もつながるため，疼痛緩和に努めることが重要である。

(1) 安楽な体位を工夫する。

(2) 鎮痛薬を用いて疼痛管理を行う(内服薬の投与，坐薬の使用など)。

(3) アイシングを行う。

[8] **神経麻痺・拘縮の予防**　神経麻痺を予防し，日常生活動作(ADL)の拡大
をはかることが重要である。良肢位を保持するために三角枕や装具を使用する
場合，同一の部位を長時間にわたり圧迫するおそれがある。神経の走行を把握
して，圧迫を避けるよう工夫する。

[9] **創感染の予防**　通常，骨・関節は無菌状態にあるが，外傷や手術操作，人
工関節，術後の創汚染などにより感染をおこす可能性がある。感染をおこすと，
デブリドマン(感染や壊死組織を除去して創を清浄化すること)や掻爬などの外
科的処置や，人工関節の除去などが必要になる。また，細菌感染は関節炎や骨
髄炎などの重篤な感染症の原因になるので注意する必要がある。

(1) 創部の清潔を保持する。

(2) 創部を定時に観察する。

(3) 発熱などバイタルサインに異常がある場合，または疼痛や違和感の訴えが
　　ある場合，創部も観察する。

(4) 大量の出血や膿性の浸出液がみられるときは，すみやかに医師に報告する。

[10] **排泄ケア**　手術後の安静や装具などによる体動制限により，床上排泄を
しいられたり，トイレでの排泄に介助を要する場合がある。長時間の湿潤をさ

けるため，排泄後ただちにおむつ交換を行う。

[**11**] **褥瘡の予防**　手術後の安静や装具などによる体動制限により同一体位・同一肢位になることは，褥瘡を引きおこす可能性につながる。おむつを装着する場合には，おむつ内のむれも褥瘡の誘因となる。褥瘡形成は離床を遅らせる原因となるため，予防を徹底する。

(1) 褥瘡好発部位の皮膚の発赤や皮膚欠損の有無を確認する。

(2) 圧迫・ずれを排除する。体圧分散用具(マットレスやクッションなど)の活用や，体位変換，良肢位の保持，ポジショニングを行う。

(3) スキンケア(清潔保持，保湿)を行う。

[**12**] **栄養管理**　創の回復や感染予防，筋力の増強，体力の向上をはかるためには，栄養状態の改善が重要である。安静や疼痛による活動量の低下や不安・ストレスから，食事摂取量が低下する可能性もあるため，体重の変化や血液検査の結果を確認しながら，患者に必要な栄養素や摂取量が補給できるよう，栄養状態の改善をはかる。

(1) 必要カロリーや栄養素が摂取できる環境づくりや食形態の工夫を行う。

(2) 食欲が低下している場合には，その要因を調べる。

[**13**] **離床および機能訓練**　術後は安静をしいられるが，安静にしなければならない部位以外については不必要な安静を避け，医師の安静の指示をまもったうえで，離床を促して機能回復をはからなければならない。医師・理学療法士・作業療法士と相談しながらチームでアプローチしていく。

(1) 体位変換の訓練を行う。離床は寝返りから始まる(▶図6-28)。自力で寝返りができれば褥瘡予防ができ，介助者に頼まなければならないというストレスも軽減できる。安静にしなければならない部位を考慮し，訓練の方法を検討する。

(2) ベッド上での関節可動域訓練(足趾足関節の底背屈運動，膝関節の屈伸運動など；▶図6-29)，等尺性収縮運動(大腿四頭筋セッティング；▶図6-30)を行う。

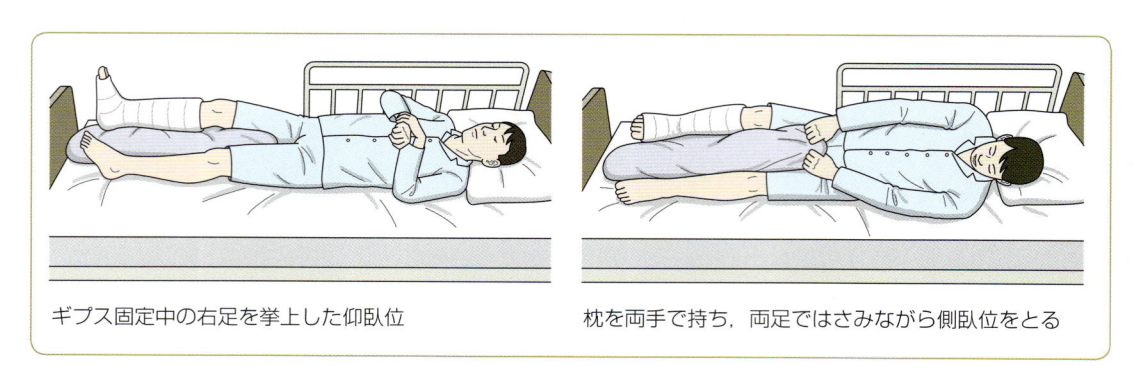

ギプス固定中の右足を挙上した仰臥位　　　枕を両手で持ち，両足ではさみながら側臥位をとる

▶図6-28　右アキレス腱損傷患者の寝返りの例

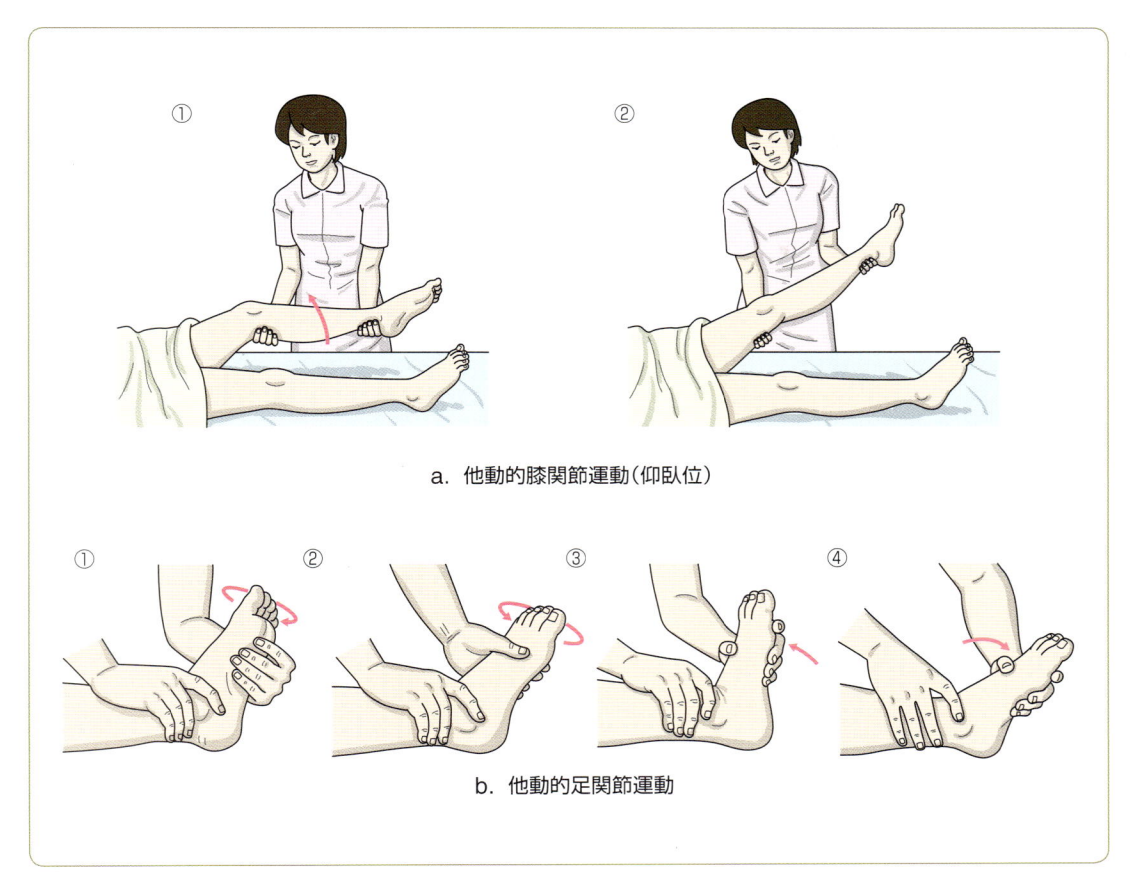

a. 他動的膝関節運動（仰臥位）

b. 他動的足関節運動

▶図 6-29　ベッド上での関節可動域訓練

(3) 起き上がり訓練（▶図 6-31-a, b）：手術部位や術式によって，寝返りをして肘を立てて起き上がる方法がよいのか，腹筋を使って起き上がる方法がよいのかなど，方法を検討する。

(4) 座位保持訓練（▶図 6-31-c）：長座位から端座位ができるように進めていく。トイレの便座で座位保持ができること，また食事の開始から終了まで座位を保持できることを目標として訓練を行っていく。

(5) プッシュアップ訓練：座位保持ができるようになったら，座位時の褥瘡予防対策として，プッシュアップ訓練が必要となる。可能な限り自力で行えるように訓練する。

(6) 立位保持訓練：ベッドサイドでのつかまり立ちから始め，つかまらずに立っていられるように，さらに立位保持できる時間を延長できるように訓練を行う。

(7) 移乗訓練：ベッドから車椅子，車椅子から洋式便座への移乗ができることを目標に訓練を行う。

(8) 移動訓練：行きたい場所へ行けるよう，車椅子移動の訓練やバーにつか

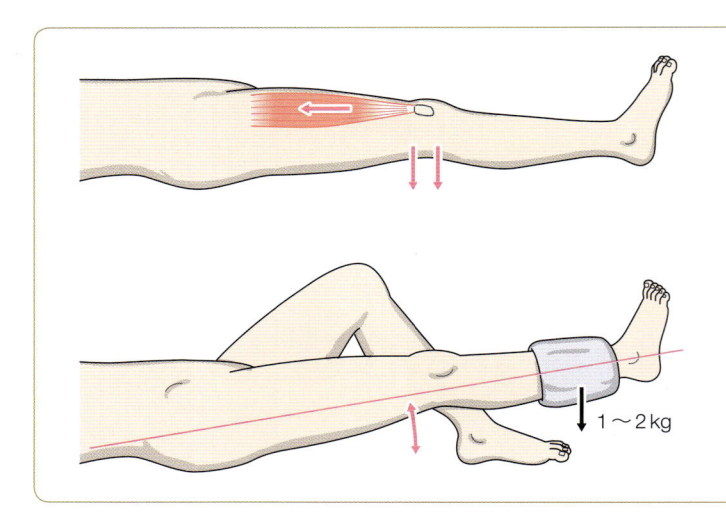

a. 大腿四頭筋等尺性収縮運動

膝窩部を床に押しつけるようにすると，大腿四頭筋が収縮してかたく触れるようになる。5秒間これを保ち繰り返す。

b. 膝伸展下肢挙上訓練

仰臥位で伸展させたまま約10度上げ，5〜10秒間保持して下ろす。また，すぐに上げて5〜10秒間保持する。これを20回連続して繰り返す。筋力がつけば1〜2kgの負荷をかける。

▶図6-30　大腿四頭筋セッティング

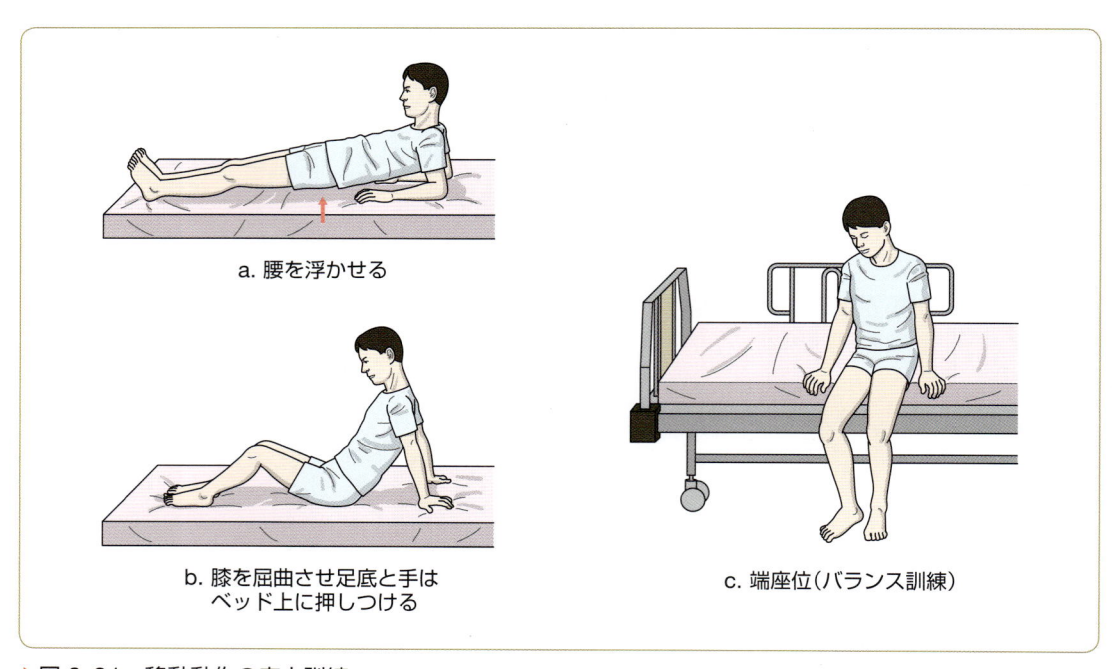

a. 腰を浮かせる

b. 膝を屈曲させ足底と手はベッド上に押しつける

c. 端座位（バランス訓練）

▶図6-31　移動動作の床上訓練

まっての歩行，杖や歩行器などを使用しての歩行，物につかまらないで行う歩行へと順番に訓練していく。歩行ができるようになったら，ベッドからトイレや洗面所まで，そして部屋から食堂へと，日常生活のなかで距離をのばしていく。

(9) 日常生活動作訓練：整容，更衣，トイレ動作，食事，入浴などの日常生活動作が自立できるよう，日々の生活のなかで介助しすぎないように注意し

　　　ながら，自立を目ざしていく。

　[14] せん妄予防　術後は，環境の変化や疼痛，全身状態の変化，ドレーン類による拘束感から，せん妄をおこす場合がある。とくに，高齢者は注意が必要である。

(1) できる限り多く声かけをし，コミュニケーションをはかる。

(2) 環境整備：室内の明るさに注意し，日中と夜間の違いを感じられるように採光を調節する。

(3) 早期離床を促す：活動性の低下が，せん妄の誘因となる場合がある。リハビリテーション以外の時間はいつも1人でうとうと寝てしまっているというような状況にならないように生活リズムを整え，昼夜逆転を防ぐ。リハビリテーション以外の時間にも，機能訓練や作業訓練を行えるよう指導していく。

③ 上肢(帯)の手術と看護

　　　橈骨遠位端骨折や肘頭骨折などの観血的整復固定術，腱断裂の腱縫合，腱移植などの上肢の手術は，全身麻酔下で行われることが多い。麻酔の侵襲を予測し，合併症を予防する必要がある。

手術前の看護▶　上肢の手術は，日常生活に支障をきたすことが多い。想定される患部の安静や装具固定，ギプス固定により，手術後の日常生活においてどのような援助が必要になるかをアセスメントし，対処方法を患者とともに考えて工夫していく。

手術後の看護▶　手術後は，疼痛のコントロール，全身状態の管理，神経・循環障害の予防，日常生活動作の自立へ向けた回復訓練を行う。

● アセスメント

(1) 疼痛の有無，部位，程度

(2) 神経・循環障害の有無

(3) 感染の徴候の有無

(4) 関節拘縮の有無

(5) 日常生活動作(ADL)

(6) 心理状態(意欲，不安など)

● 看護目標

(1) 疼痛緩和をはかる。

(2) 神経障害・循環障害，関節拘縮を予防する。

(3) 創感染を予防する。

(4) 安全に日常生活動作を拡大でき，自助具や装具を用いることによって自立できるよう支援する。

● 看護活動

(1) 良肢位の保持と患肢の挙上・固定：医師の指示により，上肢を挙上することがある。臥床時は吊り下げ，起床時は三角巾やアームバンドなどを使用する（▶図6-32）。

(2) 臥床や固定の際には，神経を圧迫しないようにする。

(3) 清潔保持：創部の消毒やガーゼなどのはりかえは，医師の指示に従って行う。創周辺の皮膚の清拭や，ギプスやガーゼを汚染させないための手浴を行う。

(4) 機能回復訓練：血行改善と拘縮予防のため，医師の安静度の指示に従い，安静部位以外の関節拘縮・筋力低下・腱癒着を防ぐよう運動（手指の掌握訓練，肩関節の回旋・挙上訓練）を開始する。

(5) 日常生活動作の援助：患者自身が積極的に動かし，できないことについては援助する。必要に応じて作業療法士と相談し，自助具や装具などを使用して日常生活動作を拡大させる。

④ 体幹（脊椎および脊髄）の手術と看護

体幹の手術としては，神経（脊髄，神経根，馬尾神経など）への圧迫を取り除

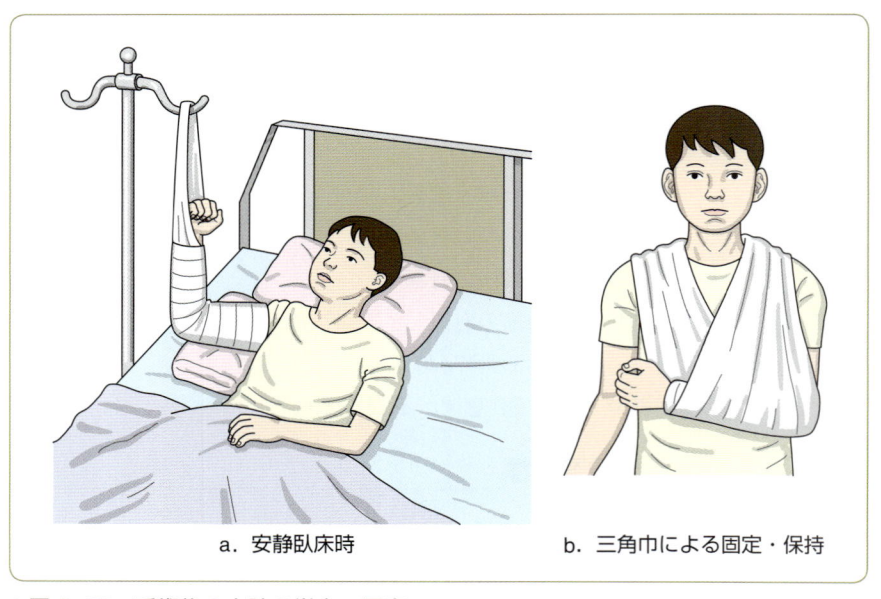

a．安静臥床時　　　　　　　　b．三角巾による固定・保持

▶図6-32　手術後の上肢の挙上・固定

いて症状を緩和する目的で行う除圧術，不安定な椎間の安定性を高める固定術，脊椎の再建や側彎症などの脊椎の変形に対する矯正術が行われる。

突然の事故によって障害を受けた患者の場合，すぐには現状を受け入れられないことも予測できる。また，保存的治療では症状が改善しないために手術にいたる場合もあり，患者の心理的背景を把握したうえで看護にあたることが大切である。

手術前の看護▶ 体幹の手術は，全身麻酔下で行われることが多い。呼吸抑制による肺炎など，呼吸器合併症の予防を徹底する。深呼吸や呼吸訓練器(スーフル®，トリフロー®など)を用いた呼吸訓練や排痰訓練などを実施する必要がある。訓練の必要性を患者に説明して不安の軽減に努める。

手術後の看護▶ 体幹の安静がしいられると日常生活動作が制限されるため，援助が必要となる。排泄介助や食事介助などを行う際には，自尊心を傷つけず，前向きにとり組めるよう，患者ができないことだけを支援し，日常生活動作を拡大していかねばならない。早期離床を促し，廃用症候群，腸管麻痺，褥瘡などの合併症を予防することも重要である。

● アセスメント

(1) 呼吸機能の状態
(2) 感染の徴候の有無
(3) 神経症状の変化
(4) 消化器症状(腸管麻痺など)の有無
(5) 褥瘡の徴候の有無
(6) 筋力低下や関節拘縮の有無・部位・程度

● 看護目標

(1) 創感染を予防する。
(2) 安静や活動低下による筋力低下，呼吸器合併症，関節拘縮，循環障害，起立性低血圧，腸管麻痺を予防する。
(3) 安全に日常生活動作が拡大し，社会復帰できるよう支援する。
(4) 装具(ヘイローベストなど)を用いた矯正などによるボディイメージの変化を受容できるよう支援する。

● 看護活動

(1) 呼吸管理：手術後は，麻酔や鎮痛薬によって呼吸抑制を生じたり，体位変換の制限から痰の喀出が妨げられたりするため，呼吸器系の合併症をおこしやすい。術後早期から呼吸訓練を行う必要がある。室内の乾燥を防ぎ，脱水傾向にならないように水分出納をコントロールし，体位ドレナージを行う。痰を自分で喀出できない場合は吸引を行い，肺炎や無気肺を予防する。

(2) 疼痛コントロール(▶214 ページ)

(3) 体位の工夫：体位ドレナージと合わせ，疼痛が軽減できる安楽な体位となるよう工夫する。

(4) 褥瘡予防(▶227 ページ)

(5) 神経症状の観察(▶221 ページ)

(6) 消化器合併症の予防：脊椎の矯正手術においては，上腸間膜動脈が十二指腸を圧迫して閉塞をおこす場合がある(キャストシンドローム)。食後に腹部膨満感や激しい嘔吐などがみられた場合は，半座位または側臥位にし，十二指腸の圧迫軽減をはかる。また，早期離床を支援し，腸蠕動運動の低下による腸管麻痺を予防することも大切である。

(7) 日常生活動作支援(▶203 ページ)：　ギャッチアップの制限がある場合，思うように動けないストレスと周囲が見えない恐怖心や不安から，ストレスを感じやすい。環境を整え，自分でできることを増やす工夫を患者とともに考えていく。

(8) 臥床から起立歩行への援助：疼痛をコントロールし，医師の指示のもと，まずはベッド上で行えるリハビリテーションを開始する。理学療法士や作業療法士と相談しながら，関節可動域訓練や筋力増強・維持を目ざした運動を実施し，活動範囲を広げていく。起き上がりから座位へ，端座位から立位へ，さらに歩行へと順次拡大できるよう計画をたて，目標達成を目ざす。また，ベッド上でも行える自主訓練を指導し，意欲を高めて早期離床につなげる。

⑤ 下肢(帯)の手術と看護

　　　下肢の手術後は，活動が制限されるためにストレスを生じやすい。患部の安静はまもりながらも，患者が行きたいところに時間をかけずに移動できるよう援助することが必要である。

　　　下肢の手術後は，下肢深部静脈血栓症や肺血栓塞栓症の予防に努める。また，装具や車椅子，杖などを活用しながら，順調に日常生活動作(ADL)が拡大し，社会復帰できるよう支援していく。

手術前の看護▶　手術前の疼痛や機能障害の程度を把握し，手術前後の変化を確認できるようにしておく。

　　　手術後の経過やリハビリテーションについて医師の説明が理解できているかを確認する。また，装具や杖，車椅子などの取り扱いや操作について練習し，下肢の筋力増強や関節拘縮を予防するための訓練の練習をし，不安の軽減をはかる。

手術後の看護▶　股関節の術後においては，医師の指示により，脱臼を予防するために外転位を保持する。これは患者にとって安楽な体位ではないため，できるだけ負担に

ならないようにポジショニングなどの工夫を行う。

　術後は早期離床を促すため，患部の安静をまもりながら荷重をかけずに車椅子に移乗したり(▶210ページ，図6-9)，松葉杖を用いて歩行する。その際には，転倒・転落をおこさないよう十分に注意する。

　人工関節置換術は非常に高い清潔度が要求される外科手術であり，術後感染症を予防するためクリーンルームにおいて手術が行われることが多い。その場合，術後も病棟において感染予防を徹底することが重要である。

● アセスメント

(1) 疼痛がコントロールできているか
(2) 神経・循環障害の有無・程度
(3) 下肢深部静脈血栓症の徴候の有無
(4) 感染徴候の有無
(5) 褥瘡の徴候の有無
(6) 筋力低下や関節拘縮の有無と部位・程度

● 看護目標

(1) 創感染を予防する。
(2) 安静や活動量低下による筋力低下，関節拘縮，循環障害を予防する。
(3) 下肢深部静脈血栓症や肺血栓塞栓症を予防する。
(4) 安全に日常生活動作が拡大し，社会復帰できるよう援助する。

● 看護活動

(1) 医師の指示に合わせ，外転位などの禁止肢位による神経圧迫を避け，そのうえで安楽な肢位を工夫する。
(2) 疼痛コントロール：体位を工夫しても疼痛が緩和されない場合は，医師の指示のもとに鎮痛薬を投与する。
(3) 創感染の予防：ガーゼがはがれたり排泄物などで創が汚染されることがないように注意する。移乗・移動時などにドレーンが抜けないように注意する。創部のガーゼ交換においては，清潔操作を徹底する。
(4) 神経症状の観察：足趾の底屈・背屈ができるか，血流の状態，冷感の有無，麻痺の有無，足背動脈の拍動，腫脹などについて，一定時間ごとに観察する。腓骨神経を圧迫しないよう，下肢の位置や固定しているクッションなどの位置を工夫する。ギプスや装具があたっていないか注意する。
(5) 循環障害の予防：下肢の腫脹や皮膚温の上昇，静脈の走行に沿った疼痛，足関節を背屈させると腓腹筋部に生じる痛み(ホーマンズ徴候)がある場合は，下肢深部静脈血栓症が疑われる。術後早期から足趾の底屈・背屈運動，足関節の底屈・背屈運動を開始し，患者自身で継続して実施できるように

指導するとともに，症状を観察して早期発見に努める。

(6) 褥瘡予防：移乗時の摩擦やずれ，長時間の同一体位，ベッド上での排泄などの状態から，褥瘡のリスクを予測し，予防を徹底していく。

(7) 日常生活動作の支援

(8) 他動・自動運動：どこまで荷重をかけてよいのか，どの関節をどこまで屈伸してよいのかなどを医師に確認しながら，理学療法士と相談して他動・自動運動(足趾・足関節の自動運動，大腿四頭筋訓練，膝伸展下肢挙上訓練など)を行う。

⑥ 四肢の切断術と看護

　交通事故などによる突然の外傷，血管原性疾患や糖尿病，動脈硬化などによる循環障害，悪性腫瘍などにおいて，四肢切断を行う場合がある。患者は手術により身体の一部を失い，歩行や日常生活に支障をきたし，機能的にも形態的にも大きなハンディキャップを負うことになる。患者の心理的動揺は大きく，支援が必要となる状態である。

手術前の看護▶　患者の心理的動揺に対して，医師を中心にチームで協力し，切断の必要性や術後の義肢装着について説明することで，術後がイメージができ，不安を軽減できるように努める。

手術後の看護▶　断端部の管理を行い，合併症を予防し，早期に義肢を装着して活動範囲を拡大できるように支援する。患者が術後のボディイメージに適応し，社会生活に復帰できるよう支援する。

●アセスメント

(1) 創感染や縫合不全，血腫，浮腫の有無

(2) 疼痛の有無・程度

(3) 幻肢や幻肢痛の有無

(4) 近位関節の拘縮や筋力低下の有無

(5) 循環障害の有無

(6) 断端部の状態

(7) 心理状態

●看護目標

(1) 創感染を予防する。

(2) 疼痛緩和をはかる。

(3) 関節拘縮や筋力低下を予防する。

(4) 幻肢や幻肢痛の状態，ボディイメージの変化が受容できるよう支援する。

(5) 義肢訓練などを主体的に実施できるよう支援する。

● 看護活動

(1) 縫合不全・感染の予防：下腿切断端の場合は脛骨前面の筋肉が発達していないため，血行が乏しく癒合が遅れる傾向がある。後出血や血腫も縫合不全の原因になる。局所循環を保つためには，寝具やクッションなどによる圧迫を予防し，医師による安静指示の範囲内で体動を促すことなどが重要である。また，血腫は感染源にもなるため，ドレーンが屈曲していたり，凝血により閉塞していないか，血清滲出液が持続していないかなどを観察する。包帯を交換する際などに清拭を行い，弾性包帯もつねに新しいものを使用し，清潔を維持することも大切である。

(2) 疼痛コントロール：断端痛は，創部の炎症や瘢痕，神経切断後の神経腫が原因でおこる。疼痛緩和のために薬物投与や理学療法などが行われ，痛みが著しい場合には手術的処置が行われる。

(3) 幻肢痛の受け入れへの支援：**幻肢**とは，失われた四肢がまだ存在しているような幻覚をいだくことで，手指・足趾などの末梢部に強く感じられ，下肢よりは上肢に，また上肢の母指側により強く感じられる場合が多い。

　　幻肢痛は幻肢に感じられる痛みで，しびれ感，絞扼感，電撃痛，灼熱痛など，性状にも出現の仕方にも個人差がある。断端の幻肢痛は，睡眠不足や疲労などと関係する場合があり，また切断した事実を受け入れられていない人ほど痛みを感じやすいとされている。

　　幻肢痛のケアとしては，まず幻肢痛の性質や程度，患者の心理状態，生活への影響を把握する。また，患肢の手当てや断端の包帯交換，断端の良肢位保持を患者自身に主体的に行わせるなど，積極的にかかわってもらうことで切断という事実を受け入れられるように導いていく。術前に，義肢や訓練に関する説明を十分行い，一緒に考えるようにして不安を除き，術後の幻視・幻肢痛が重くならないよう支援していくことも大切である。

(4) 拘縮予防：疼痛，切断による残肢の重量の変化，筋力の不均衡などのために，近位関節の**拘縮**がおこりやすい。

　　大腿中央部で切断した場合には，股関節の外転・外旋・屈曲拘縮をおこしやすい。側臥位では屈曲拘縮をおこしやすくなるため，仰臥位か腹臥位とする。長時間の座位や断端の下に枕を置くことは，股関節の屈曲拘縮をまねくため禁止する。断端外側は砂嚢などで固定し，外転・外旋位を補正する。創の圧迫にならない程度の1〜2kgの砂嚢をのせ，股関節を伸展位とする。また，1日に1時間以上は必ず腹臥位にして，股関節の屈曲拘縮を予防する。

　　下腿部の切断では，膝関節の屈曲拘縮をおこしやすい。膝伸展位で副子をあて，またフォームラバー牽引によって屈曲拘縮を予防する。義肢をつけて歩行する場合には，骨盤をつねに水平位で保持することが重要である。

(5) 断端成熟の促進：義肢への適合を早め，早期の社会復帰を目ざすため，断端の成熟を促す。義肢への適合に不適当な皮下脂肪を落とし，やせるべき筋肉が萎縮することで，断端部の形を先の細い円錐形に整えていく必要がある。

　医師・理学療法士と相談しながら断端部を弾性包帯で巻き，包帯を巻いたまま関節運動ができる状態にする。包帯のサイズは，巻く部位の太さに合わせて選ぶ。末梢部から中枢側に行くにしたがって斜めにしながら，ややゆるく近位関節上部まで巻く（▶図6-33）。創が治癒したら，患者自身が包帯を正しく巻けるように指導する。断端部は清潔にし，皮膚の観察と手当てを忘れずに行うよう，入院前から指導する。

(6) 断端部の皮膚のケア：断端創部が治癒していないときは，無菌操作を厳守して感染を予防する。創部が治癒したあとは，1日1回，切断肢全体を石けんを用いて洗浄・清拭し，皮膚を乾燥させ，包帯を巻きかえる。その際，皮膚の発赤，表皮剝離，水疱，浮腫，色素沈着など，異常の有無を観察する。異常がある場合にはすぐに対処する。

(7) 断端の筋力増強：医師と相談しながら，手術後2〜3日目ごろから関節可動域を維持し，筋萎縮を予防する運動を指導する。装具の装着には強い筋力を必要とするため，切断創部が完全に治癒するころには残肢の本格的な筋力増強訓練を開始する。断端部が義肢による機械的圧迫に耐えられるよう，断端部を枕に押しつけたり，マッサージで血行をよくするなどしてかたくしておく必要がある。これらは理学療法士と相談しながら，リハビリテーション以外の時間にも患者が行えるよう指導する。また，松葉杖を用いた歩行や車椅子での移動ができるよう，上肢の筋力増強運動も同時に行う必要がある。

(8) 義肢の処方と義肢使用訓練：手術後4〜8週目ごろに，断端創部の治癒状態や成熟の程度をみながら，義肢装具士・理学療法士・作業療法士・看護師・医療相談員などの協働で義肢について検討し，医師が処方する（▶図6-34）。義肢使用の訓練も，理学療法士・作業療法士・看護師で協働し，訓練が順調に進展するように心理的支援を行うとともに，日常生活や自己管理の方法を指導する。

●義肢装着中の自己管理

(1) 義肢とソケットとの適合をよくし，皮膚を保護するため，断端ソックスを使用する。

(2) ソケットの内側や断端ソックスはつねに清潔にしておく。

(3) 局所違和感や浮腫・チアノーゼ・色素沈着・角化・膿腫などがあることに気づいたら，義肢の使用をすぐに中止して医師や義肢装具士にみてもらう。

(4) 断端部が成熟するとやせが生じ，ソケットとの間にすきまができる。断端部とソケットの適合性を高めるため，医師・理学療法士・作業療法士と相

■断端包帯の巻き方(1)──上腕切断の場合

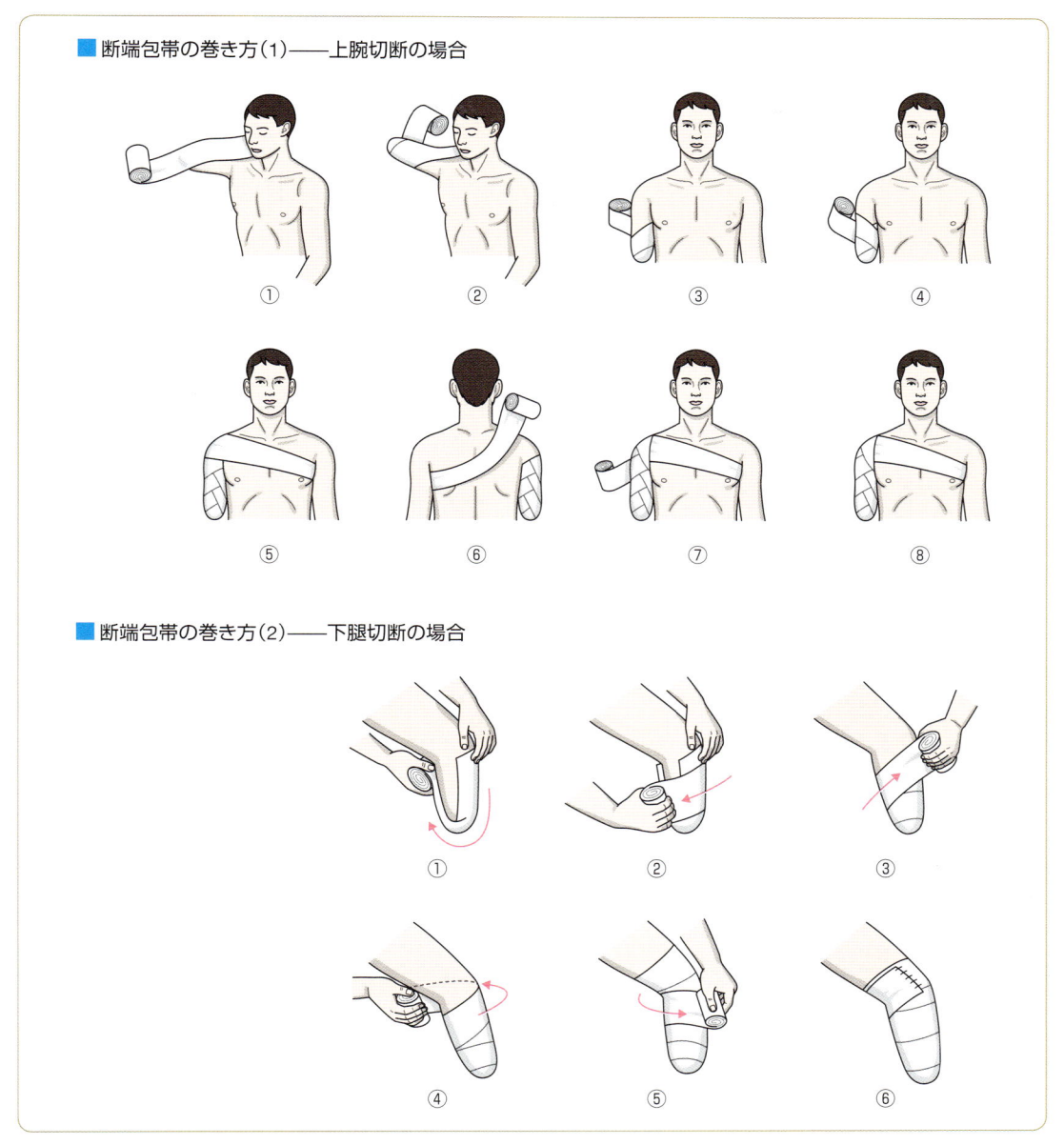

■断端包帯の巻き方(2)──下腿切断の場合

▶図 6-33　断端包帯の巻き方

　　談し，義肢装具士が内張り補修を行う。

(5) 義肢を外す際は，つねに断端部に弾性包帯を巻いておく。

(6) 肥満になると義足にかかる負荷が増え，体動が困難になり，義肢が合わなくなる。肥満に注意して体重をコントロールする。

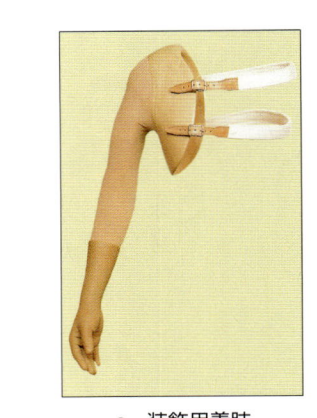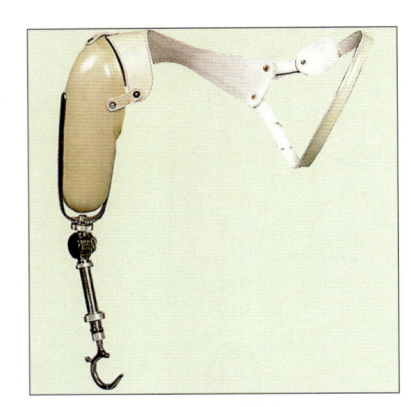

a. 装飾用義肢　　　　　　　　b. 作業用義肢

（資料提供：川村義肢）

▶図6-34　義肢装具

G 疾患をもつ患者の看護

　ここまでは症状と療法を中心として，看護を行ううえでの基本的な知識や心構えを学んできた。この項ではいくつかの疾患を取り上げ，実際の看護の場面でどのように実践していくのかを学習しよう。

① 大腿骨頸部骨折・大腿骨転子部骨折患者の看護

　大腿骨頸部骨折は，大腿骨頸部内側骨折（関節包内骨折）と大腿骨頸部外側骨折（関節包外骨折）に分類され，両者を合わせて大腿骨頸部骨折とよばれてきた。しかしここでは日本整形外科学会診療ガイドラインに従い，大腿骨頸部内側骨折を大腿骨頸部骨折，大腿骨頸部外側骨折を大腿骨転子部骨折とする。

　大腿骨頸部骨折・大腿骨転子部骨折は，高齢者に頻発する骨折である（▶98ページ）。転倒後ただちに起立不能となったような場合には，この骨折が疑われる。股関節部の疼痛を訴え，一般に股関節は外旋位をとり，患肢は短縮して自動運動は不能となる。大腿骨頸部骨折の場合は関節内骨折であるため，腫脹や皮下出血は少ないが，大腿骨転子部骨折の場合は大転子部から殿部にかけて腫脹や皮下出血がみられる。

　大腿骨近位部骨折では発生部位による分類（▶98ページ，図5-9），大腿骨頸部骨折ではガーデン分類（▶99ページ，図5-10）がおもに用いられ，骨折の重症度，年齢，疼痛，全身状態などを考慮したうえで治療法が検討される。とくに高齢

者は長期臥床により認知症の発症や増悪，寝たきりになることもあるため，1日も早く受傷前の生活レベルに戻すことが重要である。そのためにも手術は早期に行われ，合併症の予防も重要である。手術前に安静を目的に牽引療法が行われることもある。

大腿骨頸部骨折の手術療法においては，重症度により骨接合術や人工骨頭置換術が選択されるが，関節包内骨折であること，骨頭栄養血管が損傷されることなどのために，骨接合術後の骨頭壊死や偽関節の発生率が比較的高い。

大腿骨転子部骨折の治療においては，原則として手術療法が選択される。

● アセスメント

局所症状とともに，年齢的要因による全身症状の観察が大切である。

◉ 入院時〜手術前

(1) 骨折部の腫脹や痛みの有無と程度はどうか。

(2) 患肢の短縮と外旋変形はみられるか。

(3) 骨折に伴った合併症はないか。

・血管の損傷：骨折血腫や，隣接した血管の破裂による出血はないか。

・脂肪塞栓：骨折部の骨髄脂肪による脳塞栓・肺塞栓の徴候はないか。

(4) 基礎疾患があるか：高血圧，糖尿病，呼吸器疾患，心・肝・腎疾患，骨粗鬆症などの有無および薬剤使用。

(5) 視覚や聴覚，認知障害はないか。眼鏡や補聴器の使用状況はどうか。

(6) 家庭での生活習慣はどうか，キーパーソンは誰か。

(7) 牽引は正しく行われているか。

◉ 手術後

[1] 術後の全身状態と肢位

(1) 全身状態：体温，呼吸，血圧，経皮的動脈血酸素飽和度，検査データ。

(2) 疼痛の有無と部位：創部痛か，同一体位による圧迫の痛みか。

(3) 尿量(目安は，1時間あたり 1 mL/kg 以上の流出)と水分出納バランス。

(4) 出血，排液ドレーンからの排液量とその性状。

(5) 患肢の肢位と安楽：患肢の良肢位は保持されているか，また患肢は安楽に保たれているか。

[2] 合併症の徴候

(1) 呼吸器合併症：呼吸音，深呼吸はできているか，痰の喀出ができているか。

(2) 腓骨神経麻痺：腓骨頭の圧迫がないか，腓骨神経支配域の運動障害・感覚障害はないか。

(3) 貧血：手術中の出血量と血液検査結果(ヘモグロビン濃度，ヘマトクリット値，赤血球数)はどうか。

(4) 感染：局所の疼痛・発赤・腫脹，CRP(C 反応性タンパク質)の陽性，白血球の増加，手術後 4 日目以降の発熱などはないか。

(5) 静脈血栓塞栓症：疼痛，浮腫，腫脹，表在静脈の怒張，ホーマンズ徴候，ローエンベルグ徴候，手術後1〜2週の呼吸困難，胸痛，SpO_2の低下，冷汗，血圧低下はみられないか。

(6) 術後せん妄：妄想や幻覚といった認知障害，興奮あるいは活動性の低下，異常な言動はみられないか。

(7) 褥瘡：褥瘡好発部位の皮膚の発赤・疼痛はみられないか。

[3] **リハビリテーション**　運動訓練は適切に行われているか，また日常生活作が適切に評価され，退院に備えて準備が進められているか確認する。生活面では，患肢の安静を保ちながら可能な範囲で自立できているか，ニーズの充足状況はどうかを把握する。

● 看護目標

　大腿骨頸部骨折は，転倒など突然の原因によることが多いので，患者のとまどいも大きい。とくに高齢者では全身の機能も低下しているので，機能低下の防止と，臥床に伴う合併症の予防が大切となる。骨折が治癒し，日常生活に復帰できることが，看護の最終的な目標である。

(1) 合併症(呼吸器合併症，術後感染，静脈血栓塞栓症，せん妄，股関節脱臼など)を予防する。

(2) 基本的な生活ニーズが満たされるよう援助する。

(3) 患肢の安静を保持した状態で，日常生活に復帰することができるよう援助する。

● 看護活動

◉手術前および当日

　術後の呼吸器合併症を予防するために，深呼吸や咳嗽などの呼吸訓練を行う。また，懸吊具(トラピース)を用いての上体の起き上がり，上肢・大殿筋・大腿四頭筋などの筋力を保持するための運動訓練を行う。牽引療法を行っている場合は，正しく行われるように援助し，牽引による副作用を防止する。

　人工骨頭置換術によって創部に感染をおこした場合は，敗血症や骨髄炎などの重篤な影響を及ぼすおそれがある。そのため，感染予防に対する注意がとくに重要であり，手術室はバイオクリーンルームが使用される。術前の入浴・シャワー浴が困難な場合は，清拭や陰部洗浄などで清潔にする。手術当日は仰臥位をとるため仙骨部が圧迫されるので，体圧分散型のマットレスを使用して褥瘡予防に努める。

◉手術後

静脈血栓 ▶ 塞栓症の予防　静脈血栓塞栓症を予防するため，術中より健側・患側ともに弾性ストッキングを着用し，間欠的空気圧迫装置(フットポンプ)を使用する(▶図6-35)。

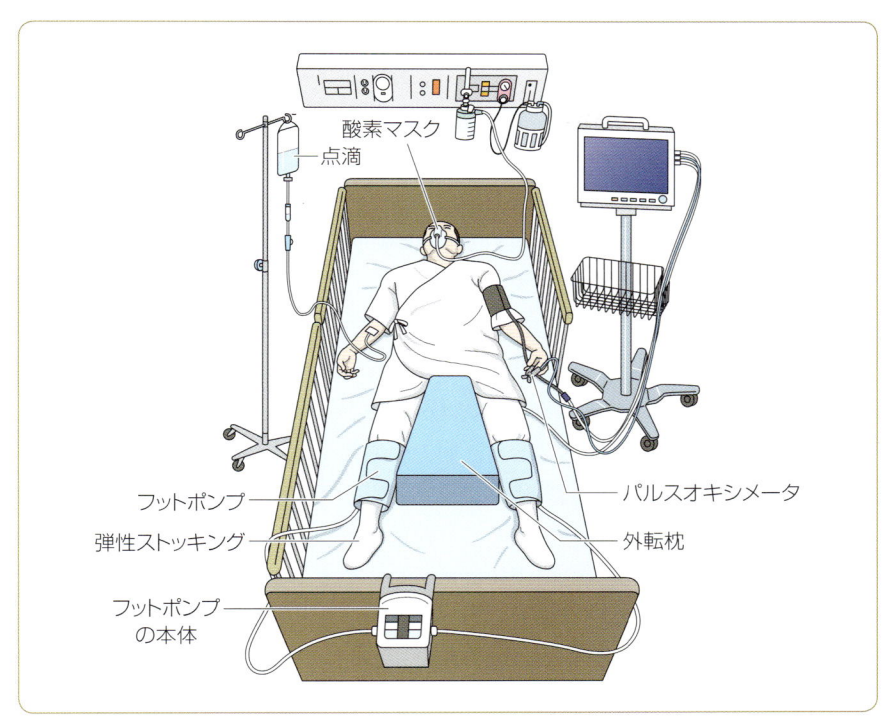

酸素マスク
点滴
フットポンプ
弾性ストッキング
フットポンプ
の本体
パルスオキシメータ
外転枕

▶図6-35　手術後の患者管理

呼吸器合併症の▶　患者が麻酔から覚醒したら，肺炎予防のため低ファウラー位として深呼吸を
予防　　促す。また，吸入麻酔による刺激などで気道内の分泌物が増加した場合にも，
　　　痛みのために痰の喀出を怠りがちとなり，それによって肺の換気能の低下から
　　　気道閉塞による無気肺や，ひいては肺炎をおこすこともある。そのため，1日
　　　に何回かは深呼吸や咳嗽を促し，痰の喀出を促す。必要に応じてネブライザー
　　　を使用する。

術後の疼痛緩和▶　術後の疼痛の有無や程度を観察し，積極的に除痛をはかる。痛みをがまんし
　　　ないよう伝え，適切に鎮痛薬を投与する。

感染の予防▶　吸引式ドレーンを挿入している場合には，排液の量と性状を時間ごとに観察
　　　する。ドレーンは1〜2日後に抜去するが，手術創部は外界と交通しているの
　　　で，不潔にならないように注意する。創部の発赤・腫脹・熱感・疼痛などの炎
　　　症症状の有無や，滲出液の性状も観察する。手術後4〜6日たっても発熱が続
　　　くようなら感染を疑う。

　　　　全身の清潔維持にも心がけ，食事においては良質のタンパク質をとるように
　　　して栄養状態を良好に保つなど，全身状態に対する配慮が必要である。

体位・肢位▶　体圧分散マットを用いて，褥瘡を予防する。肢位は軽度外転・回旋中間位を
　　　保持する。股間には外転枕を置き，内転・内旋位を防止する。大きめの羽根枕
　　　を大腿部と腓腹部に置き，腓骨頭部にあたらないようにする。

　　手術の翌日からは側臥位が許可される。股間には大きな枕を用いて外転位を保持し，脱臼を防ぐ。膝関節は軽度に屈曲させ，股関節部より高く保つ。

　　体位変換時の患肢の保持には医師があたる。側臥位では腰部を後方に引かせ，背部全体にロール枕をあて砂嚢で固定すると，安定した体位が得られる。

　　人工骨頭置換術の場合，股関節脱臼を防ぐために，患肢の肢位に注意する。

運動計画▶　手術後1日目から患側足趾・足関節の自動運動，大腿四頭筋の等尺性収縮運動を開始する。

　　また，術当日より，疼痛がなければベッドの頭側を30度高くすることが許可される。懸吊具を用いた上体の起き上がりや，腹筋運動も指導する。

　　上肢と健側下肢は関節可動域最大限の自動運動から開始させ，徐々に自動抵抗運動へと進め，筋力の増強をはかる。

　　一般的に術後2〜3日程度で車椅子移動の訓練が可能になる。徐々に平行棒や松葉杖による部分荷重歩行訓練へと進める。早期運動・早期離床は，深部静脈血栓症の予防にきわめて重要であり，全身的な予後の面でも効果が大きい。

**口腔内・皮膚の
清潔▶**　高齢者は唾液の分泌が少なく，口腔内の自浄作用が十分でないためよごれがちになり，口腔内細菌が繁殖して，手術後の耳下腺炎や肺炎の誘因になったりする。うがいを十分にし，また毎食後，義歯の食物残渣物を洗い落とすなど，口腔の洗浄について指導する。

　　また，高齢者の皮膚は薄くて乾燥しやすいため，清拭後は保湿剤を使用する。また体温調節機能も低下しているので，清拭後は保温に注意する。創状態がよければシャワー浴が可能となる。

**術後せん妄の
予防と対応▶**　せん妄は治療や術後の回復の妨げとなるため，その予防に努めることが重要である。低酸素症や血圧の低下，電解質異常，感染の合併などが影響しているといわれており，全身状態の観察や管理を行って未然に防ぐことが大切である。また，昼と夜のリズムを整え，テレビやラジオを使用するなど日常生活に近い過ごし方や，コミュニケーション・面会の配慮などによりストレスを緩和する援助も重要である。また，眼鏡や補聴器は早めに装着する。

　　せん妄がおきた場合には，転倒の防止やラインの事故抜去などを予防し，安全に配慮するとともに，薬剤の使用などの対応を行う。

**患者教育と
退院指導▶**　患者には，早期の治癒，早期の日常生活への復帰に向けて，次のような点に注意して指導を行う。

(1) 筋肉と関節組織の回復には長期にわたる毎日の運動訓練が必要であることを説明し，すなわち大殿筋，両側の大腿四頭筋の筋力保持・増強と歩行を励行する。

(2) 体重の増加は関節に負担をかけるので，肥満しないように注意を促す。肥満者には減量のための食事指導をする。

(3) 基礎疾患が併存している場合は，引きつづき治療を受ける必要があることを説明する。

(4) 人工物を挿入した場合には感染予防が重要である。外傷や足白癬などから細菌感染をおこすこともあるため，皮膚を傷つけないように注意する。

(5) 術式が後方アプローチの場合は過屈曲・内転・内旋，前方アプローチの場合は過伸展・内転・外旋で脱臼しやすい。このような禁止肢位をとらないように指導する。

(6) 退院後の外来通院について説明し，再転倒や二次骨折を防ぐよう注意を促す。

(7) 必要に応じて介護保険申請手続きをすすめ，退院後の支援を受けられるような準備をする。

② 腰痛患者の看護

現代人の多くが経験する腰痛は，ふだんの生活や仕事などに影響しやすく，QOL を低下させるものである(▶175 ページ)。腰痛の原因としては，重い物を持つことや姿勢のわるさなどによる腰自体への負担だけでなく，心理・社会的ストレスが重要であることが明らかになってきている。

腰痛のうち，明確な原因疾患がみとめられない腰痛をいわゆる**腰痛症**とよぶ。また，原因の明らかなものを**特異的腰痛**，明らかでないものを**非特異的腰痛**とよぶこともある。特異的腰痛には，腰椎椎間板ヘルニアや腰部脊柱管狭窄症などがある。

1 非特異的腰痛患者の看護

腰痛は，その発症期間により，急性腰痛(発症から 4 週未満)，亜急性腰痛(4 週間以上 3 か月未満)，慢性腰痛(3 か月以上)に分類される。急性から亜急性の腰痛に対しては安静臥床をすすめず，安心感を与えたうえで，痛みをがまんできる範囲において，ふだんどおりに過ごすよう指導することが望ましい。

腰痛の治療法には，薬物療法，温熱療法，運動療法，牽引療法，腰椎コルセットなどがある。腰痛は，急性期を繰り返したり慢性化したりする場合が多いので，予防のための教育指導が重要である。

看護の目標は，患者が腰痛の予防や対策を日常生活で実践し，社会生活に適応できるように援助することである。

● アセスメント

(1) はじめての腰痛なのか，何度か繰り返しているのか。
(2) 腰痛出現のきっかけとなった動作や作業はなにか。
(3) 心理社会的なストレッサーの存在はあるか。
(4) 腰痛に対する恐怖感や過剰な警戒心がないか(恐怖回避思考の有無)。
(5) 薬物療法により腰痛が軽減したか。

（6）骨盤牽引やコルセットの装用により腰痛が軽減したか。

（7）腰痛予防に必要な知識を理解でき，実践できているか。

● 看護目標

（1）腰痛が軽減され，日常生活に復帰できるよう援助する。

（2）腰痛の予防・治療に関する知識をもち，実践できるよう援助する。

● 看護活動

薬物療法▶　痛みが強い場合は，NSAIDs（非ステロイド性抗炎症薬）が使われる。また，筋の緊張異常に対しては筋弛緩薬，長期にわたる腰痛によって精神的に不安定となる場合には抗不安薬や抗うつ薬などが処方されることもある。さらに，慢性腰痛にオピオイドを使用することもある。

　薬物療法においては，疼痛の変化や副作用について観察することが必要である。NSAIDs は胃・十二指腸潰瘍の副作用をおこしやすいので注意する。

牽引療法▶　腰痛に対して，牽引療法が行われることもある（▶249 ページ）。時間，重錘の重さ，患者の姿勢が指示どおり行われているかを確認する。また，得られた効果についても観察する。

コルセットの装着▶　コルセットは，脊椎支持の補助的手段として用いられる。体重の支持や運動の制限，腰痛の再発予防に役だつが，不必要に長期間使用すると体幹の筋力が低下し，筋の萎縮をもたらすこともあるので注意が必要である。装着・使用上の注意点は，腰椎椎間板ヘルニア患者に用いる場合と同じである（▶282 ページ）。

運動療法▶　腰痛の予防には，姿勢や動作に注意するばかりでなく，身体的な強さを身につけることも必要である。腹筋・背筋・殿筋の強化が重要で，とくに背筋の強化訓練は腰痛の予防・治療に効果がある。

生活指導▶　腰痛発症の予防には，生活面での注意が大切である。患者の職業に応じた予防・対策方法も合わせて指導する。

（1）姿勢：立位・座位・臥位における正しい姿勢を理解し，腰痛の誘因となるような無理な姿勢はとらないようにする。

（2）準備体操：運動や仕事の前には，関節や筋肉を柔軟にする準備体操をする。

（3）持ち上げ動作：重量のある物を持ち上げるときは，両足を開いて支持基底面を広くし，腰を曲げず，重心を低くするために膝を折って腰を落とし，荷物を身体に近づけ，筋肉を緊張させ，脚力を利用して挙上するようにする。

（4）作業の軽減：有害作業の回数を減らし，重量物の運搬には機械を利用する。

（5）足場：作業所の足場は，滑りやすかったり不安定だったりしないようにする。

（6）椅子・机：高さや構造を身体に合うように調整する。

（7）作業の短時間化：同じ姿勢を長くとらないように心がけ，同じ姿勢が続い

た場合には軽い体操を行う。

(8) 生活のリズム：適度な運動と休息をうまく組み合わせ，生活にリズムをもたせる。

(9) 精神的ストレスの軽減：音楽，散歩，おしゃべりなどの気晴らしをする。

2 腰椎椎間板ヘルニア患者の看護

腰椎椎間板ヘルニアは，20〜40歳代で活動性の高い男性に多く発症する(▶169ページ)。症状は，重量物の持ち上げやスポーツなどによって急性の腰痛で始まるものと，加齢による椎間板の退行変性で徐々に発症してくるものとがある。

典型的な症状は腰痛と片側の下肢痛であり，運動や労働によって増悪し，安静で軽快する傾向がある。下肢痛は坐骨神経痛であることが多い。また，大きな正中ヘルニアでは両下肢に症状がみられることや，排尿障害が生じることがある。徐々に発症する場合は腰部や殿部，下肢の重苦しい痛みがあらわれ，筋力低下による下垂足によりスリッパが脱げやすい，つまずきやすいなどの症状がみられる。

治療の目的は，ヘルニアによる脊髄や脊髄神経根への圧迫刺激を改善することである。多くの患者では，安静，薬物療法，コルセットの装着，牽引療法などの保存療法によって3か月以内に症状が改善していく。馬尾障害(排尿障害など)のある場合，急激に運動麻痺が生じた場合，保存療法に効果がない場合は手術の適応となる。また，患者の社会的背景を考慮して手術療法を選択することもある。

● アセスメント

患者の最大の苦痛は，腰部の痛みである。痛みは生活にも支障をきたすため，痛みに直接はたらきかけて，軽減することが大切である。さらに，排便・排尿障害がある場合には早急に手術が必要となるため，症状のアセスメントが重要である。治療は保存療法と手術療法が選択されるが，治療の効果や副作用などについてもアセスメントが必要となる。

◉受診時のアセスメント

(1) 疼痛の強さはどの程度か，部位はどこか。

(2) 腰部の筋緊張はどの程度か，姿勢はどうか。

(3) 感覚異常・運動障害の部位と程度はどうか。

(4) 膀胱直腸障害はあるか。

(5) ふだんの生活動作や，職業による特徴的な動作はあるか。

(6) 病気をどう説明されているか，どう受けとめているか。

◉治療時のアセスメント

(1) 治療の目的や治療方針の理解の程度や治療への参加態度はどうか。

(2) 治療による効果とその副作用の有無(出血，感染，頭痛，神経障害)。

(3) 治療による日常生活への影響とニーズの充足状況はどうか(▶手術後のアセスメント：257ページ)。

● 看護目標

(1) 疼痛の自己管理により，社会生活に適応できるよう援助する。

(2) 適度な安静と適度な運動によって，生活を調節できるよう援助する。

● 看護活動

◉ 保存療法時の看護

　腰椎椎間板ヘルニアの治療の基本は保存療法とされており，髄核が脱出したヘルニアは，身体の免疫機構によって自然に消失することが知られている。保存療法に関しては，それぞれの治療法による効果を確認していく必要がある。

安静 ▶　疼痛が強い場合は，安静臥床とする。臥床は，椎間板内圧を下げ，脊椎の前彎を減少させる。それと同時に，神経根と周囲の炎症を抑え，浮腫を緩和し，その結果として脊髄圧迫を減少させる効果がある。

　臥床時には，患者にとって一番らくな体位にする。ただし，疼痛の程度に応じて活動制限を加減し，安静にしすぎないことも重要である。

薬物療法 ▶　急性期の激しい疼痛には，鎮痛薬や非ステロイド性抗炎症薬，または筋弛緩薬の投与が行われる。慢性期や不安症状には，トランキライザーや抗うつ薬が投与されることもある。

　そのほか，硬膜外ブロックや神経根ブロックも行われる。実施後は安静にし，副作用の有無を観察する。当日の入浴は禁止であることを説明する。糖尿病の患者においては，とくに感染に対して注意が必要である。また，抗凝固薬を服用している患者においては出血に注意する。

コルセット ▶　コルセットは，腹圧の上昇による脊椎支持性の強化を目的として用いられるが，疼痛の緩和効果も期待できる。コルセットを用いることで，動きに対して主動筋ではなく拮抗筋がはたらいて，支持・安静の効果をもたらす。

　使用の際には，腹部を支持し，腸骨稜の上で腰部のカーブを適合させて骨盤に固定する。着用時には，適合性と患者の反応に注意する。夜間就寝時には取り外すようにし，筋力低下を防ぐ意味からも1か月程度で完全に取り外す必要がある。内臓の圧迫が長く続くと，内臓の血行障害などの副作用もあらわれるので，患者の訴えに注意しながら観察する。

生活指導 ▶　腰椎前彎位や，椎間板内圧を増加させる体位などは避け，腰に負担のかかりにくい動作や姿勢を指導する。また，急性期症状が軽快したあとは，体幹・下肢の筋力強化や柔軟性を改善する運動を指導する。また，喫煙は椎間板変性の進行に影響することから，喫煙者には禁煙をすすめる。

◉ 手術療法時の看護

保存療法を 3 か月行っても効果が得られず，日常生活に支障をきたす場合，膀胱直腸障害がみられる場合，下垂足などのような著しい筋力低下がある場合は，手術の適応となる。手術の目的は，髄核(ヘルニア)を除去して神経の圧迫をとることである。患者は，手術が痛みをすぐさま軽減してくれるものと期待しがちであるが，これに対しては徐々に改善されるものであることを説明する。

[1] 手術前　術後感染の予防のためにも禁煙は重要であるため，できるだけ早くから禁煙を指導する。少なくとも手術前 30 日前から禁煙することが好ましいとされている。

必要に応じて，手術後の床上生活における食事・排泄動作を想定した訓練を行い，体幹をひねらない体位変換の実施方法も経験しておくとよい。また，術後に使用する予定のコルセットを準備しておく。その他，飲食，入浴・シャワー浴，排便など，術前の準備を行う。

[2] 手術後

肢位・体位の保持▶ 手術後は仰臥位で安静保持とする。この場合，脊椎に捻転が加わっていないことが大切である。

筋の緊張が強い場合は，大腿後面に枕を用いて安楽な肢位をとらせる。膝は軽度に屈曲させ，腓骨頭部に圧迫が加わっていないことを確認する。

疼痛の緩和▶ 手術後 1～2 日間の疼痛は手術による痛みであり，疼痛対策が必要である。同一体位や精神的不安によっても痛みは強まるので，援助が必要である。また手術後は，仙骨部の除圧対策の不適切さや，緊張からくる疲労感なども痛みにつながる。皮膚の局部的圧迫は褥瘡の原因にもなる。

神経・循環障害の予防▶ 脊椎の手術後は，一定時間ごとに下肢の感覚や運動を確認する。下肢の動き，足趾・足関節の運動能力，下肢の皮膚の色，皮膚温，しびれ感の有無やその他の異常感覚の状態などから判断する。また，患部の血腫や浮腫などは，手術後の重要な観察の要点である。

日常生活動作への援助▶ 患者は痛みのために動きが抑制されがちとなるが，積極的に身体を動かすよう促し，独立歩行と日常生活動作の早期自立に向けて援助する。起立性低血圧や膝折れなどの危険性もあるので，そばについて介助が必要である。起立に問題がない場合は，歩行を開始する。歩行の距離は徐々にのばしていく。

コルセットの着用▶ コルセットは下着の上に着用し，着脱は臥位で行う。臥位の場合以外はつねに着用する。コルセットを着用しても，患部の安静を保つために動きすぎや脊椎に捻転の加わる動作は控え，重い物は持たないように指導する。

◉ 退院後の支援

退院にあたっては，退院後も次のような点に留意して自分で機能訓練が実施できるように指導する。定期通院の必要性も説明する。

(1) 腰に負担のかかりにくい動作や姿勢を指導する。

(2) 運動療法が継続できるよう，内容・方法・回数などについて理学療法士と

　　連携して指導する。

(3) コルセット装着の時間などは医師の指示どおり行い，正しく着脱できることを確認する。

(4) 入浴は，筋の緊張を緩和して血行をよくし，炎症の軽減に効果があるので積極的にすすめる。

3　腰部脊柱管狭窄症患者の看護

　脊柱管狭窄症は，加齢や腰椎の疾患による影響で腰部の脊柱管が狭くなり，馬尾や神経根が圧迫されて神経症状を呈する疾患で，中高年以降に多く発症する。罹患率は増加の一途をたどっており，70歳以上の高齢者の50％が罹患するとされている。

　症状として，神経性間欠跛行，下肢の痛み，しびれがみられる。痛みやしびれを完治させることは困難であり，治療はQOLの向上を目ざすために行われることが多い。患者が治療の目的を十分理解し，治療を受けて生活の質を改善していけるような援助が必要となる。

● アセスメント

◉受診時のアセスメント

(1) 疼痛やしびれの有無，部位と程度

(2) 神経性間欠跛行の有無，程度

(3) 直腸膀胱障害の有無

(4) 症状による日常生活への影響

(5) 病気をどう説明されているか，どう受けとめているか

◉治療時のアセスメント

(1) 治療の方法と目的，治療方針の理解の程度

(2) 治療による症状の変化

(3) 治療による副作用の有無

(4) 治療による日常生活への影響とニーズの充足状況はどうか(手術療法におけるアセスメントについては▶257ページを参照)。

● 看護目標

(1) 疼痛が緩和され，社会生活に適応できるよう援助する。

(2) 適度な安静と運動によって，生活を調節できるよう援助する。

● 看護活動

◉保存療法時の看護

ポジショニング▶　脊柱管狭窄症でおこる痛みやしびれは，肢位を工夫することで緩和される。前かがみの姿勢では，靭帯がのばされて脊柱管が広がるため，神経への圧迫が

ゆるんで症状が軽くなる。腹臥位では腰部が後屈して圧迫されるため，仰臥位で膝下に枕を入れる姿勢をすすめる。椅子には深めに座るようにし，高い椅子の場合は足台を用いる。

薬物療法▶ 非ステロイド性抗炎症薬，循環改善薬，神経性疼痛治療薬などの薬物療法が行われる。効果および副作用の観察を行う。硬膜外ブロック，神経根ブロックが行われる場合もある。

コルセット▶ 腰椎椎間板ヘルニアの項を参照のこと（▶282ページ）。

生活指導▶ 立位を長く続けると脊柱管が狭窄しやすいため，家事などを座位で行うといった工夫が必要となる。また，精神的ストレスやうつ状態が症状の悪化につながるため，ストレス解消のための気分転換などをすすめる。

◉ 手術療法時の看護

脊柱管狭窄症の手術は，神経を圧迫している骨を部分的に切除するものである（▶167ページ）。除圧術（椎弓切除術，開窓術）が行われ，必要に応じて固定術を組み合わせた術式で行われる。手術を行っても，症状が完全になくなるわけではないことを患者に説明し，理解してもらう必要がある。術後の離床にはコルセットの装着が必要となる。

手術療法時の看護，患者教育と退院指導は，腰椎椎間板ヘルニアの項目を参照してほしい（▶283ページ）。

③ 脊髄損傷患者の看護

脊髄損傷は主として，交通事故，高所からの転落，スポーツ外傷などの脊椎外傷（骨折・脱臼）に合併して生じる（▶110ページ）。そのほか，脊髄腫瘍，後縦靭帯骨化症，骨髄空洞症などにも合併する。

損傷高位は脊椎骨折の好発部位と関連があり，頸部および胸腰椎移行部に多い。麻痺の程度によって不全麻痺と完全麻痺に分類される。頸髄損傷は四肢麻痺に，胸髄以下は対麻痺となる。麻痺の重症度を判定する方法としては，アメリカ脊髄損傷協会（ASIA）による機能障害尺度（▶表6-8）が広く用いられている。

▶表6-8 ASIA 機能障害尺度

(A)完全	仙髄領域 S_4〜S_5 の知覚・運動ともに完全麻痺
(B)不全	仙髄領域 S_4〜S_5 を含む神経学的レベルより下位に知覚機能のみ残存
(C)不全	神経学的レベルより下位に運動機能は残存しているが，主要筋群の半分以上が筋力3未満
(D)不全	神経学的レベルより下位に運動機能は残存しており，主要筋群の少なくとも半分以上が筋力3以上
(E)正常	知覚・運動ともに正常

脊髄損傷により，運動障害，感覚障害のほか，自律神経の障害，循環動態の障害，排泄障害などを生じる。

　急性期の治療は，脊髄の浮腫に対する薬物療法，脊椎の整復，脊髄の除圧，脊柱の安定化を目的とした手術療法が行われる。その後，理学療法・作業療法を中心に社会復帰に向けて治療が進められる。脊髄損傷患者の予後は，急性期の看護により左右されるといわれる。合併症を最小限にとどめる適切な全身管理が社会復帰のために重要である。

　脊髄損傷高位に基づき，残存する機能を最大限に発揮して自立を獲得させることが看護の目標となる。

● アセスメント

◉ 急性期

(1) 呼吸機能の異常はみられないか：呼吸数，呼吸パターン，呼吸音，SpO_2，血液ガスデータなどから，換気不全の有無を確認する。

(2) 循環動態に異常はみとめられないか：血圧低下や除脈が出現しやすいため，経時的に観察する。

(3) 排尿状態はどうか：脊髄ショック期は尿閉となるため，排尿の有無や尿量を観察する。

(4) 内臓損傷の有無は確認されているか。

(5) 患部の安静と固定状態は適切か。

(6) 損傷の高位とその程度はどうか。

(7) 脊髄の反射は温存されているか。

(8) 皮膚感覚の異常の程度と種類はどうか：感覚脱失，感覚鈍麻，感覚異常。

(9) 腸管麻痺症状や過高熱などの徴候はないか。

(10) 合併症に対する予防対策はとれているか。

(11) 患者と家族が病気についてどのように理解し，受けとめているか。

◉ 回復期から維持期

(1) 発赤などの褥瘡の徴候はみられないか。

(2) 排尿の状況(失禁，残尿量)，膀胱内圧や尿路感染症状など泌尿器系の状況はどうか。

(3) 良肢位は保持されているか。関節可動域の運動訓練は開始されているか。その計画内容は適切か。

(4) 疼痛や痙攣の出現がみとめられるか。その程度はどうか。

(5) 自律神経障害はみられるか(起立性低血圧，体温調節障害，自律神経過反射など)。

(6) 日常生活動作能力の査定に基づいた看護計画の実施に着手しているか：①麻痺肢の自己管理ができる，②効率的な排尿方法が習得できる，③褥瘡をつくらないための方法が習得できる，④損傷高位に応じた日常生活動作が

▶表6-9 ザンコリー分類

グループ	機能髄節レベル	残存運動機能	サブグループ		分類
1)肘屈曲可能群	C_5-C_6	上腕二頭筋, 上腕筋	A. 腕橈骨筋機能なし		C_5A
			B. 腕橈骨筋機能あり		C_5B
2)手関節伸展可能群	C_6-C_7	長・短橈側手根伸筋	A. 手関節背屈力弱い		C_6A
			B. 手関節背屈力強い	I. 円回内筋・橈側手根屈筋・上腕三頭筋の機能なし	C_6B I
				II. 円回内筋機能あり	C_6B II
				III. 円回内筋・橈側手根屈筋・上腕三頭筋の機能あり	C_6B III
3)手指伸展可能群	C_7-C_8	総指伸筋, 小指伸筋, 尺側手根伸筋	A. 尺側指完全伸展可能		C_7A
			B. 全指伸展可能だが母指の伸展が弱い		C_7B
4)手指屈曲可能群	C_8-T_1	固有示指伸筋, 長母指伸筋, 深指屈筋, 尺側手根屈筋	A. 尺側指完全屈曲可能		C_8A
			B. 全指完全屈曲可能	I. 浅指屈筋機能なし	C_8B I
				II. 浅指屈筋機能あり	C_8B II

可能となる，という視点で評価する。評価には，頸髄損傷による麻痺上肢・手指の残像機能に着目した分類であるザンコリー zancolli 分類(▶表6-9)が有用である。

(7) 身体像の変化が受容できているか。

(8) 退院後の家族と患者の役割の変化を理解し，受け入れるための準備ができているか。

(9) 社会生活を営むうえで必要な社会資源の情報を得ているか，活用できているか。

● 看護目標

(1) 脊髄損傷による合併症を予防する。

(2) 残存する機能を最大限に発揮し，社会のなかで自立した生活を送ることができるよう支援する。

● 急性期の看護活動

呼吸管理▶ 横隔膜は第3頸髄(C_3)〜第5頸髄(C_5)の支配を受けているため，頸髄損傷患者では呼吸不全・呼吸筋麻痺となる危険性が高い。まずは不規則呼吸の有無，ついで血液ガス分析の結果から換気不全の有無を確認する必要がある。また，肋間筋麻痺や内臓の膨張が肺の拡張を抑え，横隔膜の運動を制限するため，痰

の排出が不能となるので，挿管や人工換気，酸素療法が必要となる。

脊髄ショック期の管理 ▶ 受傷後の弛緩性麻痺を特徴とする脊髄ショック期には，あらゆる意味で全身の諸機能が不安定である。脊髄ショック期から離脱すると，弛緩性麻痺から痙性麻痺へと移行する。

①**循環状態**　交感神経が遮断されて副交感神経が優位になり，また麻痺領域の血管が拡張するため，低血圧・除脈になりやすい。時間ごとのバイタルサインの観察，血管確保と輸液の管理，必要に応じて心電図モニターが必要になる。

②**尿路管理**　脊髄ショック期には膀胱が弛緩し，また尿意や尿の貯留感もなく自然排尿ができないので，原則として持続的導尿カテーテル留置法がとられる。尿の量・比重・性状・色調・pH などの把握と，尿路感染の予防が必要である。

③**運動・感覚麻痺**　この時期には，損傷髄節以下に弛緩性麻痺と反射の喪失がおきる。完全麻痺や不全麻痺の診断は，脊髄ショック期を離脱してからなされる。

損傷脊髄の安静と固定 ▶ 脊髄の損傷を拡大させないためには，患部の安静と固定が重要である。頸髄を損傷している場合，搬送の際は頸部装具による頸椎外固定を行い，移動の際は脊椎に捻転が加わらないよう，患部を含めて体幹全体を少なくとも4人で均等に支え，まっすぐに保持する必要がある。

骨軟部組織の脊髄圧迫や不安定性などに対する処置としては，保存療法と手術療法がある。

①**保存療法**　脊椎の安定性に問題のないときの固定保持や，整復によって安定性を獲得するまでの安静固定などが目的である。クラッチフィールドやハロー–リングによる頭蓋直達牽引が行われる。

②**手術療法**　手術による脊髄の除圧や固定が目的となる。

消化器症状 ▶ 脊髄損傷では，ステロイド薬の大量使用やストレスによる消化管出血など腹部の異常があっても，麻痺があるために腹痛や筋性防御反応が出現しない。また，麻痺性イレウスが生じることもある。腹部膨満，腸蠕動音の消失などの腸管麻痺症状，血圧・顔色・便の性状などの観察が必要である。

過高熱 ▶ 過高熱は，受傷した脊髄の出血や浮腫が上行して，体温中枢に直接影響を与えるためにおこるといわれている。定期的に体温を観察し，室温の調節，掛けものの調整なども重要である。発熱時は腋窩や鼠径部を氷嚢などで直接冷却し，動脈血の温度を下げる。

褥瘡の予防 ▶ 脊髄損傷の患者では，感覚脱失のために皮膚の痛みが知覚されない，自律神経機能の障害によって末梢血管の反応が低下して皮膚の栄養障害がある，失禁があり皮膚が不潔になりやすい，などの原因によって，とくに褥瘡ができやすいため，予防に対する細心の注意が必要である。褥瘡を防止できるかどうかはひとえに看護の質にかかっており，万全をつくして予防しなければならない。

①**皮膚の清潔維持・循環の促進**　皮膚組織の清潔を維持し，循環を促進する

ために清拭を行う。食事によってタンパク質を十分に補給することが重要である。

②褥瘡好発部位の除圧　頭部，肩甲骨部，仙骨部，足関節外果，踵部などの褥瘡好発部位の観察を行い，圧迫をすみやかに除去することが必要である。体圧分散型のマットレスを使用し，規則的な体位変換を行うことによって，持続的圧迫を回避する。体位変換においては，患者の両側に介助者が立ち，軽く持ち上げて皮膚面をこすらないように行う。体圧測定器を用いて除圧の効果を評価しながら行うとよい。

体圧分散型のマットレスや，圧迫部位がたえず移動するエアーマットレスなどの器具が効果的である。

③褥瘡の処置　褥瘡ができてしまった場合は，圧迫を除去し，細菌感染の防止に努めるとともに，壊死組織を除いて清潔にし，肉芽形成促進のために湿潤な環境を保ち，全身の栄養状態をよくする，などの対応を行い，早期治癒をはかる。

深部静脈血栓症の予防　筋の弛緩による筋ポンプ作用の消失，血管運動神経障害による静脈の拡張，臥床による周囲筋の血管圧迫により，深部静脈血栓症がおこりやすい。受傷後なるべく早期から四肢の関節運動を開始し，早期離床に努める。また弾性ストッキングや間欠的空気圧迫法を用いると効果的である。

損傷高位と看護活動　損傷高位の把握は，合併症の予防，予後への対応などの看護活動の具体化，残存機能を活用する指針づくりの基礎などとして必要である。機能訓練・排泄管理・褥瘡予防などの援助方法の具体化は，損傷高位に応じてはかられる（▶33ページ，図2-12・112ページ）。

そのほか，受傷時または発症時，下肢の運動機能がみられず，また感覚もない場合には，仙髄の反射[1]を調べる。仙髄の反射が温存されていれば，脊髄自体は不全麻痺にとどまっており，筋力や膀胱直腸機能の部分的あるいは全面的な回復の可能性があることを意味する。

● 回復期から維持期の看護活動

急性期を脱して状態が安定したあとも，引きつづき褥瘡の予防，尿路の管理，運動麻痺や痛みなどの問題に取り組む。さらに，残された運動機能を最大限に活用して社会復帰を果たすために，できるだけ早期にリハビリテーションを始める。

また，身体の障害そのものによる問題に加えて，家庭や職場での問題，いかに生きていくかという意欲の問題など，患者の心理的・社会的な問題に対する

---

1)　末梢からの刺激が求心性に伝わって，脊髄の反射中枢の反応がおこるいわゆる脊髄反射の1つで，正常なら仙髄の支配筋である肛門括約筋に反応がみられる。

援助も大切である。

尿路管理▶ 　尿道カテーテルが留置されていると上行性の感染をおこしやすいため，尿の量・性状・pH などの観察が必要である。尿がアルカリ性に傾くと細菌感染をおこしやすく，pH は 5.0〜6.0 の弱酸性であれば適切である。上行性感染は，長期の尿の停滞および尿路感染などから，膀胱・尿管接合部の逆流防止機構が破壊され，膀胱・尿管逆流を生じるためにおこるもので，これによって腎炎を引きおこすことがある。

　また体位変換・早期離床は，尿路結石の予防に効果がある。自力排尿と早期離床ができるだけ早く達成されるように訓練計画をたてる。

尿道瘻の予防▶ 　留置カテーテルの圧迫によって尿道周囲が壊死をおこし，尿道瘻を生じることがある。尿道瘻は，カテーテルの固定方法が不適切な場合，陰茎のなす角部にできることが多い。これを防止するには，陰茎を腹壁または大転子上に持ち上げて固定するとよい（▶図6-36）。固定の位置は毎日変更する。また留置カテーテルは，初期には号数の小さいものを使用し，かたい材質のものは避けるようにする。

排尿の自立▶ 　排尿の方法には，自然排尿，間欠的導尿法，反射性排尿法（男性患者のみ）がある。不全麻痺の場合は，排尿機能が回復して自然排尿となる場合が多い。

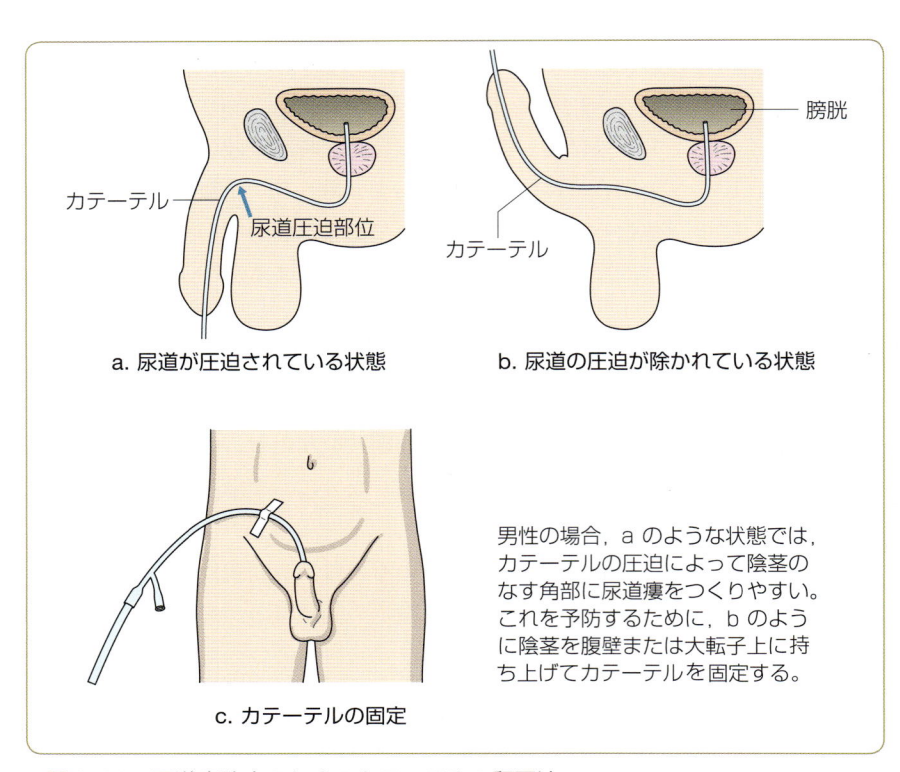

a. 尿道が圧迫されている状態

b. 尿道の圧迫が除かれている状態

c. カテーテルの固定

男性の場合，a のような状態では，カテーテルの圧迫によって陰茎のなす角部に尿道瘻をつくりやすい。これを予防するために，b のように陰茎を腹壁または大転子上に持ち上げてカテーテルを固定する。

▶図6-36　尿道瘻防止のためのカテーテルの留置法

間欠的導尿法は，合併症を予防するために排尿管理の主流となっており，C_6 レベル以下では自己導尿が可能である。適切な導尿のタイミングや回数を決め，清潔に自己導尿を行えるように指導することが必要である。

反射性排尿法とは，仙髄神経が温存されている場合[1]に，下腹部周囲や大腿部などを刺激することによって排尿を促す引きがね現象[2]を利用した方法である。陰茎に集尿器を装着できることが原則となっている。

仙髄神経が損傷されている場合は弛緩性膀胱となり，膀胱に多量の尿がたまる。手圧や腹圧により排出させる方法は，上部尿路障害をおこすリスクが高いため行わない。

排便の管理 ▶ 受傷直後には軟便・泥状便・水様便の失禁があり，その後しだいに便秘に移行するといわれるが，必ずしも一定しない。脊髄ショック期を過ぎ，腸蠕動運動が確認されて食事が開始されたら，規則的な排便習慣をつけるようにする。ただし，最初から自然排便は期待できず，便秘になりやすい。下剤を用いて便のかたさを調整し，マッサージ・坐薬・浣腸などで排便を誘発する。排便の回数など観察し，適切に排便を促しイレウスの予防を行う。なお，坐薬や浣腸を行う際は，後述する自律神経過反射の誘因となることもあるため注意する。

日常生活動作の
習得 ▶ 食事動作，排泄動作，移動動作，更衣・整容動作などについて，完全に自立して行えるのか，装具の使用または他者からの介助があれば自立できるのか，自立に要する介助はどの程度なのかなどをアセスメントし，理学療法士や作業療法士とも協働しながら，目標を設定して訓練を行う。

変形拘縮と機能
訓練 ▶ 麻痺肢の良肢位の保持と関節可動域の保持は，変形拘縮予防の基本である。麻痺肢を保護しながら，残された機能を最大限に活用できるよう進めていく。

関節可動域は1日に2回，各関節の可動域を最大限に正しく他動的に動かすことによって維持できる。理学療法士とともにリハビリテーション計画をたて，実施する。

自律神経障害 ▶ 脊髄の自律神経に対する支配が損なわれるため，起立性低血圧や体温調節障害のみられる場合がある。また，**自律神経過反射**とよばれる，通常 T_6 より高位の脊髄損傷の場合に生じる自律神経の異常反射をおこすことがある。これは，膀胱充満，便秘による腸管の拡張，坐薬や浣腸の使用，尿路感染症，尿路結石などが誘因となり生じるもので，突発性の高血圧，頭痛，徐脈，非麻痺部皮膚の発汗などの症状がみられる。対応としては，考えられる誘因の除去をすみやかに行う。

疼痛と痙攣 ▶ 頻発する痙攣(けいれん)は関節拘縮の原因となり，また痛みを伴うことがある。種類や

---

1) 肛門周囲の感覚があり，肛門括約筋の収縮がみられるときは，仙髄神経が温存されていること，つまり不完全損傷であることを意味する。
2) 叩打などの刺激によって特定の反応・感覚が引きおこされること。

程度はさまざまであるが，しびれ感程度のものを含めると，ほとんどの脊髄損傷患者が痛みを感じているといわれている。

　損傷部位より下位レベル，つまり麻痺領域であるにもかかわらず疼痛をもつ人が7割程度いることが報告されている。なかには，きりで刺されるような痛み，焼け火箸をあてられたような痛みなどと表現される激烈な疼痛もある。脊髄損傷に伴う異常疼痛を理解し，疼痛緩和に努めることが重要である。

リハビリテーション▶　損傷高位によって訓練目標を設定し，社会復帰の計画をたてる。患者が他者に依存しすぎず，また自立を獲得していけるように援助する。

　リハビリテーションは，できるだけ早期から始めることが原則である。拘縮や変形の予防と日常生活動作の維持・拡大のために，足底板による肢位の保持（尖足予防），麻痺肢の関節可動域の運動訓練，残存部の筋力増強運動，自力での体位変換や座位をとる訓練を始める。この段階が過ぎると，車椅子への移動と操作，立位の訓練に移る。身のまわり動作の獲得のために，自助具・副子・装具なども活用する。

　日々の訓練も，計画に基づき，その目的を患者に説明して理解を得ながら進めていく。患者の意見を取り入れた計画を作成することによって，意欲を向上させることができる。

　患者から機能的予後について質問があれば，回復への期待をもたせすぎるような返答はせず，事実を正確に伝えるようにする。状態が落ちつけば，まだできること，これからしなければならないことを説明して認識させ，リハビリテーションに励むように援助していく。

精神的支持▶　身体像の変化が受容できるようになるまでには，時間の経過を必要とする。最初は自分に生じたことが信じられず，否定しようとする気持ちが強くはたらいたり，回復の期待感をもったりする。あるいは，時がたつにつれて事の重大さを知り，反抗的になったり悲嘆に暮れたりする時期がくる。これらの反応は障害を受容していくようになるまでの段階に特徴的なものであり，精神的自立の過程でみられるものである。患者が不安や不満を表出できるように援助していく。

　患者は生涯にわたって障害をもって生活することになり，自立までには家族を含めて多くの人たちの援助を必要とする。退院後の家族と患者の役割の変化をふまえ，家族が患者を受け入れる態勢を考慮して計画をたてる。

● 退院後の支援

　患者およびその家族には，次のような点に留意して指導する。

(1) 麻痺がある限り褥瘡発生の危険は続くので，自分自身で予防できるように指導する。

　　・褥瘡の原因や徴候，好発部位などを理解して，自分で点検する。直接見えない部位は，手鏡を2つ用いるなどの工夫をして観察する。

- 身体はつねに清潔にし，乾いた状態に保つ。
- 同一部位を長時間圧迫しないように習慣づける。

(2) 尿の流れをよくし，結石を予防するために水分を摂取するようすすめ，1日に 2,000 mL 以上の尿量を保つようにする。

(3) 家族に対し，ケアへの参加を促す。ケアを通して，家族が患者を受け入れる心理的準備ができるように支援する。また，ヘルパーや訪問看護の支援を受ける方法についても説明する。

(4) 性機能障害が問題になる場合には，不安を明確化し，必要な知識が得られるように援助する。

(5) 移動機器や自助具・装具の使用，社会資源の活用などに関して，状況を克服するのに有利な情報を提供する（市町村によって異なるが，介護器具については一部または全額補助を受けることができる）。

(6) 必要に応じて，住居の改修や介護機器の購入などを紹介する。

(7) 職場復帰をするための問題について，関係者と調整して解決の方法を講じる。

(8) 医療保険サービス，障害者福祉制度，介護保険制度などの社会資源が活用できるよう，ソーシャルワーカーの相談が受けられるように援助する。

(9) 必要に応じて患者会を紹介し，有益な情報を得たりピアサポートを受けられるように支援する。

④ 骨腫瘍患者の看護

　骨腫瘍は，骨そのものから発生する**原発性骨腫瘍**および**骨腫瘍類似疾患**と，がんの転移などによる**続発性骨腫瘍**に分類される（▶143ページ）。また，**良性骨腫瘍**と**悪性骨腫瘍**に分類される。ここではとくに，悪性骨腫瘍について述べる。

原発性悪性骨腫瘍▶　原発性悪性骨腫瘍の多くは AYA 世代[1]に多く発生し，好発部位は長管骨の骨幹端や骨幹，骨盤などである。悪性骨腫瘍の手術療法は，おもに切除術後に腫瘍用人工関節置換術が行われる。しかし，広範切除が不可能な場合には切断術や離断術が適応となる。化学療法は，術前・術後に複数の薬剤を用い，プロトコール（決められた薬剤の種類・投与量・順序・期間・休薬期間など）に基づいて実施される。腫瘍の種類によっては放射線療法が行われる場合や，手術療法のみが行われる場合もある。

　AYA 世代は，治療期間が就学・就労と重なることによる葛藤が大きい。患者とその家族の心理・社会的状況を理解したうえで，ライフステージに応じた

---

1)　一般的に，15〜30 歳前後の思春期・若年成人を AYA（adolescent and young adult）世代という。

支援と治療環境を整える必要がある。

　悪性骨腫瘍と診断を受けた患者は，治療への不安だけでなく，治療が終了してからも再発の不安をいだきつづける。退院後に自分らしい生活を送ることができるよう，患者どうしのサポートの場を利用することをすすめたり，経済的負担に対する支援に関して情報を提供することも看護の役割である。

続発性骨腫瘍▶　がんの転移などによる続発性骨腫瘍は血行性に生じることが多く，転移部位は，腰椎，胸椎，頸椎，仙骨の順に多い。骨転移は，疼痛，病的骨折，脊髄圧迫，高カルシウム血症などの症状を引きおこす。

　治療は，骨吸収を抑制するビスホスホネートやデノスマブの投与，手術療法，放射線療法，緩和療法などがあり，転移部位や症状により決定される。また，病的骨折を予防するため，装具の装着を行う。疼痛に対しては放射線療法によって効果が得られる場合がある。また，状態に応じて非オピオイド鎮痛薬，オピオイド鎮痛薬の投与を行う。

● アセスメント

　疾患に関する患者の理解の程度や不安の内容，治療に伴う苦痛，合併症，副作用について把握することが必要である。

◉ 入院時

　病気の重大さを知らされた患者とその家族は大きく動揺して，「どうして自分だけがこのような病気になったのか」という思いと，その事実を「信じたくない」と否定しようとする気持ちとが交錯する。患者・家族の理解の程度や不安の内容を把握することが重要である。

観察の要点▶　疾患と患者の病識を中心に観察し，情報を得る。

（1）患部の腫脹・疼痛，腫瘍部の熱感，皮膚の発赤はないか。

（2）病的骨折の有無やその危険性はどうか。

（3）病気や治療方針について医師からどのように説明を受けているか。

（4）患者と家族は病気についてどのように理解しているか。

（5）キーパーソンは誰か。

（6）発達段階と就学・就労状況はどうか。

◉ 化学療法時

　化学療法では，複数の種類で多量の抗がん薬を長期間にわたって繰り返し投与することが多いため，さまざまな副作用が出現し，患者の精神的な負担も大きい（▶表6-10）。副作用には好発時期があるため，時期に合ったアセスメントを行う（▶表6-11）。

観察の要点▶　全身状態や副作用について観察する。

（1）バイタルサイン，検査データ，全身状態 performance status（PS）の観察（▶表6-12）。

（2）治療歴と治療や副作用についての受けとめ方：初回治療か・治療経験があ

▶表 6-10　骨腫瘍の治療でおもに使用される薬剤の副作用

ドキソルビシン塩酸塩（アドリアマイシン）	脱毛，骨髄抑制（白血球減少，血小板減少，赤血球減少），吐きけ・嘔吐，食欲不振，口内炎，心電図異常
メトトレキサート	食欲不振，吐きけ・嘔吐，下痢，ALT・AST 上昇，骨髄抑制（白血球減少，血小板減少），口内炎，発熱，脱毛，腎機能障害 ※尿を経時的に観察し，pH7.0 以上に維持する。尿が酸性に傾くとメトトレキサートの結晶が尿細管に沈着するおそれがある。
シスプラチン	吐きけ・嘔吐，食欲不振，全身倦怠感，脱毛，骨髄抑制（白血球減少，血小板減少，赤血球減少），腎機能障害，高音域の聴力低下・難聴，耳鳴
イホスファミド	食欲不振，吐きけ・嘔吐，骨髄抑制（白血球減少，赤血球減少），出血性膀胱炎，脱毛

▶表 6-11　抗がん薬による副作用の好発時期

出現時期（投与日から）	副作用
治療前〜6 日	予測性の吐きけ・嘔吐
治療当日	血管外漏出，血管炎，過敏症
治療当日，7〜10 日	下痢
2〜7 日	便秘
5〜28 日（7〜14 日が多い）	白血球（好中球）減少
7〜21 日	血小板減少
7 日〜投与中持続	坐瘡様皮疹，脂漏性皮膚炎
10 日前後	脱毛

※副作用にはさまざまな要因が関係するため，上記の出現時期は一般的な目安とする。

▶表 6-12　全身状態（PS）

スコア	定義
0	まったく問題なく活動できる。発症前と同じ日常生活が制限なく行える。
1	肉体的に激しい活動は制限されるが，歩行可能で，軽作業や座っての作業は行うことができる（軽い家事，事務作業など）。
2	歩行可能で，自分の身のまわりのことはすべて可能だが，作業はできない。日中の 50%以上はベッド外で過ごす。
3	限られた自分の身のまわりのことしかできない。日中の 50%以上をベッドか椅子で過ごす。
4	まったく動けない。自分の身のまわりのことはまったくできない。完全にベッドか椅子で過ごす。

（米国 National Cancer Institute web サイト＜ https://ctep.cancer.gov/protocoldevelopment/electronic_applications/docs/ctcv20_4-30-992.pdf ＞＜ 2018-10-17 参照＞による）

るか，治療に関する知識はどうか，治療に対して影響を及ぼす精神的な要因はあるか（不安，イライラなど）。

(3) 副作用はないか。

- 過敏症：アレルギー反応，アナフィラキシー反応，発疹
- 消化器症状：吐きけ・嘔吐，下痢，便秘，口内炎など
- 腎障害：尿量，尿の性状，Cr（血清クレアチニン），Ccr（クレアチニンクリアランス），BUN（血中尿素窒素）
- 骨髄抑制：白血球数，赤血球数，血小板数
- 皮膚障害：脱毛，乾燥性皮膚炎
- 聴力障害：高音域の聴覚障害
- 心筋障害：心電図異常
- その他：全身倦怠感，発熱，電解質異常

◉ **手術療法時**

骨腫瘍の手術療法については，手術療法時の看護を参照してほしい（▶254ページ）。

● 看護目標

骨腫瘍の治療は，腫瘍の種類や進行により，手術療法・化学療法・放射線療法などから単独または複数の方法で行われる。治療による合併症を予防し，患者の苦痛を緩和することがおもな目標となる。

(1) 患者および家族が治療計画を受け入れることができるよう援助する。

(2) 合併症を予防し，副作用による苦痛が最小限となるよう援助する。

(3) 精神的な苦痛が軽減され，治療計画に合わせて社会生活を送ることができるよう援助する。

● 看護活動

骨腫瘍患者は，病気の重大さを知って不安を強めている。看護にあたっては，不安の内容を把握したうえで対応することが大切である。化学療法はプロトコールに従って数回行われ，治療が長期にわたることが多い。安全に治療が行われ，心身の苦痛が最小限ですむよう援助していく。

◉ **入院時**

鎮痛・安静 ▶　入院時にはまず，腫瘍の進行に伴う疼痛の緩和と，病巣部の骨折や疲労を予防するための安静が必要となる。痛みのある場合は鎮痛を行う。患部を安静にし，病変の増悪や合併症を予防する。必要に応じて，上肢は三角巾や副子による固定，下肢は車椅子や松葉杖による支持などを行い，患部への負荷を軽減する。

心理・社会的な援助 ▶　インフォームドコンセントを行うための環境を整え，患者・家族が意思決定していく過程において支援していくことが重要である。患者・家族の理解の程

度や不安の内容を把握し，疑問点があれば解決し，納得して治療が受けられる
よう調整する。患者が子どもの場合には，まず親に病状を説明し，子どもにど
のように説明するかをたずねておくことが多い。

　思春期の患者の場合には，精神的にも発達途上にあるうえ，治療による容貌
の変化，友だちからの孤立，休学，進学の延期などの問題も生じる。

　こうした不安定な状態にある患者を精神的に支える家族の役割はきわめて重
要である。家族の心理的動揺や不安が患者に与える影響は大きいため，家族を
含めて精神的な援助を行うことが大切である。苦痛を心から理解し，あたたか
い思いやりのある言葉をかけ，誠意をもって接することが，患者の闘病意欲を
支える。思春期から青年期の患者では，友人なども家族と同様に精神的な支え
となるため，面会や電話・メールなどができる環境を整えるように配慮するこ
とも有効である。

◉化学療法時

　化学療法の施行にあたっては，まず安全かつ確実に，また安楽に治療が行わ
れることが重要である。抗がん薬による治療は，治療有効域と副作用域が近接
している場合が多く，わずかなミスが患者に不利益を与えてしまう。副作用の
観察と症状軽減のための援助，および合併症の予防を同時に行っていく。

安全な投与の実際 ▶　薬剤の投与に際しては，次の点に注意する。

(1) 抗がん薬の曝露予防：抗がん薬は，細胞毒性，変異原生，発がん性がある
　　ため，取り扱う際は注意が必要である。注射調整時の曝露予防対策として，
　　安全キャビネットを用いることや，閉鎖式接続器具の使用，ガウン・帽
　　子・保護眼鏡・マスク・手袋の着用などを励行する。

(2) 与薬エラーの防止：患者，薬剤，投与量，投与経路，投与順序，投与速度
　　について確認し，正しく行う。薬剤科でミキシングを行った薬剤を使用す
　　る場合も，間違いがないか確認する。

(3) 血管外漏出の予防と対処：薬剤の血管外への漏出は，周囲の組織に発赤，
　　腫脹，疼痛，硬結，びらん，水疱形成，潰瘍，壊死などを引きおこす。組
　　織の傷害の程度は，薬物の種類や量などによる。

　　・血管確保時の注意：柔軟性のある留置針で確実に血管確保を行い，刺入
　　　部が観察しやすいように透明フィルムドレッシング材で確実に固定する。
　　　血流を妨げないように輸液ラインを固定する。

　　・投与中の注意：穿刺部位，滴下状況，疼痛・しびれ感・熱感・腫脹の有
　　　無を観察し，患者には，刺入部の安静をまもること，血管外漏出の症状
　　　がある場合はすみやかに知らせるよう説明する。血管外漏出時には，た
　　　だちに与薬を中止して医師に報告する。

副作用への対応 ▶　治療計画書に基づき，使用する抗がん薬の副作用の種類，出現時期，その対
処方法についてあらかじめ説明する。さらに，注意する点や工夫できる点など
についても助言する。各副作用への対応は以下のとおりである。

①**吐きけ・嘔吐**　吐きけ・嘔吐は身体的な負担のみでなく，精神的にもつらい経験となり，治療継続の困難をまねくことになる。抗がん薬だけでなく，不安や緊張なども影響する。適切に制吐薬を使用し，精神的なケアや生活上の工夫を行うことにより，治療を継続して受けられるように支援する。

病室の環境は清潔でここちよい場所となるようにし，吐きけ・嘔吐を誘発する物を取り除く。吐物を拡散させずにすみやかにかたづけられるように，ディスポーザブルシーツを敷いたり，ガーグルベースンなどの準備を行う。

また，患者が自分自身で予防策や症状出現時の対策がとれるように必要な情報を提供し，不安や緊張感が軽減できるよう支援する。

②**骨髄抑制**　抗がん薬が正常な造血細胞を傷害することで，正常な白血球，赤血球，血小板が減少する。一般的に白血球は薬剤使用後より1〜2週間で最低値となる。白血球数が2,000/μL以下，好中球数が1,000/μL以下になると，感染の頻度が増加するといわれる。うがい・手洗いを心がけ，身体の清潔を保つように心がける。感染の徴候について観察することも重要である（▶表6-13）。感染予防や感染徴候については患者にも説明し，マスクの着用などを指導する。

血小板は投与から7〜10日目ころより低下しはじめ，2〜3週間で値が最も低くなる。血小板の減少は出血傾向につながる。皮下出血，口腔内出血，鼻出血，痔出血などがあるため，転倒や打撲に注意して物理的刺激を避けることや，やわらかめの歯ブラシの使用，鼻を強くかまないこと，排便コントロールを行うことなどを指導する。

赤血球は寿命が長いため，治療から1〜2週間後より徐々に貧血症状があらわれる。貧血の症状に注意し，貧血のある場合は活動量を調整する。

③**脱毛**　脱毛は，ほとんどの抗がん薬の副作用としておこりうる副作用である。抗がん薬使用から2〜3週間で始まるが，一過性・可逆性のものであり，最後の化学療法から3〜6か月程度で発毛が始まることを説明しておく。脱毛について事前に患者に説明し，長い髪はカットし，スカーフやバンダナ，

▶表6-13　感染しやすい部位と症状

部位	症状
口腔	口腔内の発赤・はれ・痛み，歯の痛み
上気道	鼻水，のどのはれ，痛み
肺・気管支	咳，痰，息苦しさ
消化器	腹痛，下痢，吐きけ
肛門	肛門周囲の発赤・はれ・痛み
尿路	尿のにごり，尿意の増加，排尿時痛，残尿感
皮膚	唇や皮膚の痛み，水疱
その他	38℃以上の発熱，寒け，ふるえ，頭痛，関節痛など

キャップ，かつらなどの準備をしておくとよい。脱毛が始まったら，頭皮を保護するとともに，ボディイメージの変容をきたした患者の精神的ケアに努める。ブラッシングやシャンプー時には強い刺激や摩擦を避け，外出時には直射日光や外傷を防ぐために帽子の利用をすすめる。

日常生活の援助 ▶ 入院中のケアについて，次のような点に注意するとともに，セルフケアができるよう患者に説明する。

①**食事** 吐きけ・嘔吐や食欲不振のため，十分な栄養を摂取できない場合がある。また，化学療法により嗜好がかわることもある。食べられるときに少しずつ摂取するようにすすめ，効率よい栄養摂取ができるように栄養補助食品などに関する情報提供も行う。白血球減少時には生ものを避け，加熱した物を摂取する。また，鉄分やタンパク質の多い食品を選び，貧血予防に努める。

②**清潔** 入浴・シャワーで皮膚や陰部・肛門の清潔を保つ。皮膚は乾燥により傷つきやすいため，保湿を行う。頭皮は刺激の少ないシャンプーを使用し，やさしく洗う。口腔内のケアは口腔内感染や上気道感染の予防のために欠かさず行い，やわらかい歯ブラシを用いて口腔内の出血を予防する。

③**排泄** 激しい下痢症状があらわれたときは，脱水状態に注意する。止痢薬・整腸薬で対処するとともに，陰部の清潔保持に努めることも重要である。制吐薬の影響や電解質異常によって腸管運動が低下し，便秘になることもある。食事の工夫や下剤で早めに対応する。

● 手術療法時

腫瘍が広範囲に及び，栄養血管を安全に残すことができない場合や，腫瘍の部分切除では再発の可能性が高い場合には，切断術または離断術が行われる。四肢の一部などを切り離すことを**切断**といい，とくに関節の部分で切り離すことを**離断**という。ここではとくに，切断術・離断術について述べる。

心理的支援 ▶ 切断術・離断術によって四肢の一部を失うことは，患者の将来像の修正を余儀なくされることにつながり，心理的にも大きなダメージを受けることになる。これまで築いてきた人間関係が揺らぐことへの不安をいだくこともある。手術前から患者の心理面の変化を注意深く観察し，感情の表出を促すように心がける。また，家族や友人との面会の時間を十分確保する，電話やメールなどで連絡をとれるようにするなどの配慮をする。同じような手術を受け，義肢を着用しながら生活している人の話を聞く機会を設けることもよい。

術後においても，患者の心理的な反応を注意深く観察する。フィンクの危機理論などが参考になることもある。たとえば，切断・離断後に楽観的な言動が多くみられ明るい表情をしている場合，それが「防御的退行」の段階であり，みまもるべきであること，また防御的退行のあとにみられる「承認」および「適応」というプロセスでは，ボディイメージの変化を受け入れられるように援助すべきであること，などが推測できる。

　ボディイメージの変化を受け入れるためには，家族の支援も重要であるが，家族も心理的に危機状態にある。家族の言動も合わせて観察し，それぞれの感情を傾聴する。

　切断術を受ける患者の看護については270ページを参照してほしい。

● 放射線療法時

　放射線療法を効果的に行うためには，患者が一定の体位を保持することが可能かどうかをアセスメントする必要がある。放射線の照射時間は約10分程度，もしくはさらに長い時間が必要であるため，患者の状態によっては，安楽な体位の工夫や積極的な鎮痛薬の使用が必要な場合もある。

　放射線治療台はかたく，狭く，高い。治療中の環境について事前に説明し，治療台に安全に移乗ができるかどうかも確認する。

　照射する放射線量の増加とともに，皮膚障害などの有害事象が出現する。瘙痒感や疼痛などの有無を観察し，照射部位が締めつけられない衣服を選んだり，こすったりマッサージしないよう注意する。石けんなどを使用する場合も，刺激の少ないものを選ぶよう指導する。

⑤ 関節リウマチ患者の看護

　関節リウマチは，免疫機構の異常により生じる全身の炎症性疾患である（▶132ページ）。おもな症状は，関節の腫脹・疼痛・変形であり，ほかに貧血，微熱，全身倦怠感などの全身症状もみられる。成人期の女性に多く発症することが知られている。

　関節機能の低下は家事や仕事など日常生活全般に影響を及ぼすため，薬物療法により炎症や痛みを抑え，リハビリテーションにより日常生活のための運動機能を保持することが治療と看護の目的となる。また，状態によっては滑膜切除術や，関節形成術などの機能再建術といった手術療法が行われることがある。現在そしてこれからの生活の質を保つことができるよう，患者が治療を適切に受けられるよう援助し，生活上の援助も行っていく。

● アセスメント

◉受診時のアセスメント
（1）全身症状：全身倦怠感，食欲不振，体重減少，貧血など
（2）関節の症状：疼痛，腫脹，朝のこわばり，変形など
（3）検査データ：CRP，赤沈，リウマトイド因子，画像検査など
（4）症状の日常生活への影響

◉治療開始後のアセスメント
（1）疾患の理解と受けとめかた

(2) 治療への参加状況：服薬状況，リハビリテーションの実施状況

(3) 治療の効果と副作用

(4) 関節の機能と日常生活への影響

● 看護目標

(1) 疾患の特徴と治療方法を理解し，治療にのぞむことができる。

(2) 症状を抑え，日常生活への影響を最小限にすることができる。

(3) 治療上の副作用を早期に発見することができる。

● 看護活動

◉ 薬物療法

　関節リウマチの治療に用いられる薬には，非ステロイド性抗炎症薬，ステロイド薬，抗リウマチ薬，生物学的製剤がある。

メトトレキサート▶　関節リウマチの薬物療法では，メトトレキサートが中心となっている（▶135ページ）。メトトレキサートによる副作用を予防するために葉酸製剤を併用する場合には，葉酸製剤をメトトレキサート服用最終日の翌日または翌々日から服用する。治療にあたっては，服用方法と副作用（汎血球減少症，間質性肺炎，感染症，リンパ節腫脹，肝機能障害，吐きけ，頭痛，口内炎など）について指導する必要がある。

生物学的製剤▶　生物学的製剤は皮下注射または点滴静脈内注射で投与される。医師の指示に従い確実に投与する。生物学的製剤は強力な免疫抑制作用をもつため，感染症をおこしやすい。急性の発熱，咳，息苦しさなどの異常があれば，ただちに主治医へ連絡する。点滴剤の場合は投与時反応（発熱・頭痛・発疹など），皮下注製剤の場合は注射部位の局所反応（発赤・腫脹など）に注意する。

◉ 手術療法

　滑膜切除術は，関節鏡を用いた低侵襲の術式で行われる（鏡視下滑膜切除術）。そのほか，手関節形成術，股関節や膝関節の人工関節置換手術などが行われる。ここではとくに注意が必要となる人工関節置換手術における看護のポイントについて述べる。

術前のポイント▶　齲歯や歯周病などがあると，口腔内の細菌から置換した部位に感染する危険性があるため，あらかじめ治療しておく必要がある。

　人工関節置換手術ではある程度の出血が予測されるため，自己血輸血のために貯血を行うことがある。鉄剤の内服や食事指導などを行い，貧血の予防に努める。

術中・術後の▶ ポイント　感染を予防するため，手術はクリーンルームで行われる。また，感染予防のために抗菌薬が投与される。長期的な感染予防をはかるため，齲歯や歯周病，白癬などの予防に努めることも重要である。

　人工関節置換術は，静脈血栓塞栓症を生じるリスクが高い手術であるため，

とくに予防に努める（▶220ページ）。また，人工関節は，ゆるみ，破損，摩耗をおこすことがあるため，定期的に受診するよう指導する。

　人工股関節全置換術後は，股関節の脱臼をおこさないよう肢位に注意することが重要である。術後は，軽度外転，回旋中間位を保つ。脱臼をおこしやすい肢位は外科進入法により異なり，これらの肢位を避けて日常生活を送るように退院指導を行う。

(1) 後方・後側方進入の場合　→　屈曲・内転・内旋で後方脱臼しやすい

(2) 前方・前側方進入の場合　→　伸展・内転・外旋で前方脱臼しやすい

　人工膝関節置換術後は，クッションなどを用いて患肢を挙上する。また，術後しばらくはニーブレイス(膝装具)で伸展位を保ち，持続的他動運動装置(CPM)による可動域訓練が開始される。

◉リハビリテーション

　関節機能を保つため，運動療法や作業療法が行われる。疼痛や炎症が強い場合には疼痛の鎮静と変形の予防を行うことに加え，安静による関節の拘縮や筋力低下を防ぐために，関節を保護しながら生活のなかで手足を使うことが中心となる。疼痛が落ち着いている場合には，関節の動きや筋力を回復させるための運動療法を行う。

◉自助具

　装具により関節を保護したり，自助具により日常生活の動作をたすけることも必要である。自助具は，関節を保護し，日常生活の自立をたすけて QOL の向上につなげるものであり，手指の機能を補うもの，手の届く範囲を広げるものなどさまざまな種類のものがある（▶図6-37）。

◉患者教育

(1) 患者が関節リウマチの症状や治療方法，経過を理解できるようにする。

(2) 治療のために薬物の正しい投与が必要であることや，薬物の副作用について説明する。

(3) 関節だけでなく全身の症状が出現するため，睡眠を十分とり，疲れを感じたら休むようにすすめる。

(4) 生物学的製剤などによる免疫抑制のため，感染症の予防が重要である。手洗い・うがい・マスクの着用を必ず行い，休養を十分とるなど体調管理が必要であることを説明する。

(5) 関節を冷やすことで疼痛が強くなることがあるため，関節部位の保温に留意するよう説明する。

(6) 関節可動域訓練や筋力訓練の必要性を説明し，適切な運動療法ができるよう指導する。

(7) 自助具や装具の使用方法について指導する。

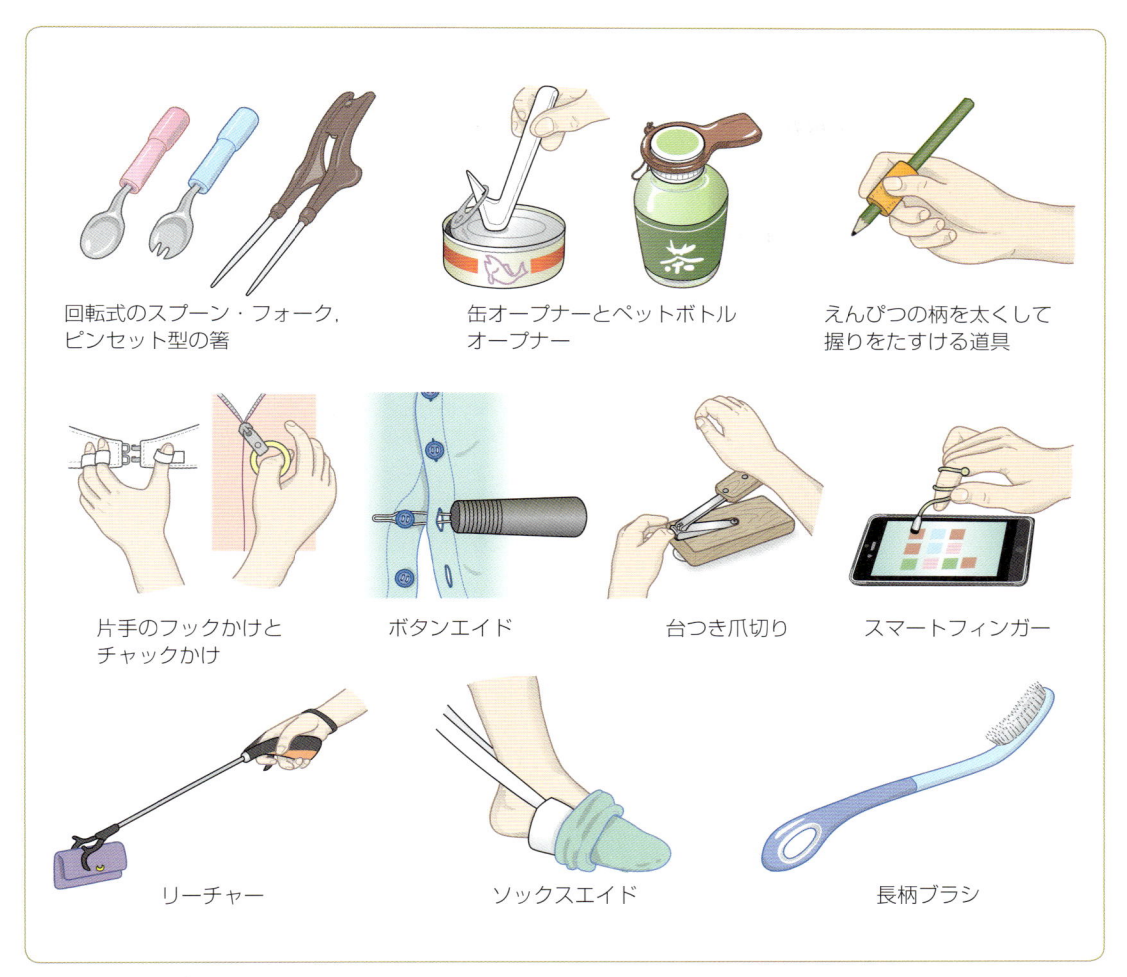

▶図6-37　自助具

ゼミナール
復習と課題

❶ 大腿骨骨幹部骨折患者と関節リウマチ患者では，治療と看護の経過にどのような違いがあるだろうか。

❷ 仰臥位，腹臥位，側臥位，端坐位における看護のポイントはなにか。

❸ 廃用症候群を防ぐためには，どのような看護が重要となるか。

❹ 区画症候群とはどのような状態か。また急性区画症候群の「5P のサイン」とはどのような徴候か。

❺ 橈骨神経麻痺，正中神経麻痺，尺骨神経麻痺，腓骨神経麻痺では，それぞれどのような特徴的な肢位がみられるか。

❻ 出血性ショックの危険性が高いのは，どのような外傷か。

❼ ギプス固定中の患者に対して，どのような点を観察すべきか。

❽ 介達牽引と直達牽引とはどのような違いがあるか。

❾ 術後の深部静脈血栓症を予防するためには，どのような看護が必要か。

❿ 四肢切断術後に幻肢痛がみられる場合，どのような看護が必要か。

⓫ 脊髄損傷患者とその家族に対して，退院後にはどのような支援が必要か。

⓬ 骨腫瘍患者に対して化学療法を行う際に，注意すべきポイントはなにか。

⓭ 人工股関節全置換術の術後の肢位について，注意すべき点はなにか。

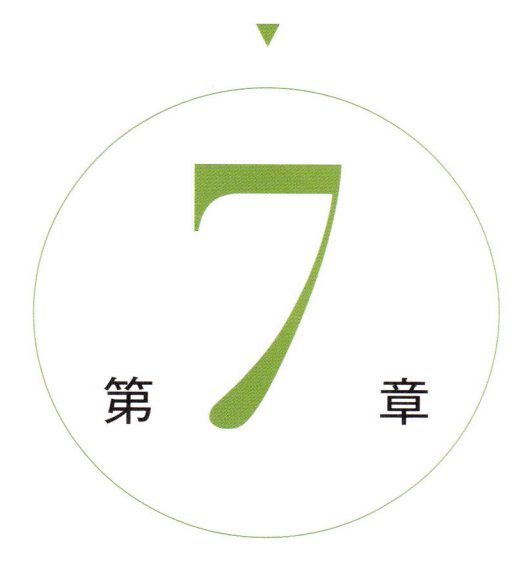

運動器

第 7 章

事例による
看護過程の展開

A 大腿骨頸部骨折による人工骨頭置換術後の患者の看護

① 患者についての情報

■ 患者のプロフィール

- 患者：C さん（64 歳，女性）
- 診断名：左大腿骨頸部骨折，骨粗鬆症
- 術式：左大腿骨人工骨頭置換術
- 身体所見：身長 160 cm，体重 65 kg
- 職業：茶道家
- 家族構成：夫（66 歳）と夫の母（86 歳）と 3 人暮らし，夫の母も茶人
- 性格：まじめで仕事熱心，義理の母にはふだんから落ちついて行動するようにとよく言われる。楽しみは愛犬（プードル）の散歩であり，毎日夕方に出かけている。

② 入院までの生活状況

- 食事：好き嫌いはなく，1 日 3 食を規則正しく食べている。健康診断で骨粗鬆症を指摘されたときから，乳製品を多くとるよう心がけている。
- 排泄：排尿は 6〜7 回/日，排便は 1 回/2 日，洋式トイレを使用している。
- 嗜好：コーヒーが好きで 1 日に最低 2 杯は飲む習慣がある。
- 入浴：毎日入っている。浴槽に入る前に正座して髪と身体を洗う。
- 活動：職業がら，着物を着て活動する。週に 4 日，茶道をお弟子さんに教えている。

③ 入院から手術までの経過

　食生活には気をつかっており，健康診断で骨粗鬆症を指摘されるまでは病院にかかったことがなかった。50 歳で閉経となり，その時期に受けた健康診断をきっかけに近所の内科にかかり，骨粗鬆症の内服治療（ビタミン D_3 製剤）が開始された。内服薬の継続と定期的な骨密度測定が必要と指導されていたが，内服薬がなくなってもすぐには受診せず，服薬を中止している期間もあった。自宅玄関で転倒して大腿骨頸部骨折を生じ，その日のうちに人工骨頭置換術を受けた。

④ 術後の経過

　全身麻酔および硬膜外麻酔下で，左大腿骨人工骨頭置換術を施行した。手術時間は 90 分，麻酔から覚醒後に帰室し，外転を保持するために三角枕を使用して安静臥床となった。硬膜外カテーテル留置，点滴ルート確保，関節内へのドレーン留置，バルーンカテーテル留置が行われていた。

> **✓チェックポイント**
>
> ☐ 術後の痛みの状態はどうか。
>
> ☐ ドレーン留置による感染の危険性はどうか。
>
> ☐ 安静臥床とすることにより，神経障害や深部静脈血栓症などを引きおこす可能性はないか。

② 看護過程の展開

1 アセスメント

● 全身状態

(1) 覚醒状態：麻酔からは完全に覚醒している。

(2) 体温：37.3℃，脈拍：80 回/分，呼吸数：23 回/分，血圧：120/84 mmHg。

(3) 出血状態：出血 100 mL。

(4) 疼痛：患部の痛みはない。挿管による軽度の咽頭痛があるが，痛みどめの必要はない程度である。

(5) 患肢の保持：臥位では，下肢が外旋しやすく，腓骨頭の圧迫による腓骨神経麻痺の危険性がある。左股関節の外転位の保持状態と回旋中間位の腓骨保持状態，神経圧迫症状に注意して観察する。

(6) ドレーン管理：関節内にはドレーンが留置され，体内には人工物が挿入されていることから，関節内に感染がおきやすい。初期の感染は人工骨頭の再置換にもつながるため，感染徴候には十分注意して観察する。

(7) 下肢の運動：術後安静のため，患者自身が下肢の筋運動を制限している。静脈血栓塞栓症を予防することを目的として，弾性ストッキングの着用と間欠的空気圧迫法を帰室直後から行っている。また，医師の安静の指示の範囲で，左下肢以外の自動運動と左足趾・左足関節の屈伸，痛みのない範囲で左大腿四頭筋の等尺性収縮運動を行うようすすめている。術後 12 日前後までは静脈血栓塞栓症を発症する危険性が高いため，発熱の有無や両下肢の浮腫の有無，ホーマンズ徴候(▶81 ページ)の有無の観察を行い予防に努める。

(8) 人工骨頭置換術のあとは，脱臼をおこす危険性が高い。人工骨頭の設置角度，軟部組織の温存や修復の程度，過去の手術の既往などが関連する。Cさんの場合は手術の経過に問題がなかった。術後の脱臼予防肢位については術前より説明し，術後の安静臥床期間は外転枕などを使用し他動的に体位変換する。早期離床・ADL の拡大に合わせて，動作を具体的に指導す

る。どこまで荷重をかけてよいのか，屈伸をしてよいのかなどについて，医師の指示を確認し，理学療法士と相談して他動・自動運動を行う。

● 生活像

手術当日は，排泄・整容・清潔の援助を床上で行った。麻酔の影響がなくなったのち端座位から始め，離床を進めた。手術翌日には離床，車椅子乗車，免荷歩行と進め，自立歩行までは患肢のリハビリテーションが重要であることを共有した。

そのつどADLに合わせた生活動作のへの援助が必要であり，退院後は茶道家として着物で正座をすることが多いため，禁忌肢位を理解し，日常生活において脱臼を予防できるように十分注意する必要があることを指導した。

● 人間像

Cさんはは受傷後すぐに手術となり，医師から手術の説明を受けてすぐ，同意して手術にのぞんだ。現在は手術が無事にすんでほっとしたところであり，手術後の経過や合併症予防については，自分の身におこっていることだと認識しはじめたところである。

2 看護問題の明確化

アセスメントの結果から，次の看護問題を明らかにした。

#1 手術後の痛みが出現する可能性がある。
#2 手術後の安静臥位により腓骨神経障害をおこす可能性がある。
#3 手術後，関節内のドレーン留置により，感染をおこす可能性がある。
#4 静脈血栓塞栓症をおこす危険性がある。
#5 安静により患肢の自動運動が制限される。
#6 二次的合併症（脱臼）をおこす可能性がある。

3 看護目標と看護計画

#1 手術後の痛みが出現する可能性がある。

看護目標▶ 痛みが緩和され，早期に離床できるよう支援する（手術後3日間）。

看護計画▶ (1) OP（観察計画）：痛みの部位・程度・性質・持続時間，表情と言動，創の状態（血液滲出の有無や皮膚の色，ドレーンバッグの内容），枕のあて方，患部への部分的な圧迫の有無，硬膜外ドレーンの管理状態，硬膜外麻酔は指示量が投与されているか。

(2) TP（援助計画）：医師の指示による鎮痛対策の実施と効果の確認，患肢の肢位の補正（枕により患肢の安定性をはかり，患肢の部分的な圧迫の除去を行う）。

(3) EP（教育計画）：手術直後の患部の痛みは，一定期間感じられるものであ

る。痛みをがまんする必要はなく，異常の早期発見・早期離床のためにも無理せず訴えるように伝える。褥瘡予防のためにも，長時間の同一体位は避ける。また，脱臼予防のため，手術後の体位変換は外転枕などを使用して苦痛が最小になるよう看護師が行うことを伝える。

#2 手術後の安静臥位により腓骨神経障害をおこす可能性がある。

看護目標▶ 左下肢の不良肢位による感覚・運動障害を予防する（手術後3日間）。

看護計画▶ (1) OP：左下肢の外転・回旋中間位が保持されているか，腓骨頭部が免荷されているか，拇趾周辺や第1・2足趾間の感覚は正常か，左拇趾の伸展・左足関節の屈曲はできるか，足背動脈は触れるか，良肢位が保持されて定期的に体位変換が行われているか。

(2) TP：左下肢の肢位を補正する（左下肢の外側と足関節外側などにクッションをあてる）。時間ごとに症状の有無を確認する。患者自身にも症状を理解させ，しびれや痛み・麻痺の徴候の有無を自分で確認させる。

(3) EP：左下肢を外旋させると腓骨神経が腓骨頭によって圧迫されて神経障害をおこして歩行障害につながるため，外旋位を避ける必要性があることや，特異的な症状として，母趾周辺の感覚異常と母趾の背屈・足関節の背屈の障害があることについて指導する。

#3 手術後，関節内のドレーン留置により，感染をおこす可能性がある。

看護目標▶ 異常の早期発見に努め，創感染を予防する（手術後10日間）。

看護計画▶ (1) OP：発熱・疼痛の有無，創部・ドレーン刺入部の皮膚の状態（発赤，腫脹，熱感の有無），全身状態，薬物の副作用の有無。

(2) TP：無菌操作による患部処置，皮膚の清潔保持，指示による抗菌薬の正しい投与，ステロイド薬の正しい投与，排泄物で創汚染がないように清潔の保持，移乗・移動時にドレーンが抜けないように注意する。

(3) EP：患者が創部やドレーン刺入部に触れないこと，晩期感染の予防も含めた皮膚の清潔，衛生，全身の健康管理の重要性や，ステロイド薬使用による副作用・注意事項について説明する。また，ドレーンが抜けないような移乗・移動の方法について指導する。

#4 静脈血栓塞栓症をおこす危険性がある。

看護目標▶ 静脈血栓塞栓症を予防する（手術後14日間）。

看護計画▶ (1) OP：発熱，血圧低下，乳酸脱水素酵素（LDH）の上昇，動脈血酸素分圧（PaO_2の低下），ホーマンズ徴候の有無，胸痛の有無，呼吸異常の有無。

(2) TP：バイタルサインの変化に注目し，正しい弾性ストッキングの着用，間欠的空気圧迫法による管理，早期離床と運動を行う。また，足趾の屈伸運動，足関節の屈伸・筋肉の収縮運動をすすめる。深部静脈血栓症の徴候

がみられた場合は，ヘパリンの静脈内注射，抗菌薬の投与などの治療が開始される。運動は中止し，安静臥床となる。弾性包帯で下肢末梢から圧迫包帯を行い，慎重な経過観察を行う。

(3) EP：術後1〜2週間後におきうる症状について説明し，バイタルサインの正確な測定の必要性を説明する。体調不良の際には運動を控えて様子をみるように指導する。

#5 安静により患肢の自動運動が制限される。

看護目標▶ 床上で可能な自動運動ができ，スムーズに離床できるよう援助する。

看護計画▶ (1) OP：患部の痛みの程度，患部以外の関節可動域や筋力の確認，両上肢・右下肢の筋力維持・増強運動の内容と頻度，患側の母趾・足関節の自動屈伸運動の内容と頻度，大腿四頭筋運動の内容と頻度，それぞれの運動への意欲，離床動作と車椅子操作の状態。

(2) TP：痛みの有無や程度，リハビリテーションへの意欲をみながら，端座位から徐々に床上運動へと進めていく。同時に，肩関節・肘関節の可動域運動，上肢の筋力維持・増強運動，プッシュアップを行う。車椅子への移乗や歩行器の練習(左下肢の可動と体重免荷は指示による)も並行して行う。

(3) EP：荷重については，実際に体重計に乗って許容範囲を感覚で覚えてもらう。運動は疲れを残さない程度に，指示の程度をまもって無理はしないように伝える。

#6 二次的合併症(脱臼)をおこす可能性がある。

看護目標▶ 脱臼肢位を理解し，安全にADLを拡大できるよう援助する(手術後3週間)。

看護計画▶ (1) OP：痛みの有無や程度，医師による安静度や禁忌肢位の指示(術式，軟部組織の温存や修復の程度がリスクに影響する)，両下肢の各関節の可動域や各筋力の評価，日常生活動作において脱臼をおこしやすい肢位をとっていないか(▶図7-1)。

(2) TP：安静臥床の時期における体位変換は，左股関節が内転・内旋しないよう，下肢の間に枕を挟んで良肢位を保ちながら，看護師2名で行う。離床については，医師による安静度の指示にそって，理学療法士と相談しながらADLを拡大する。

(3) EP：手術後の脱臼は，筋力が回復し，軟部組織が安定するまでの術後3週間以内に多い。手術前にはなにげなく行っていた日常生活動作のなかにも，脱臼をおこしやすい動作が含まれていることを説明し，その動作や肢位をとらずに日常生活を送ることができるよう練習する(睡眠時の体位，寝返りの際の蹴り足，靴をはく動作，正座でのお辞儀など)。日常生活動作で脱臼をおこしやすいものについては，具体的にイメージできるようパンフレットなどを活用する。手術後3か月以降になると，軟部組織が修

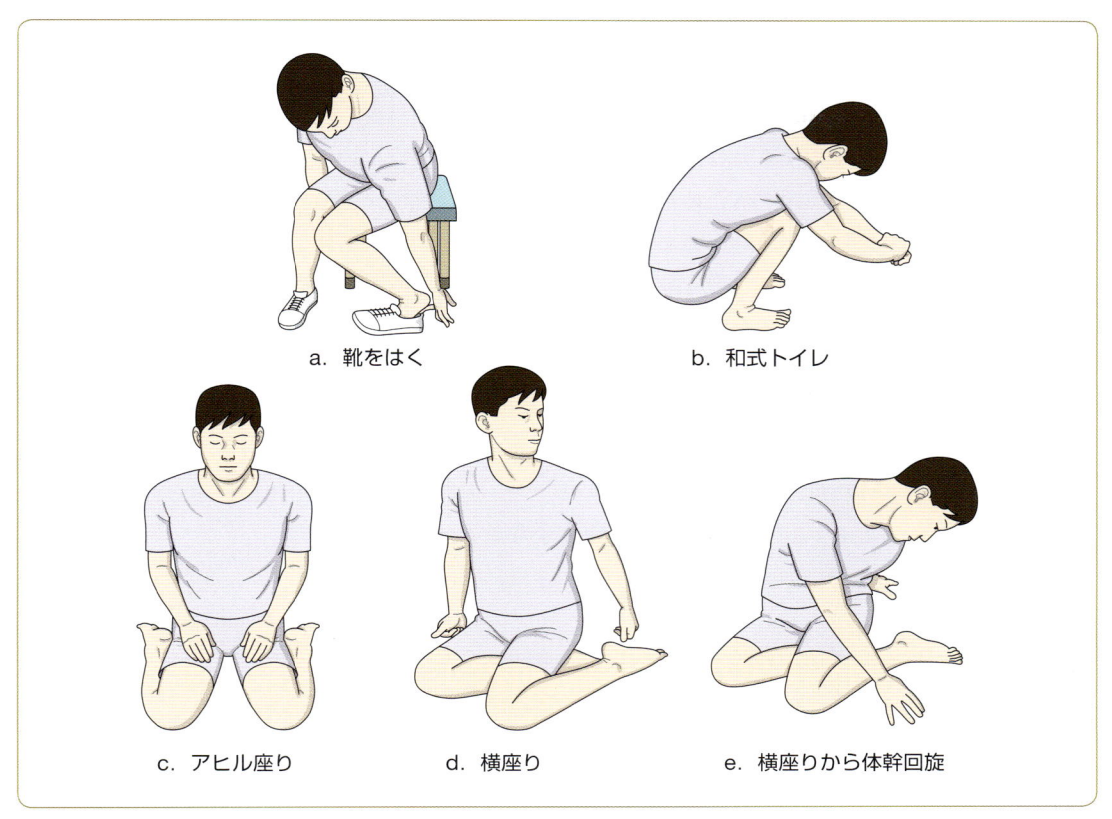

a. 靴をはく　　　　　　　　　　b. 和式トイレ

c. アヒル座り　　　　　　d. 横座り　　　　　　e. 横座りから体幹回旋

▶図 7-1　脱臼をおこしやすい肢位

復されて筋力も増強することから脱臼の危険性は下がるが，永続的に注意すべき肢位もあることを説明する(和式トイレ，アヒル座り，横座りなど)。

4　実施と評価

#1 手術後の痛みが出現する可能性がある。

実施▶　術後 1 日目に硬膜外カテーテルを抜去して点滴にて鎮痛薬を投与し，2 日目からは内服薬を用いた。患肢の熱感と腫脹に対しては，クーリングを行うことで軽減することができた。全体的に通常の経過であり，術翌日には車椅子に乗車できた。動きが加わる際には痛みの訴えが聞かれたが，鎮痛薬の点滴を追加するほどではなく，内服薬で調整することができた。

評価▶　手術後の痛みは，術翌日をピークとして軽快していった。動きが加わると痛みを生じたが，離床や ADL 拡大に支障がない程度に除痛することができた。

#2 手術後の安静臥位により腓骨神経障害をおこす可能性がある。

実施▶　手術後 2 日目の夜，患肢が外旋しがちとなり，何度も補正が必要となった。軽度の感覚障害(1・2 趾間のしびれ)がみられたため，腓骨頭部を免荷して経

過観察を行ったところ，3日目以降は自分で下肢を持って肢位を補正し，自己管理できるようになった。

評価▶ 　臥位では，下肢が自然に外旋する。この外旋を予防して，外転・回旋中間位を維持するには，患肢が外側に倒れないように補正することが必要となる。夜間は熟睡するため補正がくずれがちになるが，肢位を適宜確認していくことが予防のポイントである。自分で動けない時期や手術後の痛みがある時期，腫脹のある時期は最も危険である。Cさんは2日目の夜間にしびれが出現したが，明け方には改善でき，腓骨神経傷害を予防することができた。

#3 手術後，関節内のドレーン留置により，感染をおこす可能性がある。

実施▶ 　関節内のドレーンは，術後48時間で抜去された。関節局部の熱感はあったが，腫脹はクーリングで軽減した。血性の関節液の流出はなかった。創部・ドレーン刺入部の局所の炎症症状はなく経過した。

評価▶ 　感染徴候はみられず，初期感染は予防された。

#4 静脈血栓塞栓症をおこす危険性がある。

実施▶ 　術直後から，バイタルサインの測定，深部静脈血栓症の徴候の注意深い観察，弾性ストッキングの着用，間欠的空気圧迫法の管理を行うとともに，早期離床に向けた運動を進めた。深部静脈血栓症は手術から1～2週間後におきやすいということを患者に伝え，患者とともに継続的な観察を行い，予防に努めた。

評価▶ 　早期離床と運動訓練が順調に進み，深部静脈血栓症の徴候もなく経過した。

#5 安静により患肢の自動運動が制限される。

実施▶ 　手術の翌日から端座位になり，上肢の関節可動域運動とプッシュアップが順調に進んだ。患肢への全荷重が許可されたが，自然と左下肢には体重をかけない片足立ちになっていた。「不安，こわい」という声が聞かれたが，すぐに支えられる位置に介助者がいることを伝え，安心できるようはかった。何度か立位訓練を繰り返し行い，立位を経由して車椅子へ移乗することができた。ベッドサイド立位，車椅子移動，歩行器歩行と順調に進んだ。

　運動後に大腿四頭筋や腰部のはりを感じることはあったが，痛みはなかった。関節可動域訓練，筋力増強訓練，歩行訓練は痛みが出ない程度に徐々に進められ，歩行は自立できた。

評価▶ 　手術後のリハビリテーションは，予定どおり順調に進んだ。

#6 二次的合併症（脱臼）をおこす可能性がある。

実施▶ 　手術当日から翌日の朝までは，看護師2名が2時間おきに三角枕やクッション類を使用して，左下肢が上になるような側臥位・仰臥位・半側臥位を繰り返しながら体位変換を行った。手術翌日から端座位になり，患肢への全荷重

が許可された。ベッドサイド立位，車椅子移動，歩行器歩行と順調に進み，関節可動域訓練・筋力増強訓練・歩行訓練は痛みがでない程度に徐々に進められ，歩行は自立できた。

パンフレットを参考にしながら，脱臼がおこりやすい禁忌肢位や，手術前になにげなく行っていた日常生活動作における脱臼をおこしやすい動作を確認した。Cさんにとっては，起き上がりの際に患肢を内側にひねる動作，靴をはく動作，物を拾う動作(立位・座位)が，生活のうえで多く発生する注意が必要となる動作であるということを共有し，内旋しない動作ができるように練習した。物を拾う際はマジックハンドの利用を促した。浴室での洗体や洗髪の際には，お風呂用の椅子を用いることとした。

茶道家としての活動再開に向けては，正座でのお辞儀などは手術後3か月以降に行えるようになること，それ以降は脱臼の危険が低下するものの，和式トイレ，アヒル座り，横座りなどの永続的に注意すべき肢位があることを説明した。「うちには洋式トイレしかないし，最近は外でも和式トイレは見なくなったわね」「正座から立ち上がる際に前かがみになるし，横座りにもなってしまうから，仕事の再開は慎重に考えて，外来で主治医と相談しながらになるわね」などの発言があり，この状況を自分自身のこととしてとらえ，考える姿勢がみられた。

評価▶ 入院中の脱臼を予防することができた。退院後も脱臼をおこす可能性があるため，筋力増強運動を継続し，禁忌肢位をとらないよう指導をした。茶道家としての復帰のタイミングは外来へ引き継いだ。

③ 退院時の指導

脱臼予防▶ 脱臼予防に努める。日常生活における注意に加え，茶道家としての所作には禁忌肢位が多く含まれるため，外来で医師の許可を得たあとも，正座でのお辞儀や横座りは禁忌し，正座からの立ち上がりにも十分に注意する。あわてるとつい習慣がでてしまうため，落ち着いて行動するよう注意する。

運動の継続▶ 脱臼の予防や再転倒の防止のため，両下肢の関節可動域運動と筋力増強運動を継続して行う。毎日の犬の散歩も筋力増強運動になるためすすめるが，犬のとっさの行動に引っぱられることがないよう，十分に気をつけて行う。

骨粗鬆症の治療▶ 骨粗鬆症の治療を継続して内服薬を自己判断せずに飲む，カルシウムを摂取する(1日800mg以上)，カフェインの摂取を控える，日光浴を推進するなど，生活習慣の見直しを行う。

関節の状態の確認▶ 人工骨頭置換術により人工物を挿入したことで，感染などのトラブルを生じる可能性がある。定期受診の重要性を理解してもらい，左股関節の痛みや異常を感じた際には外来を受診するよう伝える。

まとめ

　C さんには骨粗鬆症があり，転倒すると骨折しやすい状態にあったが，それまで病院にはかかったことがなく健康だと思っていた。しかし，転倒によって大腿骨頸部骨折となり，その当日に大腿骨人工骨頭置換術を受けることとなったため，手術前に，術後の経過や合併症について十分に説明を受けられていない状態であった。

　手術直後の経過は良好であり，術後の早期離床や合併症予防については，手術翌日に説明しながら実践していくこととなった。術後の経過も早期離床も順調な経過をたどり，目標は達成されて退院した。

　大腿骨頸部骨折における大腿骨人工骨頭置換術では，入院中も退院後も日常生活動作のなかに脱臼をおこしやすい肢位や動作が含まれているため，入院前の生活を十分に聞きとり，術後の経過に加え，退院後の生活動作や生活環境(家屋の構造)の評価，それらの改善に向けた指導を理学療法士と協力・分担して整えていくことが重要である。

　入院直後から患者の自立・社会復帰に向けた支援を開始していると理解し，入院中の経過と指導内容，達成の程度といった情報について，外来や，場合によっては回復期リハビリテーション病棟につなぐことも非常に重要である。

B｜脊髄損傷患者の退院支援・調整

① 患者についての情報

■ 患者のプロフィール

- 患者：D さん(32 歳，男性)
- 診断名：重症脊髄損傷(第 7 頸髄)
- 術式：頸椎前方固定術
- 身体所見：身長 175 cm　体重 61 kg
- 職業：IT 関係会社社長
- 家族構成：妻 29 歳，娘 3 歳，息子 8 か月の 4 人暮らし
- 性格：自分なりのこだわりがある。

２ 入院までの生活状況

- 食事：朝食はとらず，1日2食。昼食は会社の近くで外食。夕食は20～21時ごろに帰宅して食べるか，接待などで外食も多かった。好き嫌いあり，生野菜は好きではない。
- 排泄：排尿は5～6回/日，排便は1回/1～2日
- 嗜好：コーヒーをよく飲んでいた。家では毎朝ドリップコーヒーを1杯，職場では缶コーヒーを3～4本飲む。タバコも1日1箱吸っていた。
- 入浴：毎日入浴，朝シャワー。
- 活動：友人とたちあげたIT関連の会社で遅くまで働いていた。趣味は自転車，ドライブ，キャンプ。学生時代はサッカーをやっていた。男の子が生まれたので一緒にサッカーをするのが楽しみだと話していた。半年くらい前から健康を気づかい自転車通勤をしはじめた。

３ 入院までの経過

　自転車で通勤中，交差点で自動車と接触した。1m程度飛ばされ，転倒して頭部を強打し，救急搬送された。ヘルメットをしていたため頭部外傷はなかったが，脊髄損傷(第7頸髄)のため緊急手術となった。

４ 術後の経過

● 術直後

　全身麻酔で頸椎前方固定術を実施した。術後2日目，呼吸不全のため気管切開術を行った。5Lの酸素吸入を行っていたが，徐々に減量して術後5日目に酸素吸入を中止した。

　気管切開後から絶飲食となり輸液を開始，術後6日目より経鼻カテーテルを留置して経管栄養の注入を開始した。気管切開をしているため，胃瘻(いろう)の造設をすすめられた。

　入院時に膀胱留置カテーテルを留置した。排便は3日おきに浣腸と摘便処置にてややかたい鶏卵2個分の排便あり。

　術後4日目に褥瘡形成あり(真皮までの欠損あり)，洗浄と被覆材による保護を行い，体圧分散マットレス・車椅子用クッションを使用した。車椅子への乗車は看護師の介助で行い，ベッド臥床時には2時間おきの体位変換ができるようになったことで完治した。

　ベッドアップすると血圧低下がみられたため，終始ベッド上で過ごした。

● 回復期リハビリテーション病棟への転院

　リハビリテーションを1日40分実施していたが，術後21日目に集中リハビリテーションを目的として回復期リハビリテーション病棟に転院した。リハビリテーションが1日180分となり，理学療法だけでなく，作業療法と言語聴覚士による嚥下訓練も開始となった。

　リクライニング車椅子への乗車が開始され，血圧変動をみながら頭部30度から徐々に挙上する座位訓練を看護師が毎日行った。血圧が安定し，回復期リハビリテーション病棟への入院15日目，普通型車椅子で座位を保持できるようになった。長下肢装具をつけて歩行訓練を行っているが，「歩けるようになるのは

むずかしいでしょう」と説明されている。

　呼吸状態は安定していたため，気管切開チューブを徐々に簡易的なものに変更し，入院 10 日目に抜管。経管栄養注入していたが，嚥下訓練を開始し，徐々に食形態を変更し，嚥下食を 3 食，柄つきフォークで自力摂取できできるようになり，入院 16 日目で経管栄養は中止。入院 25 日目で常食が摂取できるようになった。

　食事摂取と整容は車椅子乗車を介助すれば自分で行える。移乗，移動，更衣，入浴は介助を要する。

　入院 1 か月経過し，面談時に患者も家族も車椅子でいいから自宅に帰りたいと話された。

✓チェックポイント

☐ 第 7 頸髄損傷という状態からは，どのような機能喪失あるいは残存機能が予想されるか。

☐ 患者と家族の心理状態をどのようにアセスメントしていくべきか。

☐ 退院して自宅で生活する場合，入院時と異なる点はなにか。

☐ 退院によって，患者と家族の生活はどのように変化すると予想されるか。また，どのような生活を希望しているか。

☐ 家族の介護疲労対策をどのように考えていくか。

② 看護過程の展開

　D さんの残存する機能を最大限に発揮することで，健康管理や日常生活動作が自立した生活を送ることができるようになり，社会復帰することを目ざした支援が重要となる。D さんのできない点に目を向けるのではなく，どう工夫すれば，またどのようなサポートがあれば D さんが自立して生活できるかを考えていかなければならない。D さんとその家族と何度も話し合い，信頼関係を構築し，目標を共有して目標達成に向けてともに取り組んでいく必要がある。その際には，看護師だけではなく，医師，理学療法士，作業療法士，言語聴覚士，社会福祉士，薬剤師，管理栄養士などチームによって，アセスメントやアプローチを強化していく。

1 アセスメント

● 身体像

嚥下・呼吸機能▶ 嚥下障害と呼吸状態は，入院1か月間の集中リハビリ訓練によって改善した。今後も誤嚥予防と呼吸管理を継続していけるように患者指導を行う。

日常生活動作▶ Dさんが入院前の生活で1日をどのように過ごしていたのか，朝おきてから1日なにをしていたのかをアセスメントしていく。起居，座位保持，車椅子への移乗，トイレなどの行きたい場所への移動，洗面や整髪などの整容動作，口腔ケア，食事摂取，更衣，トイレ動作，入浴動作などのそれぞれについて，なぜできないのか・どのように工夫すればできるようになるかを考える。

Dさんは，起居と座位保持を行えるようになった。ベッド上の臥位で更衣も行える。車椅子に移乗できるようになれば，整容や口腔ケア，フォークでの食事摂取が可能となる。退院を目ざして車椅子や洋式トイレ，浴室内での移乗・移動，また屋内だけでなく屋外でも車椅子での移動ができるように目ざしていく時期である（『系統看護学講座 リハビリテーション看護』参照）。自宅は分譲マンション，職場はビルの1室にある事務所で，どちらにもエレベーターが設置されている。

褥瘡▶ 運動麻痺のため思うように身体を動かすことができず，移乗動作時のこすれ，長時間の同一体位や圧迫，皮膚の蒸れにより褥瘡の発生が予測される。さらに，感覚障害のために早期発見できない可能性もある。褥瘡予防を徹底し，栄養管理やスキンケアを継続していけるよう指導を行う。

全身管理▶ 脊髄損傷では，呼吸障害や運動麻痺，感覚障害だけでなく，循環器障害や神経因性膀胱，膀胱直腸障害なども呈するため，全身管理が必要である。Dさんの場合には，神経因性膀胱と膀胱直腸障害について考えなければならない。

神経因性膀胱・膀胱直腸障害▶ Dさんは膀胱排尿筋が麻痺しているため，随意的に排尿することができない。医師からは，残尿が400 mL以上になったら導尿するよう指示があった。日中はトイレで排尿し，就寝前と起床時に間欠的導尿を介助している。

排便については，腹圧をかけられないため，便性状をやや軟便になるよう下剤を用いて調整し，3日おきに座薬を入れて排便を促している。退院後は在宅で，復職後は職場や外出先でもセルフケアを行えることを目ざしていく必要がある。

痙縮・腱反射亢進・疼痛▶ 上位運動ニューロン（錐体路）の障害により，運動麻痺だけでなく，痙縮（けいしゅく）や腱反射亢進が生じる場合が多い。また，筋・骨格・神経障害性疼痛もおこりうる。痙縮や腱反射亢進，疼痛が日常生活に支障をきたすことも予測されるため，うまく付き合い管理していく方法を考えることも重要である。

発達段階による悩み▶ Dさんとのかかわりにおいては，退院直後だけでなく，Dさんの目標が子どもの成長に合わせて変化していくことなどを予測しながらかかわっていく。

また，患者の発達段階によっては性に関する悩みや不安への援助も必要となる。プライバシーを確保し，Dさんが悩みを相談できるような関係性を構築していく。

● 生活像

　患者の多くは自宅に帰ることを願うものである。障害をかかえながら自宅で過ごす方法を考えるには，家族構成，キーパーソン，介助者，役割や仕事，経済状況，生活環境(自宅，周辺地域，職場や学校など)についてアセスメントしていく必要がある。

役割▶ 　社会復帰に向けて，Dさんが父親という役割をどのように担っていくか，友人や地域とどうかかわっていくかなどについて，本人と家族が話し合えるように看護師が仲介し，実現に向けた目標をともに話し合って取り組んでいく。

仕事▶ 　IT関連会社の社長という役割を再開するにはどのような業務が求められるのかを検討し，復帰の目標をたて，通勤方法を検討する。また，徐々に復帰できるように本人や職場と話し合い，出勤時間や勤務時間，業務内容の検討，職場の環境の確認や改善を提案していくことも看護師の重要な役割である。

2　看護問題の明確化

　アセスメントの結果から，次の看護問題を明らかにした。

#1 手指の変形，上肢の麻痺や筋力低下，機能障害のため，日常生活動作において支援が必要である。

#2 自宅退院に向けて，車椅子で生活を送る準備が整っていない。

3　看護目標と看護計画

#1 手指の変形，上肢の麻痺や筋力低下，機能障害のため，日常生活動作において支援が必要である。

看護目標▶ (1)移乗・車椅子駆動を自立して行うことができるよう支援する。

(2)排尿セルフケアを獲得できるよう支援する。

(3)排便をコントロールできるよう支援する。

(4)更衣動作や入浴動作を自立して行うことができるよう支援する。

(5)自力でのヒップアップによって褥瘡を予防することができるよう支援する。

(6)痙縮・痛みの緩和をはかる。

看護計画▶ **[1]移乗・車椅子駆動を自立して行うことができるよう支援する。**

OP(観察計画)：座位のバランス(どういうときに姿勢が崩れやすいのか)を確認する。関節可動域の制限や筋力低下がどこの部位に・どういう姿勢や動作にみられるのか観察する。

TP(援助計画)：ベッドから車椅子，車椅子から洋式トイレへ移乗ができるよう，福祉用具の選択と移乗の練習を行う。ベッドからトイレと洗面所までの車

椅子駆動を練習する。

EP（教育計画）：転倒転落予防について，座位のバランス，下肢の位置の工夫，車椅子の

設置場所などについて指導する。

[2] 排尿セルフケアを獲得できるよう支援する。

OP：排泄日誌をつけ，排尿パターンを把握する（排尿した時間，尿意の有無，尿の性状と量）。自分で行える日常生活動作はなにか，どのような環境調整や自助具があれば自分で行えるのかなど，状態を把握する。

TP：洋式トイレでの座位保持，座位での下着とズボンの上げ下げの練習を行う。

EP：転倒転落予防について，座位のバランス，下肢の位置の工夫，車椅子の設置場所の工夫などについて指導する。また，自己導尿の手技，尿の破棄法，物品の管理方法・購入方法についても指導する。

[3] 排便をコントロールできるよう支援する。

OP：排泄日誌をつけ，排便パターンを把握する（排便した時間，便意の有無，失禁，便の性状と量）。1日の水分量，食事摂取量と食事の内容を把握する。血圧変動の有無を確認する。抗コリン薬やベンゾジアゼピン系抗不安薬，抗がん薬，鉄剤，制吐薬など，便秘になりやすい薬剤の内服状況を把握する。

TP：離床を促し，座位時間や活動時間を増やす。水溶性食物繊維や乳酸菌などの発酵食品の摂取を増やす。トイレへ誘導し，座位での排便ができるよう，便座に座って前傾姿勢を維持できるよう工夫する。便性状が固い場合は，やや軟便になるよう内服薬でのコントロールを行う。排便がない場合は，座薬を自分で使用する練習を行いながら投与する。

EP：排便をコントロールするため，水分の確保，食事，薬剤での調整，腹部マッサージなどについて指導する。

[4] 更衣動作や入浴動作を自立して行うことができるよう支援する。

OP：入浴や更衣動作をどこまで自分でできるのか，どのような環境調整や自助具があれば自分で行えるのかなど，状態を把握する。

TP：衣服，靴下，靴の脱ぎはきの練習と福祉用具の選択を行う。自宅での生活を想定して，準備するところから着がえたあとの衣服をどこに置くかまで，患者・家族と検討する。また，脱衣所から浴室への移動方法や浴槽への出入り方法を検討し，福祉用具を選択する。入浴動作の練習，浴室の温度調整やお湯をためるなどの準備，必要物品の準備，転倒につながらないような環境整備などを行う。

EP：介助が必要な動作を明確にし，入浴動作や更衣動作には転倒リスクがあることを家族に指導する。

[5] 自力でのヒップアップによって褥瘡を予防することができるよう支援する。

OP：褥瘡好発部位を観察する。同一体位となる時間の長さと時間帯，体幹の

筋力，座位の安定性を確認する。

TP：筋肉トレーニング，ベッド上や車椅子でのヒップアップ練習を行う。毎日シャワー浴か清拭と陰部洗浄を行い，清潔を保持する。

EP：30分おきにヒップアップして除圧するよう指導する。家族にも褥瘡好発部位について説明し，皮膚の観察ができるよう指導する。

[6] 痙縮・痛みの緩和をはかる。

OP：痙縮がおこる部位と程度，痛みの部位と程度，痙縮と痛みの原因，痙縮によるADL低下，痛みによる不眠や食欲低下の有無を観察する。

TP：ポジショニングを整える。必要に応じて鎮痛薬を投与する。

EP：痙縮がおきた際には転倒転落に気をつけるよう指導する。

#2 自宅退院に向けて，車椅子で生活を送る準備が整っていない。

看護目標▶ (1) 自宅とその周辺の環境，職場の環境，通勤経路などについて情報を収集し，家族と共有して問題点を明確にする。

(2) 介助が必要な動作を明確にし，介助者への指導を行う。

(3) 介助者の生活状況を把握し，社会サービスの活用を患者家族に提案する。

(4) 父親としての役割において，Dさんができることを明確にする。

(5) 仕事の業務内容，職場の環境を確認して，Dさんができることを本人と相談し，復帰に向けた方策を明確にする。

看護計画▶ **[1] 自宅とその周辺の環境，職場の環境，通勤経路などについて情報を収集し，家族と共有して問題点を明確にする。**

OP：それぞれについて情報収集を行う。

TP：車椅子を選択して購入する。マンションや職場の床の素材を確認する。屋外や段差のある場所での車椅子による移動練習，公共交通機関における乗り降りの練習，エレベーターの場所の確認や乗り降りの練習などを行う。自宅や職場での車椅子生活を実際に経験し，できることと課題を本人と家族に考えてきてもらう。

EP：外泊や外出での練習がうまくいかなくても，サポートチームで改善策や代替案を検討することを伝え，前向きに問題解決し，目標を達成できるよう指導する。

[2] 介助が必要な動作を明確にし，介助者への指導を行う。

OP：イライラしたり口調が強くなっていないかなど，Dさんと家族の関係性を確認する。

TP：日常生活動作全般において，自分でできる動作と介助が必要な動作を家族に見て理解してもらう。

EP：移乗・移動や生活全般の動作を見まもり，転倒リスクにつながる方法や状態になっていないかを観察するよう指導する。介助しすぎないよう，つねに見まもる・支えとなる存在であってほしいことを説明する。また，Dさんの

思いを尊重することも大事だが，家族が介護疲れにならないように，家族の思いもDさんと共有することが望ましいこと，家族の気分転換も重要であり，社会サービスを利用したり，ほかの人や地域の協力を得ることも大切であることを説明する。

[3] 介助者の生活状況を把握し，社会サービスの活用を患者家族に提案する。

OP：患者家族が不安を感じたり食欲不振や不眠になっていないか，社会サービスを受けることに対してどのように考えているかなど，患者家族の心理状態を観察する。

TP：入院中の仕事は有給休暇なのか，休職なのか，健康保険に加入していたかなど，経済状況を確認する。身体障害者手帳，医療費の助成制度，自立支援医療費(更生医療)の支給，障害者自立支援法，補装具・日常生活用具・住宅改造に要する費用の助成について，社会福祉士と連携して患者家族への学習支援を行う。

EP：患者家族間で話し合い，利用するサービスを決定するよう指導する。

[4] 父親としての役割において，Dさんができることを明確にする。

OP：父親として自信をなくしたり，不安を感じて食欲不振や不眠になっていないかなど，Dさんの心理状態を確認する。

TP：Dさんが父親としてやりたいことや，できるようになりたいこと，家族がDさんにできるようになってほしいことを確認する。

EP：入院中にできなくても，退院後の在宅生活のなかでできるようになることもあることを伝える。

[5] 仕事の業務内容，職場の環境を確認して，Dさんができることを本人と相談し，復帰に向けた方策を明確にする。

OP：仕事復帰に対して自信をなくしたり，仕事復帰や今後の生活への不安をかかえていないか，Dさんの心理状態を確認する。

TP：仕事の業務内容，職場の環境，現在のDさんができることを確認する。職場の同僚がどのように理解し，考えているかを把握する。自宅でできる業務と，職場でなければならない業務，同僚や部下に理解・協力を得たい業務といったように，Dさんが仕事に関する状況を整理できるようを支援する。パソコンやスマートフォンの操作を練習する。

EP：復帰をあせらず，できないことだけをみるのではなく，できることを探していくよう指導する。

4 実施と評価

#1 手指の変形，上肢の麻痺や筋力低下，機能改善のため，日常生活動作において支援が必要である。

[1] 移乗・車椅子駆動を自立して行うことができるよう支援する。

実施▶ 入院当初は電動リモコンを操作してベッドを起こし，座位になることはでき

たが，背もたれなしでは座位を保持することが困難であった。日中の車椅子乗車時間をのばし，理学療法によって体幹のトレーニングをすることで，端座位・長座位ができるようになった。

　　Dさんがベッドや洋式トイレから移乗しやすく，自走できる車椅子を選択した。ベッドに車椅子を横づけし，上肢の力で殿部を横にずらしながら車椅子に移乗できるようになった。Dさん自身が筋力低下を自覚し，空き時間を積極的に活用して自主的に上肢の筋肉トレーニングを行ったことで，車椅子の駆動もベッドからトイレ・洗面所，食堂，病棟内へと距離をのばしていき，病院内を自由に駆動できるようになった。現在，理学療法によって屋外駆動の練習中である。

評価▶　脊髄を損傷すると，損傷を受けた髄節以下の運動麻痺をきたし，完全麻痺であれば筋力が喪失し，不完全麻痺であれば筋力低下をきたす。Dさんは第7頸髄の損傷であったが，上肢は不完全麻痺であり，理学療法だけでなく自主的な筋肉トレーニングを行った成果から，筋力の回復がみられている。

　　車椅子を移乗しやすいアームレスト（手すり部分）が動かせるタイプにしたことで，殿部をスライドしながら横方向への移乗ができるようになった。車椅子による自走距離も徐々に拡大し，目標距離を決めながら達成していき，病棟内を駆動できるようになった。患者の能力を最大限に引き出し，主体的に活動範囲を拡大できるようなはたらきかけができた。

　　[2] 排尿セルフケアを獲得できるよう支援する。

実施▶　入院当初は，エコーにより膀胱蓄尿量400 mL以上が確認されることを基準として，1日6回の導尿を行っていた。パッドへの尿失禁もみられたため，トイレ誘導を行い，自尿がでるようになった。社会復帰を想定し，起床時，10時・14時・18時を目安にトイレ誘導を行ったところ自尿がみられ，日中の残尿は400 mLをこえることはなくなった。就寝前の22〜23時と3時ごろと起床時に膀胱蓄尿量を測定しており，22〜23時ごろに400 mL以上であることを確認して導尿したあとは，3時ごろの膀胱蓄尿量は400 mL未満であった。本人・医師と相談し，夜間の睡眠時間を確保するためにも，就寝前に導尿したあとは起床時のトイレでの排尿時に残尿がある場合のみ導尿することにした。

　　導尿の手技については，手指のしびれと巧緻性の低下から，カテーテルを尿道口に挿入するのが困難であったが，指先ではなく指のつけ根でカテーテルを持つようにDさんが工夫し，自身で導尿できるようになった。

　　下着とズボンの上げ下げは，体幹を左右に傾けながら少しずつずらして下ろす方法をとることで行えるようになった。退院後の生活を想定して，医師と本人と話し合い，導尿時間は就寝前と起床時の2回とした。

評価▶　洋式トイレへの移乗，下着とズボンの上げ下げができるようになり，必要物品も最低限にして行えるようになった。日中は自尿が出るようになり，就寝前と起床時トイレ後に導尿すれば400 mL以上の残尿がたまることなく，尿路感

染症などの合併症の予防ができていると考える。導尿のタイミングも，復職を考えると仕事時間に支障をきたすことがないと考えられる。今後，仕事の影響や遠出などによって 10 時・14 時・18 時ごろにトイレに行くことがむずかしく間が空いてしまう場合は，昼ごろに導尿しておけばよいだろう。

[3] 排便をコントロールできるよう支援する。

実施▶　処置をしないと排便がなく，3 日おきにグリセリン浣腸や摘便を実施していた。便性状がかたくコロコロとした便であったため，酸化マグネシウムを内服するようにし，2 日間排便がなければ夜にピコスルファートナトリウム水和物を内服することで調整した。しかし水様便が続き，D さんは食事や飲水を控えようとしたり下剤の内服をすべて中止したいと話した。そのため，主治医と管理栄養士と話し合い，酸化マグネシウムは継続し，酪酸菌整腸剤と水溶性食物繊維サプリメント（粉タイプ）を服用することにした。水様便の場合は酸化マグネシウムの量を減量しながら調整し，現在は 3 日おきに坐薬を用いることで軟便〜普通便がトイレで出るようになった。退院後を想定して，坐薬を自分で挿入できるように練習中である。

評価▶　便が出ないとすぐに浣腸をしがちだが，直腸障害と今後うまく付き合っていかねばならないことを考えると，習慣化しやすい浣腸や大腸刺激性下剤は長期間使用せず，腸内環境を整えて便の性状を排便しやすいやや軟便の状態にコントロールすること，退院後に D さん自身が管理できる方法を検討することがポイントである。

　いつも決まった時間（朝食後など）にトイレに座る定時座位排便によってリズムを整えることも大切である。D さんにとっては，腹部マッサージや座位で腹圧をかけても排便がない場合に坐薬を使用して排便を促す方法がよいと考えられる。酪酸菌整腸剤と水溶性食物繊維サプリメントによって腸内環境が整えられ，便の性状もコントロールできていると考えられる。坐薬については退院までに自分で挿入できることを目ざしていく必要がある。

[4] 更衣動作や入浴動作を自立して行うことができるよう支援する。

実施▶　衣服の準備は，車椅子に乗っていれば自分で行うことができる。上着の着脱は座位で行うことができる。下着やズボンの脱ぎはきは，作業療法と朝晩の着がえ時に練習し，ベッド上で長座位となり，片方ずつ上げ下げすることで自分で行えるようになった（▶図 7-2）。

　入浴については，病院では，脱衣所で車椅子からシャワーキャリーに移乗し，介助を受けて浴室へ移動している（▶図 7-3）。洗体はループつきタオルを使用し，足は柄の長いボディブラシを使用して洗えており，シャワーの操作は自分で行える。浴槽への出入りは，病院のスタッフがリフトを操作している。

　入浴の一連の動作とリフト浴については，D さんの妻に 2 回見学してもらった。自宅では脱衣所のスペースがなく，寝室で小型のシャワーキャリーに移乗して浴室まで移動する方法しかないのでは，と話し合っている。今後は自

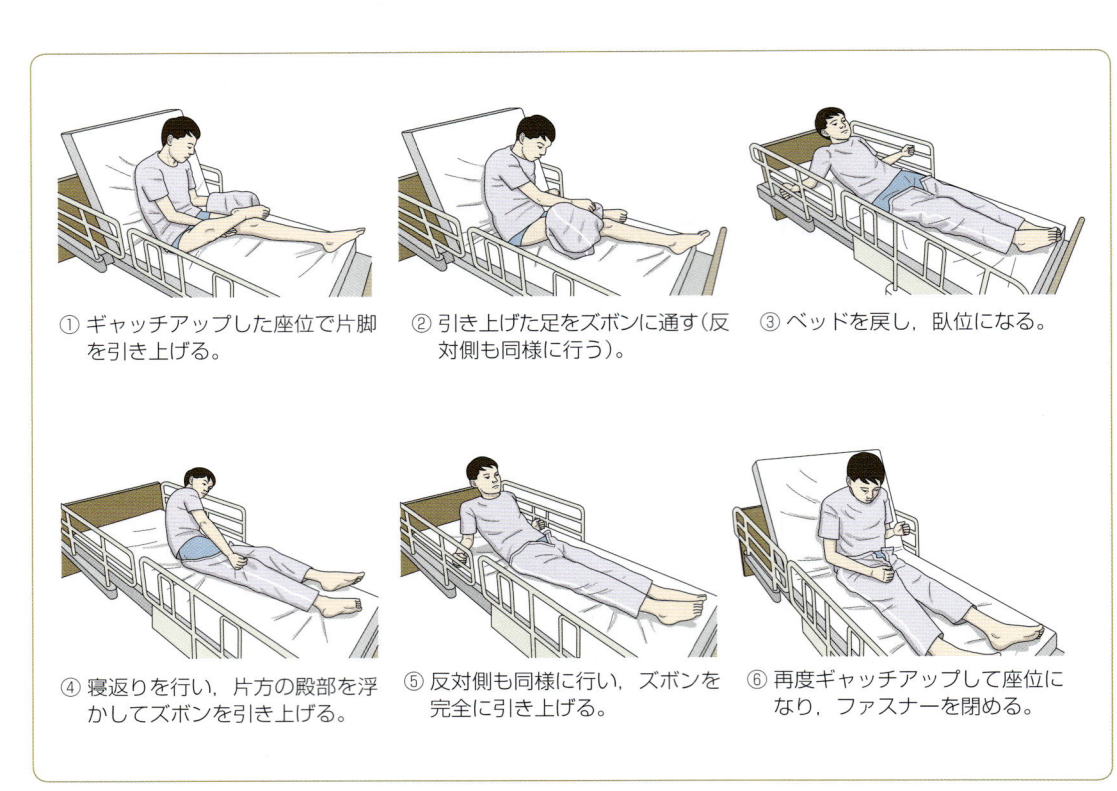

① ギャッチアップした座位で片脚を引き上げる。

② 引き上げた足をズボンに通す（反対側も同様に行う）。

③ ベッドを戻し，臥位になる。

④ 寝返りを行い，片方の殿部を浮かしてズボンを引き上げる。

⑤ 反対側も同様に行い，ズボンを完全に引き上げる。

⑥ 再度ギャッチアップして座位になり，ファスナーを閉める。

▶図7-2　ベッド上でのズボンの着用

宅で使用できるシャワーキャリーと，妻が操作できるリフトを検討し，試験的に使用していく予定である。

評価▶　下着やズボンの脱ぎはきが自分で行えるようになったことは，排尿・排便動作の自立にもつながる。しかし，更衣動作は転倒につながることを本人と家族に理解してもらい，自宅でも転倒予防対策として周囲の環境を整えるよう指導していく必要がある。

　洗体動作は物品を工夫することによって自分で行えている。退院までに自宅の環境に合わせたリフトの設置と操作方法の指導を行い，自宅でも安全に入浴できるよう支援していくことで，清潔保持だけでなく，Dさんの生活の質を維持できると考えられる。

　[5] 自力でのヒップアップによって褥瘡を予防することができるよう支援する。

実施▶　手術後の安静期間に体力・筋力が低下した影響もあり，Dさんはリハビリ以外の時間は臥床していた。その後，トイレ誘導などで離床することが増え，臥床時間も減り，日中はほとんど車椅子に乗車して過ごせるようになった。それに伴い，褥瘡を予防するため，ベッド上では2時間おきに体位変換し，車椅子上では1時間おきにヒップアップを行うよう指導した。Dさんは筋力低下を自覚したため，自主的に上肢の筋肉トレーニングを行い，車椅子乗車時に

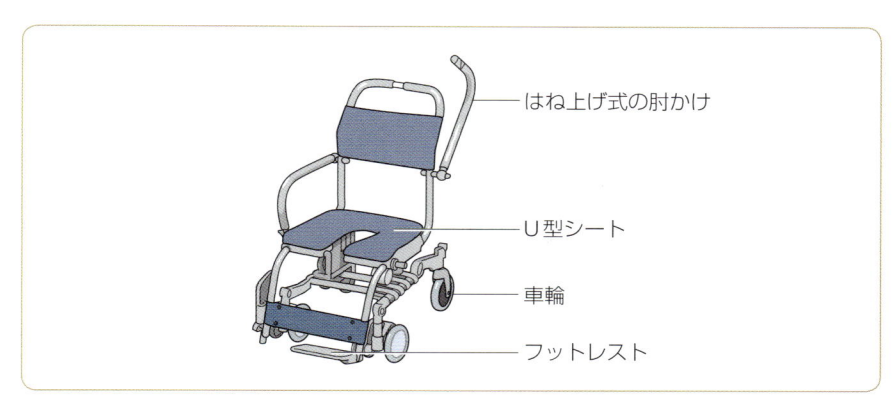

はね上げ式の肘かけ

U型シート

車輪

フットレスト

▶図7-3　シャワーキャリー

上肢の力でヒップアップできるようになった。

評価▶　本人の自覚から筋力回復のトレーニングを自主的に行い，車椅子乗車時にヒップアップできるようになり，また失禁なくすごせていることから，褥瘡を予防できていると思われる。今後は，睡眠時に2時間おきの体位変換を自身で行えるかを確認し，また睡眠を確保するため体圧分散寝具を検討し，自宅に帰ったあとも褥瘡を予防できるよう患者・家族と準備をしていく。

[6] 痙縮・痛みの緩和をはかる。

実施▶　起き上がりや移乗移動時などの体動時に下肢の痙縮があるため，ADLに支障をきたしている。また四肢のしびれがあり，とくに手指のしびれを強く訴えている。下肢の痙縮については，Dさん自身が膝を手や肘で抑えておさまるのを待ち，そのあと次の行動をするように対応できている。

　手指のしびれについては，末梢性神経障害治療薬と鎮痛薬を内服している。医師からは「しびれとは長く付き合うしかありません」と説明を受けているが，Dさんは「しびれが強い日はつらい，布や水が触れただけで痛みを感じます」と話すため，訴えを傾聴して軽視せず，更衣や入浴・洗面時はDさんに確認しながら介助を行った。ADLが自立すると訴えは減ってきたが，しびれが改善したわけではなく，Dさんが自身の状態を受け入れはじめているためであるとみられる。Dさんの状態と心情を理解して配慮するようチームで認識を共有している。

評価▶　痙縮・痛みともに，対症療法によってADLを低下させずにコントロールできていると考える。Dさんの家族にも末梢神経障害について理解してもらえるよう学習支援をし，患者の心情を理解したうえでサポートしてかかわることが必要である。

#2 自宅退院に向けて，車椅子で生活を送る準備が整っていない。

[1] 自宅とその周辺の環境，職場の環境，通勤経路などについて情報を収集し，家族と共有して問題点を明確にする。

実施▶　看護師と他職種(社会福祉士，理学療法士，作業療法士)が D さんの家庭を訪問し，自宅の中やその周辺の環境を確認した。マンションの前までタクシーで行くことができ，タクシーの運転手に車椅子をトランクから出してもらったのち，車から車椅子への移乗は D さん自身で行うことができた。マンションのエントランスには 3 cm の段差があり，妻の介助で乗りこえられたが，通勤時に 1 人で移動することを目標にして，段差の乗り降りの練習が課題となった。エレベーターまでの移動や乗り降りはスムーズにできる。自宅の玄関ドアには 2.5 cm の段差，上がりかまちも 4 cm あり，ここも課題である。

玄関からトイレや洗面所，浴室を通過してリビングへ行く廊下があったが，車椅子を操作していると肘がぶつからないぎりぎりの幅であった。リビングダイニングは広く，ダイニングテーブルと家具の間も車椅子で通ることができる。寝室はシングルベッドが 2 台とベビーベッドが並んでおり，車椅子をベッドに並列に配置するスペースはなかった。D さんと妻，理学療法士・作業療法士と話し合い，ベッドの足元に車椅子を配置し，下肢を先にベッドに乗せて前方にずらしていくようにベッドに乗る方法を練習することにした。

トイレについても，車椅子を洋式トイレの前に設置するしかないため，縦向きの手すりを両手で保持してぶら下がるように殿部を浮かせ，約 180 度回転して移乗する方法を練習している。

通勤については，最寄りの A 駅までバスで通い，会社に近い X 駅まで地下鉄を利用し，そこからは徒歩で通勤していたとのことだったので，理学療法の時間に病院から公共交通機関を利用する練習をした。病院の最寄りの駅から X 駅へ行き，車椅子を駆動して職場まで行った。両方の駅にエレベーターがあり，改札までは D さんが駆動し，駅員に依頼してスロープを使用することで，電車へ乗り降りできた。自宅最寄りの A 駅はエレベーターがないことがわかり，隣の B 駅までタクシーで移動して X 駅に向かうことにした。

評価▶　スタッフが家庭訪問に行ったこと，通勤ルートを実際に確認したことで，課題が明確になった。D さんが車椅子で通勤することをイメージして通勤ルートを一部変更することになったが，A 駅にエレベーターがないことを事前に知ることで解決できた。実際の生活をよりリアルにイメージして，解決すべき課題がないかを話し合うことは重要である。

[2] 介助が必要な動作を明確にし，介助者への指導を行う。

実施▶　思うようにいかないとき，D さんが少しイライラする様子が見られた。妻は子どもと一緒にいるときは D さんをサポートする余裕がなく，過介助になることはない。D さんが安全に行えることは 1 人でできるよう見まもり，支援が必要な動作については介助するよう指導を行った。介助指導時は子どもを

一時保育に預けて参加し，真剣に体験していた。

　しかし，介助が必要な夫の状態を「子どもと一緒だね」と表現することがあったため，妻と2人で話をし，介護をするうえで前向きな思考が重要であること，Dさんがいらだつ様子が見られたことを伝え，自尊心を傷つけないかかわり方が大切だということを共有し，理解を得た。

評価▶　周辺環境の調整など，一部の動作を介助してもらわねばならない状況である。そのため，家族の介護疲れを予防しながら，安全に介助できるように指導していく必要がある。同時に，介助が必要だとしても，Dさんの自尊心を傷つけないよう言動に注意することも重要である。

[3] 介助者の生活状況を把握し，社会サービスの活用を患者・家族に提案する。

実施▶　医師と社会福祉士から，家屋の改修や福祉用具のレンタルなど，社会制度を利用できるように障害者手帳を申請してはどうかと説明したところ，「しばらく時間が欲しい」とDさんは話した。妻と話した際には，「事故から今まで夫とゆっくりと話す時間がなく，夫が自分の状態をどう感じているか聞けていないし，また聞いてはいけないと思っていました」と話し，涙を流された。

　Dさんと妻には，退院後の生活をイメージし，社会サービスなどをどう活用すればばうまくいくかを話し合ってほしいと伝え，ゆっくり話すことができる場所を提供した。翌日，妻から社会福祉士に電話があり，障害者手帳の申請方法をどうしたらよいか教えてほしいと相談され，手続きが進んだ。

評価▶　障害をもつ患者と家族が，すぐに障害を受け入れることはむずかしい。医療者の意見を押しつけるのではなく，情報を提供し，患者が主体的に家族と話し合い，自己決定できるよう支援することが重要である。2人には，話し合いの場を設けたことでサポートできたと思われる。

　しかし，社会サービスを申請したからといって，希望どおりに受けられるとは限らない。いまの状況でどのようなサービスが受けられるのか，退院時と状況が変化した場合や妻にサポートが必要な場合にはどこに相談すればよいのかを話し合っておくことも重要である。また，社会サービスは申し込めばすぐに受けられるというものではない。退院後すぐに利用できるよう，事前に手続きを行う必要があることを患者と家族に説明し，学習支援をしていく。

[4] 父親としての役割において，Dさんができることを明確にする。

実施▶　妻は，子どもたちの面会がDさんにとって負担になるのではと思う気持ちもあり，入院当初は面会に来ても短時間で帰っていた。そこでDさんのADLの状態をみてもらいながら介助指導をしていくため，病室ではなく食堂や病院1階のロビーで面会することを提案した。Dさんと一緒にご飯が食べられるように面会をセッティングしてからは，面会の回数も増え，昼食時や夕食時に家族4人で食事をする場面もみられ，面会時間は1〜2時間となった。

　書字訓練はむずかしく，長女と塗り絵ができるように，色鉛筆を保持する方法を考えた。また，読み聞かせのために本を保持できるか，ページをめくれる

かなどを妻と相談しながら，父としてできることを体験した。

評価▶　仕事への復帰を優先することが想定されたため，仕事も育児もとあせらせないように配慮した。父として求められる子どもとのかかわりは，子どもの成長に伴い変化していく。その変化に合わせて，なにをできるようになりたいか，どうすればできるかを工夫していけるよう，Dさんが前向きな思考が維持できるような支援が必要である。

　　　　[5] 仕事の業務内容，職場の環境を確認して，Dさんができることを本人と相談し，復帰に向けた方策を明確にする。

実施▶　一緒に会社を立ち上げた友人が，仕事帰りに面会に来てくれる関係性であり，また妻も信頼していたため，仕事復帰に関する面談に友人も同席してもらうこととし，業務内容をともに検討してくれた。自宅でもできる業務をDさんが優先的に行い，電話やメールの指示でほかの社員が動くかたちとするため，毎日の通勤は必要なく，また通勤ラッシュを避けて出勤できるよう調整できた。

　　　　パソコン入力やスマートフォンの操作は仕事上必須であったため，作業療法とリハビリ以外の時間に練習をし，まだ動作は遅いながらも作業はできるようになった。パソコン入力を補助する物品はDさん自身が検索して購入し，入院中も少しずつ仕事をしていたことがわかった。

評価▶　職場の理解があったことなど，業務内容がデスクワークであったこと，自身が立ち上げた会社であったことなど，環境に恵まれていたこともあって仕事への復帰は順調に進んだ。

まとめ

　Dさんは突然の事故により，子どもが小さく，また会社を立ち上げて意欲的に働いていたところ突然「歩けるようになるのはむずかしい」と説明された状況であり，非常に大きい衝撃であったと推測できる。

　リハビリの経過は順調で，自己導尿もできるようになり，排便コントロールもでき，車椅子での生活が自立していったが，まだ病院という環境のなかで自立した段階であり，退院して在宅での生活や職場での就労となると，環境は大きく異なる。生活リズムがかわり，1日のスケジュールも変化する。

　障害のある患者がすぐに状況を受け入れ，前向きに取り組むことは容易ではない。患者だけでなく，家族も同様に葛藤したり落胆したりしている。心の変化や心情に配慮し，自主性をもてるよう，また自己決定ができるようチームで支援していくことが重要である。

　入院中に，退院後に困らないように準備を整えることも大切であるが，心情を配慮し，退院後も長く付き合っていかねばならないことや，あせらず少しずつ整えていけるよう，退院後に患者家族が向き合い検討できるようアドバイスし，相談できる環境をつくって送り出すことも医療者の役割である。

ランスバリー活動性指数

◉ランスバリー活動性指数の算定

　朝のこわばり，握力，関節点数，赤沈の4項目の実測値をランスバリー指数換算表より％に換算する。4項目の％の和をランスバリー指数という。これにより薬物治療効果の判定が行われる。

　各部位の関節点数は，下記図aの通りである。

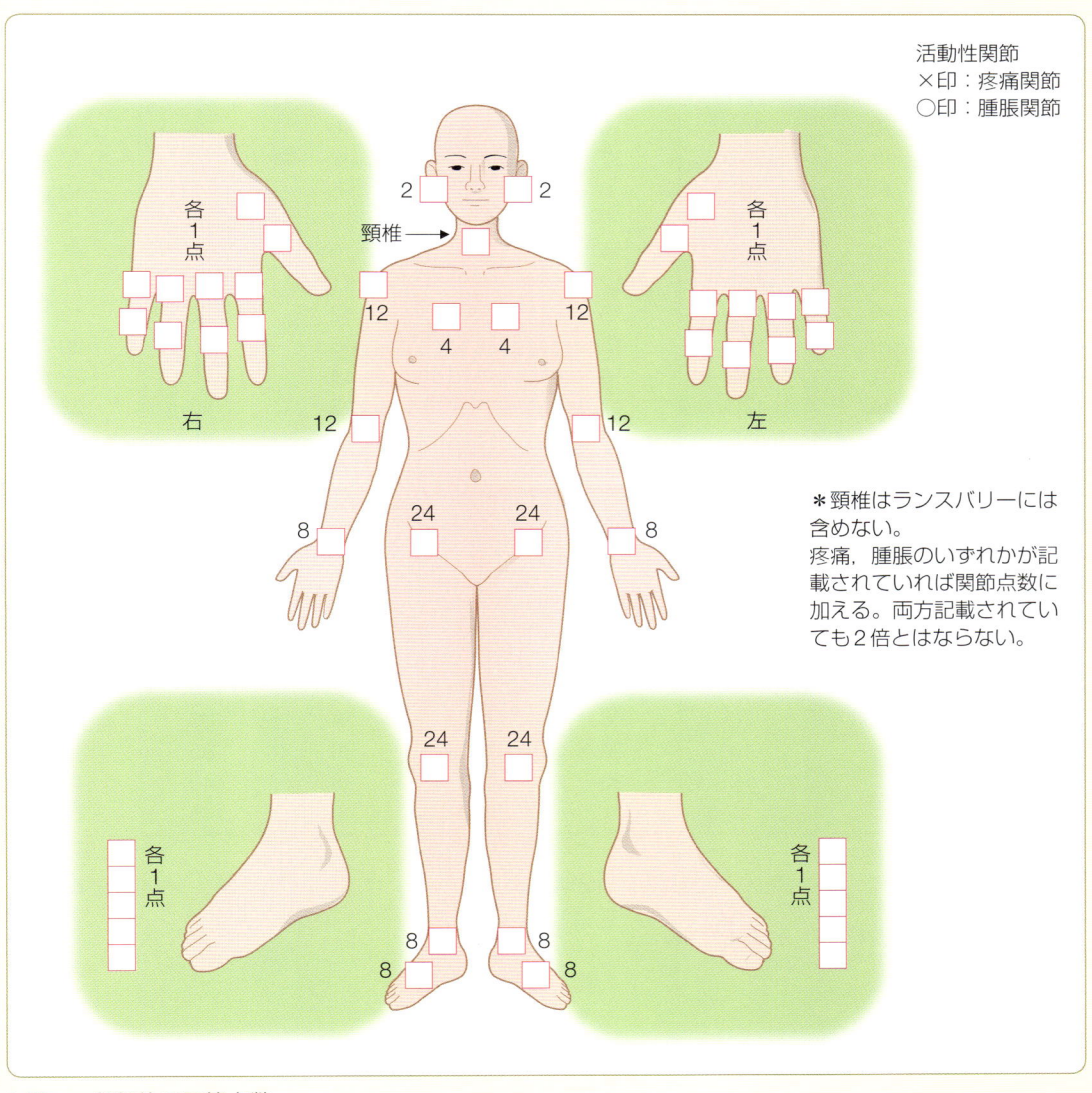

▶図a　各部位の関節点数

◉ランスバリー活動性指数の計算

▶表 a　評価項目判定値の％値換算表

朝のこわばり〈morning stiffness〉		握 力〈grip strength〉		関節点数〈joint count〉		赤沈値 ESR	
min	%	mmHg	%		%	mm/h	%
10	1	260	0	5	1	10	0
20	2	250	1	10	2	15	2
30	3	240	2	15	3	20	3
45	4	230	3	20	4	25	5
60	6	220	4	25	5	30	5
90	9	210	6	30	6	35	8
120	11	200	7	35	7	40	10
150	14	190	8	40	8	45	12
180	17	180	9	45	9	50	13
210	20	170	11	50	10	55	15
240	23	160	12	55	11	60	17
270	26	150	13	60	12	65	18
300	29	140	15	65	13	70	20
330	31	130	16	70	14	75	22
360	34	120	17	75	15	80	23
390	37	110	19	80	16	85	25
420	40	100	20	90	18	90	27
450	43	90	21	100	20	95	28
480	46	80	22	110	22	100	30
		70	23	120	24	105	32
		60	24	130	26	110	33
		50	25	140	28	115	35
		40	26	150	30	120	37
		30	27	160	32	125	38
		20	28	170	34	130	40
		10	29	180	36	135	42
		0	30	190	38	140	43
				200	40	145	45

注）
1) 4項目の％値の総和が活動性指数。表示以外の判定値では，中間あるいは近似値の％値をとって計算する。その誤差は問題にならない。
2) 朝のこわばりは，持続時間（分）を測定する。
3) 握力は，水銀握力計を用いて測定する。

索引

2022年版「系統看護学講座」 全70巻

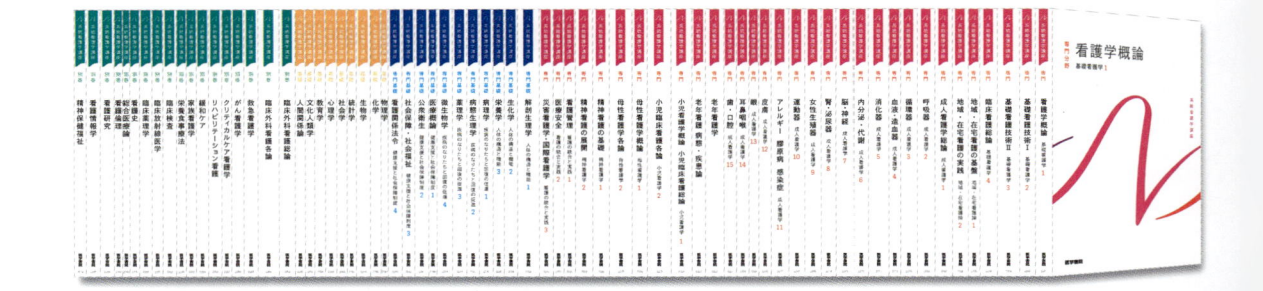